尘肺病患者自我管理的干预研究

张乐　窦丹丹　著

山东大学出版社

图书在版编目(CIP)数据

尘肺病患者自我管理的干预研究/张乐,窦丹丹著.
—济南:山东大学出版社,2016.10
ISBN 978-7-5607-5661-5

Ⅰ.①尘…　Ⅱ.①张…②窦…　Ⅲ.①尘肺—治疗—研究　Ⅳ.①R598.205

中国版本图书馆 CIP 数据核字(2016)第 272760 号

责任编辑:陈佳意
封面设计:张　荔

出版发行:山东大学出版社
社　址　山东省济南市山大南路 20 号
邮　编　250100
电　话　市场部(0531)88364466
经　销:山东省新华书店
印　刷:山东省英华印刷厂
规　格:720 毫米×1000 毫米　1/16
16.75 印张　380 千字
版　次:2016 年 10 月第 1 版
印　次:2016 年 10 月第 1 次印刷
定　价:36.00 元

前　言

慢性疾病是一种长期性的、渐进的、进行性的生理功能降低，它不仅给患者带来身体上的伤害，也带来心理上的冲击，需对患者进行干预，进行合适的理论指导。有效的自我管理，不仅可以帮助患者监测自己的病情，提高生活质量的满意度，还可以对其行为和情绪进行调节。

尘肺病是由于劳动者在职业活动中长期吸入生产性粉尘并在肺内潴留而引起的以肺组织弥漫性纤维化为主的全身性疾病。新中国成立以来，尘肺病已成为危害我国劳动者健康的肺病中最严重的一种。卫生部公布的数据显示，仅2015年一年，我国新发职业病患者人数就将近三万人，其中接近90%的患者是尘肺病患者。而且，尘肺病一旦发生，呈进行性发展，不仅危害患者的健康，降低其劳动能力和生活质量，而且给国家造成巨大的经济损失。

尘肺病作为典型的慢性非传染性疾病，也需要有效的自我管理措施，而且尘肺病又具备了一些内在的特点。尘肺病可以预防，但尚无有效的根治手段。到目前为止，尘肺病仍然缺乏特别有效的治疗手段，现有的治疗手段仅能在一定程度上延缓其发展。有学者认为，自我管理教育可改善煤工尘肺病人的自我管理能力，促进病人康复。尘肺的治疗中必须重视患者长期的自我管理、预防和控制其他并发症。

目前，自我管理在我国卫生领域已得到一定程度的应用，但多集中在高血压、糖尿病等常见的慢性病，关于尘肺病患者自我管理的研究尚未见诸报道。

本书在前期已经编制尘肺病患者自我管理测评量表的基础上，了解尘肺病患者自我管理的现状，采取针对性的干预措施，并对干预的效果进行评价。全书内容分为三篇，其中第一篇为尘肺病患者对自我管理干预的需求分析，第二篇为尘肺病患者自我管理干预的效果评价，第三篇为尘肺病患者自我管理干预效果的影响因素分析。本书的研究成果可以弥补理论研究领域的空白,并为相关部门采取针对性的干预措施提供实证依据,因此具有较高的理论意义及实践价值。

本书的所有的数据资料均来源于泰山医学院横向课题“政府干预与自我管理的耦合研究”,本书亦是该课题的重要成果之一。本书的完成得到我的妻子曹爽女士及儿子张珈宁的大力支持,在此表示感谢。

由于作者能力有限,本书中错漏讹误之处在所难免,还望诸位读者多多批评指正。

张　乐

2016 年 9 月 18 日

目　录

第一篇　尘肺病患者自我管理干预的需求分析

第二篇　尘肺病患者自我管理干预的效果评价

第三篇　尘肺病患者自我管理干预效果的影响因素分析

附　录

第一篇

尘肺病患者自我管理干预的需求分析

第一章　自我管理干预需求分析概述

第一节　研究背景

一、职业病危害已成为重大的公共卫生及社会问题

职业人群作为社会群体的一员，面临与一般人群相同的公共卫生问题的挑战，而作为某一特定职业的群体，又面临诸多职业相关因素的威胁，故职业人群面临双重的健康问题，其中职业病的发生就是其中较为严重的问题之一。职业病防治工作事关亿万劳动者的健康，关系到经济的可持续发展和社会的和谐稳定。党和政府高度重视职业病防治工作，政策法规体系和职业病防治体系逐步完善，但是粗放型的经济增长模式以及我国职业病防治工作的积弱，使得职业病不断蔓延，职业病防治形势日益严峻，突出表现在以下几点：

(1)职业病危害接触人数、职业病发病人数、职业病患者死亡人数，均位居世界第一位。据不完全统计，我国涉及有毒有害作业的企业超过 1600 万家，接触职业病危害因素的人数超过 2 亿，2015 年我国新发职业病患者人数达 3 万人。截至 2015 年，我国累计报告职业病已超过 90 万例，死亡 15 万例之余。同时，由于我国职业健康监护的覆盖率仅为 10%，现有的职业病例报告数字显然并不能反映实际情况，仅仅是“冰山一角”。

(2)职业病危害分布行业广，涉及煤炭、冶金、有色金属等 30 多个行业，尤其是在一些中小企业，劳动保护条件差，职业病危害尤为严重。而在我国，中小企业占企业总数的 90%以上，据统计，2015 年 50%的尘肺患者与 66.74%的急性职业中毒事件发生在中小企业。

(3)严重的职业病没有得到有效控制，尘肺病依然是最严重的职业病。据统计，2015 年，报告尘肺病例数占职业病报告总例数的比例将近 90%，急性职业中毒的病例数仍居高不下。

(4)劳动者流动性强，给我国职业病防治工作增添难度。我国流动人口众多，约有2.5亿农村外出务工人员，其中约60%就业于职业健康风险高的行业。近年来，农民工职业病发病人数占总发病人数的80%以上，已成为职业病的高发群体。

(5)职业病危害造成的经济损失和社会影响非常严重。据世界卫生组织专家估计，职业病危害所造成的经济损失相当于全球GDP的4%，我国每年因职业病危害产生的直接经济损失达1000亿元，间接经济损失2000亿元。

因此，职业病危害已成为严重的公共卫生问题及社会问题。

二、尘肺病是最严重的一种职业病

尘肺病是由于劳动者在职业活动中长期吸入生产性粉尘并在肺内潴留而引起的以肺组织弥漫性纤维化为主的全身性疾病。新中国成立以来，尘肺病已成为危害我国劳动者健康的肺病中最严重的一种。卫生部公布的数据显示，仅2015年一年我国新发职业病患者人数就将近3万人，其中接近90%的患者是尘肺病患者。而且，尘肺病一旦发生，呈进行性发展，不仅危害患者的健康，降低其劳动能力和生活质量，而且给国家造成巨大的经济损失。

三、尘肺病的治疗急需自我管理措施

慢性疾病是一种长期性的、渐进的、进行性的生理功能降低，它不仅给患者带来身体上的伤害，也带来心理上的冲击，需对患者进行干预，进行合适的理论指导。有效的自我管理，不仅可以帮助患者监测自己的病情，提高生活质量的满意度，还可以对其行为和情绪进行调节。

尘肺病作为典型的慢性非传染性疾病，也需要有效的自我管理措施。而且，尘肺病又具备了一些内在的特点，尘肺病可以预防，但尚无有效的根治手段。到目前为止，尘肺病仍然缺乏特别有效的治疗手段，现有的治疗手段仅能在一定程度上延缓其发展。有学者认为自我管理教育可改善煤工尘肺病人的自我管理能力，促进病人康复。尘肺的治疗中必须重视患者长期的自我管理、预防和控制其他并发症。

目前，自我管理在我国卫生领域已得到一定程度的应用，但多集中在高血压、糖尿病等常见的慢性病，关于尘肺病患者自我管理的研究尚未见诸报道。因此，本研究致力于解决这一难题，通过实施自我管理干预措施，并评价其效果，从而为相关部门采取针对性的干预措施提供实证依据。

第二节　研究目的及意义

本研究在前期编制尘肺病患者自我管理测评量表的基础上，了解尘肺病患

者自我管理的现状，并评价其对自我管理干预的需求。具体目标为：

（1）了解尘肺病患者自我管理的现状。

（2）评价尘肺病患者对自我管理干预的需求。

（3）明确影响尘肺病患者对自我管理干预需求的主要因素。

第三节　国内外相关研究进展

所谓自我管理，是指个体主动应用认知及行为策略对自身的思想、情绪、行为以及所处环境等进行目标管理的过程，对自我管理的研究自 20 世纪 60 年代已开始。自我管理与人们的日常生活密切相关，是个体健康生活的重要组成部分。相关研究显示，提高患者的自我管理能力可以有效改善慢性、心因性、行为性疾病的治疗效果，改善学习者的学习效果，提高管理人员及员工的工作绩效。随着人们对自我管理的认识，尤其是对自我管理与人们的学习、工作、健康关系认识的深入，对自我管理进行科学的评价及干预已愈显迫切和重要。

自我管理与自我效能、自我控制、自我概念、自我表现、自我理解、自我同一性、自我调节等的研究及其内涵有着不同程度的联系，其中自我调节方面的研究与自我管理的关系最为密切，甚至 Baumeiste 等人认为自我管理是自我调节更为高级的形式。当然，自我管理比自我调节有更丰富的内涵和建设性意义。直到 20 世纪 80 年代后期，对自我管理的直接研究才逐渐发展起来。1985 年，Wagner 和 Sternberg 的研究表明了有效的自我管理的重要性。研究显示，自我管理有赖于有效的自我知识加上对自我知识的恰当运用，并且这种技能有助于在生活的各个方面获得成功。

自我管理的研究目前主要集中在医学、教育以及工业领域中。在医学领域，对个体自我管理的研究主要集中在对慢性病患者通过自我管理健康教育进行行为干预以及个体自我管理与健康结局及相关变量之间关系的研究上。研究者们认为，对于一些特殊个体而言，自我管理是比用药更经济、有效的治疗手段。有学者认为，是否能够在某些方面进行良好的自我管理甚至关系到他们能否正常生活，例如肥胖症者、酗酒者、哮喘病、关节炎、抑郁症、糖尿病以及其他慢性病患者等。在教育领域，对个体自我管理的研究主要集中在对学习过程、学习策略以及个体自我管理与学业成就及相关变量之间关系的研究上。研究表明，自我管理具有控制低年龄儿童不良课堂行为、提高存在情绪和行为障碍学生的学业成绩的作用，在解决注意力障碍、孤独症的行为方面也有一定的效果。也有研究表明，自我管理具有提高普通正常儿童的阅读和写作成绩、学业成绩、社会交往技能的作用。在工业领域，对个体自我管理的研究主要表现在对管理者和员工自我管理能力的培训及其与相关组织行为学变量关系的探究上。自我管理有助于提高员工动机和生产力的管理策略,可以取代外部制约机制,减少管理成本,降低员工缺勤率,提高工作绩效,尤其是提高低水平自我效能感个体的工作绩效。自我管理还可以有效预测组织公民行为、组织承诺等变量。职业生涯自我管理可以提高员工对自己职业发展的控制感,引起职业满足感。

一、关于自我管理定义的阐释

基于行为科学或管理科学研究的角度不同,对自我管理目前尚无比较一致的定义。不同学者根据各自的研究取向,对自我管理的定义和内涵有不同的阐释。从教育学的角度,Zimmerman 等人将自我管理定义为通过个体主动对自身状况、学习行为和环境的调节以实现学习目标的过程。该定义强调发挥学习者的主体性,改善学习效果。从企业管理角度,Manz 等人认为自我管理是指一整套认知和行为的策略,这套策略的作用在于帮助个体改变工作和生活环境、建立自我激励机制以及推动个体不断朝着理想绩效水平发展。该定义指出,自我管理的目的就是取得理想绩效。从医学角度探讨,Kenneth 等人将自我管理释义为在卫生保健专业人员的协助下,个人承担一些预防性或治疗性的卫生保健活动。该定义反映出患者将由卫生保健服务的消费者变成提供者。国内学者王益明、金瑜将自我管理定义为个体主动调整自己的心理活动和行为,控制不当冲动,克服不利情景,积极寻求发展,取得良好适应的心理品质。该定义指出自我管理是一种心理品质,强调其效果就是取得良好的适应。目前,在已有的定义中,Bandura 在社会认知心理学中对自我管理的定义最受学者们的关注。Bandura 认为人类是一种主动积极的生物,并不完全机械地应对外界环境刺激。个体通过对自身行为的观察、评估、强化和惩罚以实现某种目标,并在此过程中形成一定的自我效能感。

二、自我管理的理论基础

自我管理是基于对人类行为及其控制和改变的研究,有关人类行为的研究经历了从 Freud 的精神分析理论到 Skinner 的行为主义,从 Rogers 等人的人本主义到 Bandura 的社会认知理论的理论变迁。由于社会认知理论解决了个体行为在环境中如何发生变化及其有关概念的丰富性和理论探讨的深入性等优点,使得社会认知理论成为自我管理的主流理论。由于人们过分强调社会认知理论中“自我效能”这一个体认知性因素在改变人类行为和健康状况中的作用,从而将其从社会认知理论中独立出来。另外,自我决定理论也试图从不同的视角解释个体自我管理的形成过程。以下分别对这三种理论进行介绍:

(1)社会认知理论(Social-Cognitive Theory, SCT):SCT 是自我管理研究

的依据。其理论的主要观点是：强调多数人的学习都发生在社会环境中，通过对他人的观察，人们获得知识、技能、策略、信念和态度；强调个体、行为和环境之间的相互作用。

(2)自我效能理论(Self-Efficacy Theory, SET)：自我效能主要是调节和控制行为，并通过行为调控对个体的健康结果产生影响。慢性病自我管理项目就是以此理论为基础而进行设计的。

(3)自我决定理论(Self-Determination Theory, SDT)：SDT 认为个人不同的心理需要产生不同的目标或动机，根据心理需要，个体努力促进本人潜能的发展和实现；自我决定就是在充分认识个人需要和环境信息的基础上，个体对行动所作出自由的选择。

三、自我管理测评工具及其在医学领域的应用

随着自我管理的研究越来越深入，对自我管理进行评估的工具及方法的研制也在快速发展，已涉及学习成绩、工作绩效、与特殊疾病相关的生化指标测定等各个方面，但自我管理的测定主要是通过问卷或量表来进行。

(一)国外常用的自我管理量表或问卷

(1)自我控制量表(Self-Control Scale, SCS)：SCS 由 Rosenbaum 教授于 1980 年编制，主要用测量特殊个体采用自我管理方式解决行为问题的倾向性来反映个体的自我管理水平，侧重对个体自我管理认知层面的测评。该量表由 4 个维度 36 个条目组成，4 个维度包括：调节情绪和生理反应的技巧，问题解决策略(包括问题界定、方法选择、计划制订、有效性评估、结果预测等技巧)，延迟满足的能力，自我管理心理和行为反应的信心。采用 Likert 六点尺度作答，间隔4 周的重测信度为 0.86。Rude 等人为考察个体在接触新任务和新环境时的自我效能感以及自我对话的风格，于 1986 年编制了认知自我管理量表(Cognitive Self-Management Scale, CSMS)，并结合 SCS 测量个体的自我管理水平。Tangney 等人于 2004 年编制了一个主要用于测量个体克服或者改变自己的内在反应、阻止不良行为倾向能力的自我控制量表。

(2)自我控制问卷(Self-Control Questionnaire, SCQ)：SCQ 由美国心理学家 Brandon 等人编制，主要用于健康方面自控行为的测量。SCQ 测量了个体自我管理的六个方面，包括饮食行为、锻炼行为、时间管理、情绪控制、社会行为和财政计划。由于该量表只涉及了健康方面的自控行为，没有涉及个体整体水平的自控行为以及自我管理的认知层，在实用方面存在一定的局限性。

(3)生活方式量表(Lifestyle Approaches, LSA)：LSA 由 Williams 等人根据认知行为疗法所提供的自我管理策略(包括目标设定以及如何系统地应用认知和行为策略以达到目标)编制而成，由 4 个维度 16 个条目组成。该量表均衡

考虑了个体自我管理的认知和行为两个方面,具有较好的信度、效度。

(4)自我管理感知和实践量表(SMPP):SMPP 由 Castaneda 等人以 Brief 和 Aldag 的个体自我模型为基础进行编制,主要用于面向工业组织情境中的自我管理感知和自我管理实践的测量。SMPP 由自我强化量表(Self-Reinforcement Index, SRI)和自我管理实践量表(Self-Management Practices Scale, SMPS)组成。其中,SRI 由个体自我感知的绩效水平、自我效能感、对工作绩效的自我认识以及上级对工作绩效的反馈 4 个维度 21 个条目组成。以 Likert 五点尺度作答,四个分量表的克朗巴赫 α 系数在 0.70~0.87 之间。SMPS 由计划和目标设定、通径管理、补偿行为和情绪管理 4 个维度 27 个条目组成。以 Likert 六点尺度作答,四个分量表的内部一致性克朗巴赫 α 系数在 0.57~0.81 之间。

(5)自我管理能力量表(Self-Management Ability Scale-30, SMAS-30):SMAS-30 由 Schuurmans 等人编制,主要用于测量老年人的自我管理能力,具有较高的信度和效度。该量表主要关注对资源的态度和方法以及策略,而不是对具体行为的控制。另外,Febbraro 等人于 1998 年编制了自我控制与自我管理技能量表(Self-Control-Management and Self-skill, SCMSK),Mezo 等人于 2004 年编制了自我控制与自我管理量表(Self-Control and Self-Management Scale, SCMCS)等。

(6)慢性病自我管理研究测量表(CDSSM):CDSSM 由美国斯坦福大学患者教育研究中心的 Lorig 等人于 20 世纪 80 年代创建,主要用于测评实施慢性病自我管理项目的效果。该量表主要包括自我管理行为、自我效能两个分量表,共 21 个条目。其中,自我管理行为量表包括运动锻炼、认知性症状管理实践、与医生的沟通 3 个维度。该量表的克朗巴赫 α 系数在 0.72~0.75之间,重测相关系数在 0.56~0.89 之间,采用等距评分法,分数越高表示自我管理行为越好。自我效能测量表包括症状管理自我效能和疾病共性管理自我效能两部分,共 6 个条目,采用视图模拟法,分数越高表示自我效能越强。Swerissen 等人应用此量表对希腊、意大利、华人等慢性病患者进行研究,显示该量表有较好的信度和效度。Siu、Chan 等人将此量表中文版应用于华人慢性病患者,也显示了较好的信度和效度。傅东波等人以及朱建林分别应用此量表对上海的慢性病患者进行了自我管理项目的评价,均取得了很好的效果,该量表现已被广泛应用。

(7)糖尿病保健评定量表(Diabetes Care Profile, DCP):DCP 由美国密西根糖尿病研究和培训中心于 20 世纪 90 年代研制而成,共 16 个分量表,234 个条目,主要用于评估与糖尿病及其治疗相关的社会和心理因素,具有较好的信度和效度。

(二)国内常用的自我管理量表或问卷

我国对自我管理的研究起步较晚,但发展却较快。近年来,我国学者通过引进国外量表、问卷以及自编问卷,对医学、教育以及工业领域的自我管理进行了测评,但主要集中在教育及医学领域。在引进国外量表方面,我国学者引进慢性病自我管理研究测量表和糖尿病保健评定量表,建立了这两个量表的中文版本,并对其信、效度进行了检验,应用修订后的量表对哮喘、关节炎、糖尿病等慢性病进行了测评研究。

1.教育领域自我管理测评

(1)大学生自我管理量表(College Students Self-management Scale, CSSS):贺小格运用文献法、反思方法、头脑风暴法、访谈法,形成了包含60个条目,涉及大学生日常生活各个方面的初始问卷。对397名文、理科大学生进行测试,初步构建了包含知识学习、计划组织实施、研究思考、思想交流、资源机会利用、自我控制、观念意识、人品形象、人际公关、趋势需要、自我效能、自我表现和身心健康等13个方面的自我管理目标要素模型。在此模型基础上,采用项目分析、探索性因子分析进行条目筛选,编制了包含13个因子的大学生自我管理量表,并对该量表进行了信度和效度检验,结果表明该量表具有较好的信度、效度,能反映大学生的自我管理水平。

(2)青少年自我管理问卷:陈永进等经过文献研究、分析,在对120名大学生进行开放式问卷调查的基础上,结合理论构想,并借鉴已有成果,筛选出52个条目作为初测问卷,对491份有效问卷采用项目分析、探索性因子分析遴选条目。确定青少年自我管理问卷由自我管理认知、自我效能、情绪控制、自我和谐性、计划性、表现性、行为控制7个因子37个条目组成。该问卷各因子的内部一致性信度克朗巴赫α系数大于0.6,所有条目与所属因子的相关系数均在0.60～0.90之间,所有项目与总分的相关系数在0.32～0.52之间,表明问卷信度、效度达到心理测量学指标要求,是较为适宜的青少年自我管理的测量工具。

(3)自我管理心理品质问卷(SEMPQ):王益明采用逻辑法和经验法相结合的综合方法,编制了自我管理心理品质问卷。该问卷包括内在自我管理心理品质问卷(保健性自我管理心理品质和发展性自我管理心理品质)和外在自我管理心理品质问卷(时间管理、承诺道德和驱力强度)两大部分,共47个条目,采用Likert四点尺度作答,其信、效度均符合心理测量学的要求,可用于个体自我管理心理品质的测量。

2.医学领域自我管理测评

(1)肾移植受者自我管理量表(Renal Transplant Recipients Self-management Scale):为评估肾移植受者的自我管理水平,庄桂敏采用访谈法和查阅相关文献,初步拟定了46个条目的肾移植受者自我管理量表,通过对30名肾移植出院受者进行预试结果分析以及专家审阅，确定肾移植受者自我管理量表由饮食管理、治疗管理、躯体活动管理和社会心理管理 4 个公因子 28 个条目组成。然后，利用 280 份有效问卷对该量表进行信、效度检测，结果显示总量表的克朗巴赫 α 系数为 0.89，各分量表的克朗巴赫 α 系数在 0.73～0.78 之间，各条目与所属维度以及各维度与总体自我管理的相关系数在 0.45～0.81 之间，说明该量表具有较好的信度、效度，能反映肾移植受者的自我管理水平。

(2)血液透析患者自我管理行为评定量表：佘燕朝根据自我管理行为概念及血液透析患者的特点，查阅相关文献设计了由饮食自我管理行为、保持日常角色与功能及自我护理活动 3 个方面 65 个条目组成的初始问卷。采用探索性因子分析抽取 10 个公因子，这 10 个公因子的累积方差贡献率为 69.78%，包括：钠与蛋白摄入依从行为、液体摄入依从行为、离子摄入依从行为、自我病情监测、形成良好的生活方式、内屡保护行为、维持自身健康、知识寻求行为、培养兴趣爱好、服药依从行为。然后通过信度、效度检验，形成由 3 个维度 25 个条目组成的正式量表，3 个维度分别为饮食依从行为、自我护理、维持身心健康。该量表的克朗巴赫 α 系数为 0.80，重测信度为 0.93 ，采用 Likert 四点尺度作答，总分范围为 25～100 分，分数越高，提示患者的自我管理行为越好。

(3)血液透析患者的自我管理行为问卷：罗世香通过文献回顾并结合有关专家的意见，初步编制了血液透析患者的自我管理行为初始问卷。通过对 118 份有效问卷进行因子分析，提取特征值大于 1 的 4 个公因子，保留 27 个条目。4 公因子分别为：饮食及液体摄入行为、身体活动、心理社会行为及治疗行为。该问卷的重测相关系数为 0.81，克朗巴赫 α 系数为 0.91，内容效度指数为0.92，4 个因子能解释总方差的 44.41%。说明该问卷具有较好的信度和效度，对于测定血液透析患者的自我管理行为，发现血液透析患者自我管理行为方面的薄弱环节，评价健康教育效果均具有一定的应用价值。王爱平等通过对血液透析患者自我管理行为概念进行界定，请 5 名血液透析的专科护士和 10 名血液透析患者分别对问卷的内容进行评价，对 107 份有效问卷进行主成分分析提取 4 个公因子(液体和离子的限制行为、饮食量的管理行为、躯体及社会心理活动、一般状态的管理和社会心理行为)，共 25 个条目。该问卷的内部一致性信度克朗巴赫 α 系数为 0.81，效标关联效度结果显示，自我管理行为与每日体重增加值、液体、离子的限制行为呈负相关，说明该问卷具有较好的信度、效度。

(4)癫痫患者自我管理行为问卷：张晓艳等自行设计的癫痫患者自我管理行为问卷，由 6 个因子(保持良好生活习惯、自我处置药物行为、自我监控症状行为、心理自我调整行为、出现新问题及时处理、定期复诊)30 个条目组成。该问卷的克朗巴赫 α 系数为 0.86，Kappa 值为 0.89，主要用于癫痫患者自我管理行为的评估。

(5)腹膜透析患者自我管理行为问卷:刘鹏飞等设计的腹膜透析患者自我管理行为问卷,内容涉及腹膜透析管理的5个方面,包括透析操作(包括换液、出口和导管护理)、服药(遵医嘱服降压药、降磷药)、营养摄入(蛋白质摄入及饮食记录)、控制水盐及病情监测(血压、体重、尿量、超滤量和并发症),共13个条目,主要用于评估腹膜透析患者的自我管理行为。

(6)糖尿病患者自我管理能力调查表:梁玉民设计的糖尿病患者自我管理能力调查表,由生活资料、诊疗资料、心理因素及对疾病的态度、接受健康教育与否及自我监测能力4个方面20个条目组成,主要用于了解糖尿病患者自我管理能力对疾病的影响。

(7)高血压自我管理量表:刘萍等设计的高血压自我管理量表由高血压医疗行为的管理、高血压患者角色管理、高血压患者情绪管理3个方面42个条目组成,主要用于了解高血压患者的自我管理状况。

四、尘肺的治疗、康复护理及自我管理研究现状

尘肺是因在职业活动中长期吸入生产性粉尘,导致以肺组织弥漫性纤维化为主的全身性疾病,在我国是发病率最高的职业病,已成为我国一个重大的公共卫生和社会问题。2010年以来,我国每年新发尘肺病患者5.7万人以上,占职业病人数的79.96%,因尘肺病死亡的则有6000余人。临床表现:尘肺患者主要有胸闷、心悸、咳嗽、咯痰四大症状。尘肺病作为一种没有医疗终结的职业病,国内外尚缺乏可靠的治疗方法。尘肺病给家庭和社会带来严重的经济负担,据统计,我国每年因尘肺病造成的直接经济负担达80多亿元。

(一)尘肺的治疗

1.药物治疗

目前全世界对尘肺病的治疗尚缺乏特效药物,我国尘肺人口众多,在药物的研制方面处于国际领先地位,在临床上主要是应用药物阻断或抑制肺纤维化的进展。黄永清等的研究结果显示,中西药联合治疗组比其他组的疗效有明显改善,这说明中西医药物联合治疗尘肺患者可改善患者的症状。

2.肺灌洗治疗

肺灌洗可物理性清除肺泡腔内残留的粉尘,吞噬尘肺巨噬细胞及致炎、致纤维化因子等其他有害的物质,改善患者的症状,延缓病情进展。肺灌洗目前分为经纤支镜小容量肺叶灌洗和大容量全肺灌洗。1985年,我国开始用经纤支镜小容量肺叶灌洗治疗尘肺;1986年,我国开展了大容量肺灌洗术。戴伟荣的研究表明,肺灌洗后患者后气促、胸闷、胸痛咳痰、咳嗽等症状均明显好转或消失。肺灌洗是目前治疗尘肺最为有效的治疗方法,但是仍然存在不足,需完善和改进其方法。

3. 并发症治疗

尘肺病在发病过程中，患者常出现一些并发症，如肺结核、气胸、呼吸系统感染、慢性阻塞性肺疾病等症，降低患者的生命质量。应根据并发症尘肺病的特点和病情予以综合治疗。

（二）尘肺的康复护理

目前对于尘肺患者实施有效的康复训练，对预防并发症、减轻呼吸困难的症状、提高患者劳动能力和生活质量具有非常重要的意义。王翠玲对30例尘肺病人进行综合肺康复训练，康复训练的主要内容为：呼吸训练、运动疗法、健康教育、心理护理。对康复情况评价内容为体重指数、血气分析评价、肺功能评价、6分钟步行实验测试、呼吸困难评价、心理评价等，了解治疗方法和治疗效果，减轻病人的焦虑和恐惧心理。此外，排痰护理要正确，吸氧护理要有节有效。闫秋丽对尘肺患者进行康复训练和护理干预，包括心理干预、呼吸训练、排痰训练、运动训练、健康教育5个方面。其中，健康教育包括氧气使用、感冒预防、营养调护、健康管理。研究证明，康复护理可明显改善患者的呼吸功能，减少肺部感染的发生。

1. 健康教育

尘肺患者多为老年人，文化水平偏低，缺乏有关的疾病知识，首先要对患者及其家属进行耐心的疾病相关知识的讲解。依据患者的特点，采用多种形式的健康教育：举办尘肺疾病专题讲座，发放健康教育材料，组织观看电视或录像等方式可提高自我防御、自我康复及自我控制能力。

2. 饮食指导

因为患者的病程较长，呼吸功能下降，并发症增多，病患者营养欠佳，因而要加强对他们的饮食指导，鼓励患者增加优质蛋白质的摄入，如牛奶、豆浆、鱼肉、蛋等，增加维生素的摄入，减少脂肪的摄入。患者养成良好饮食习惯，可增强他们的体质，延长寿命。

3. 养成良好的生活方式

可以为尘肺病患者讲述不良行为和生活方式对健康的影响，特别是病情较轻的患者往往对戒烟酒的认识不足，仍酗酒、抽烟，不坚持服药且生活无规律。对于此类患者，应通过宣传手册、图片、广播、电视等形式使其认识到不良的生活方式对健康的危害性，主动纠正不良的生活习惯。

4. 心理疏导

尘肺病患者病程较长，病情容易反复，存在焦虑、恐惧等不良的情绪。针对患者的心理状况，需对患者进行心理疏导，采用合理宣泄和转移等方法释放自己的情绪；鼓励患者参加一些力所能及的家庭、社会活动，分散患者的注意力和不良情绪，使其感受到生活的乐趣和自身存在的价值，唤起其对生活的信心。

5. 预防感冒

尘肺病患者抵抗力较差，尤其在季节变化的时候，患者最容易感冒，引起急性上呼吸道感染是病情加重的主要因素。应指导患者每日开窗通风，保持居室空气清新；患者还应多晒太阳，根据身体状况进行户外活动，避免过劳；冷水洗脸，温水洗澡，坚持耐寒锻炼，增强对寒冷的耐受性，减少因气候变化而引发感冒；根据气温变化及时增减衣服，以防着凉；流感期间应避免外出去公共场所，不要与患者接触，可服用板蓝根预防。

6. 排痰护理

尘肺病主要表现为反复的咳嗽，呼吸困难，咳痰困难呈进行性加重，严重的痰阻可危及生命。因而在尘肺患者的护理中，排痰最为关键，应根据病情让患者尽可能多饮水。

7. 呼吸功能锻炼

根据患者最大呼吸耐受能力，制订个体化的呼吸康复训练计划，进行一对一宣教，多渠道进行相关知识的健康宣教，进行有氧运动，运动时间尽可能达到30分钟，有利于增强患者的活动能力以及提高他们的生命质量。具体方法：腹式呼吸，患者取立位或坐位，左右手分别放在腹部或胸前，全身肌肉放松，吸气时用鼻吸气，尽力挺腹，胸部不动；呼气时用口呼出，同时收缩腹部，胸廓保持最小活动幅度，缓呼深吸。

（三）尘肺患者自我管理现状及展望

目前，对于尘肺病的治疗尚无有效的方法，我国很多学者已认识到康复护理可以改善患者的症状，在医院可对患者进行康复训练。牟海燕认为，对尘肺患者实施自我管理教育，可改善病人的运动、心理、呼吸、生活方式等各方面的自我管理能力，促进患者的康复，同时有效提高患者的生存质量，这也有利于促进家庭和社会的和谐。但多数尘肺患者为老年人，文化水平较低，住院期间虽然安排了一些康复训练，但住院时间太短，出院后不再进行，疗效方面是有限的。应加强对患者的教育和康复训练，使患者具备自我管理的能力，在日常生活中对自己加强自我管理教育。另外，建立有效的自我管理量表对其自我管理进行测定是十分必要的。

综上所述，目前国内外关于患者自我管理评价工具的研究，多集中在慢性病防治领域，关于职业病患者自我管理的研究甚少见诸报道，而关于尘肺病患者自我管理干预的研究尚处于空白状态。因此，本项目具有很高的理论价值和实践意义。

第四节　研究内容与框架

一、研究内容

（一）国内外相关研究进展

对国内外关于自我管理、行为干预等方面的研究进行分析与归纳，为本研究的设计与实施提供依据。

（二）患者对干预的需求评价

从主观和客观两方面，评价尘肺病患者对干预的需求。

（三）需求影响因素的确定

确定影响干预需求的关键因素，从而确定需要干预的重点人群。

二、研究框架

哪些尘肺病患者在主观上愿意接受干预措施？哪些尘肺病患者在客观上应该接受干预？本研究的框架详见图 1-1。

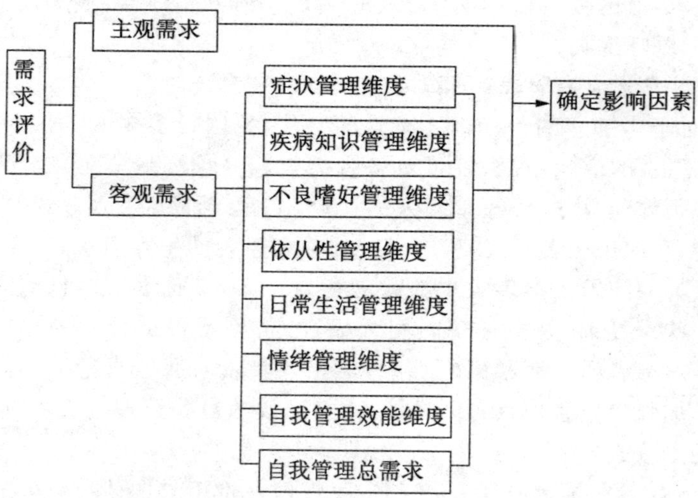

图 1-1　需求评价及影响因素分析的研究框架

第五节　研究思路与方法

一、研究思路

一般意义上，研究计划的步骤表现为：计划的各项措施与安排以及计划内容的完整性。

（一）明确研究课题的内涵

明确研究对象、问题和方法，部署所要研究的问题，特别是对某项目的具体行动步骤进行设计，采取收集资料和量表编制相结合的方法。把研究计划付诸行动，在行动过程中，不断发现问题、研究问题，并根据行动的实际情况随时调整计划、完善行动以及在良性的状态中解决问题。

（二）阐述课题研究的背景

阐述课题研究的背景，即根据什么、受什么启发而开展本项研究，以及此项研究的目的和意义，也就是为什么要研究、研究的价值是什么、解决什么问题、国内外研究的历史和现状如何以及本课题研究的特色或突破点是什么。首先，认真、仔细查阅与本课题有关的文献资料，了解前人或他人对课题或有关问题做过哪些研究及其研究的指导思想、研究范围、方法、成果等。其次，把已有研究成果作为自己的研究起点，并从中发现以往研究的不足。最后，确认自己的创意，从而确定自己研究的特色或出发点。这样既可以更加突出本课题研究的价值、意义，也可以使自己开阔眼界、受到启发、拓展思路。

（三）对研究范围边界的确定

本研究有一定的研究范围：一是对研究对象总体范围进行界定，二是对一些研究对象的模糊概念进行界定，三是对关键概念的界定。这既关系到研究对象如何选取，也关系到研究成果的适用范围。对研究课题中的一些关键概念必须下比较明确的定义，使本研究在确定的范围内开展，做到研究思路明确清晰，具有可操作性，使本研究成为一个有确切含义的研究。

（四）确定课题研究的内容

按照理论先行—热点问题—关键问题—准确选定科学问题—分析难点问题的研究路线，辨别问题根本原因，得出解决方案，确立最佳方案，并有效运用工具表单和问题陈述检查表（构成要素）。具体研究内容此处不再赘述。

二、研究方法

（一）文献法

利用文献情报分类回顾分析法和文献资料分析优选法对国内外已开展的

自我管理研究进行回顾性分析，对已有的自我管理的条目进行收集、汇总与分析。主要来源是中文数据库 CNKI、CBM、万方数据库等，外文数据库 Medline、Proquest、Elsevier、PubMed 等，以及政府文件、政府网站、报告等，检索词为“慢性病”“尘肺病”“自我管理”“项目评价”“需求评价”等。

（二）现场调查

1. 样本地区的确定

研究采用分层随机抽样的方式，按照经济发展水平的高低，将 H 省地市级行政区域划分为经济水平高、中和低 3 类，分别从经济水平高的地区选择 H_1 和 H_2 两市，从经济水平中等的地区选择 M_1 和 M_2 两市，从经济水平低的地区选择 L_1 和 L_2 两市，共计 6 个地级市为样本地区。

2. 样本人群的确定

样本人群为明确诊断为尘肺病的患者。

纳入标准：①尘肺病患者的诊断均符合 2015 年修订的《职业性尘肺病的诊断 GBZ 70-2015》；②年龄在 18 岁以上；③能正确应答且能回答问题，能独立或通过研究者帮助填写所需研究问卷；④同意参加本研究。

剔除标准：①患者患有精神异常及智力障碍者；②患者本人要求终止和极度不合作者；③体质过分虚弱，不能完成问卷者；④神志不清、不合作、语言表达不清者；⑤伴神经系统疾病或严重躯体功能损害，如四肢活动障碍影响正常生活及工作。

3. 样本量的确定

样本量：编制量表时，预试对象人数以问卷中包括最多条目的“分量表”的 3～5倍人数为原则。学者 Tinsley 建议，进行因子分析时，每个条目与预试样本数的比例为 1∶5～1∶10，如果受试者总数在 300 人以上时，这个比例便不太重要；另一学者 Comrey 也认为量表条目数与预试人数比例约为 1∶5 较为适宜。本研究拟建立的尘肺病患者自我管理量表需要进行因子分析，预试条目数为 49，条目数与预试人数比例为 1∶8，考虑到一定的失访率，暂定样本含量为 500 人。

4. 调查方法

利用编制的量表及自制的问卷对选定的样本人群进行面对面的调查，量表为尘肺病患者自我管理测评量表，问卷为尘肺病患者基本特征调查问卷。

量表包含症状管理、疾病知识管理、不良嗜好管理、依从性管理、日常生活管理、信息管理及自我管理效能等 7 个维度，共计 44 个维度，每个条目的分值为 1～5 分，量表总分 210 分。其中，症状管理及依从性管理维度均包含 6 个条目，分值均为 30 分；疾病知识管理及不良嗜好管理维度均包含 3 个条目，分值均为 15 分；日常生活管理维度包含 9 个条目，分值为 45 分；情绪管理维度包含 5 个条目，分值为 25 分；自我管理效能维度包含 10 个条目，分值为 50 分。详见表 1-1。

表 1-1　　尘肺病患者自我管理初期量表条目及编码

编码	条目
A	症状管理维度
A_1	无气促时，自行进行呼吸训练
A_2	有气促时，按照医嘱服用激素，吸入支气管舒张剂等药物
A_3	气促较明显时，进行氧疗
A_4	突然出现剧烈的咳嗽、咳痰、体温升高、胸痛，胸闷、呼吸困难、明显气促等，及时就医
A_5	咳嗽咳痰时，使用有效的方法清除呼吸道痰液（如有效的咳嗽法、胸部叩击法等）
A_6	身体无浮肿，痰较多、较稠时多喝水
B	疾病知识管理维度
B_1	关注药物的副作用、效果、剂量
B_2	通过各种方式学习尘肺病相关知识
B_3	与其他尘肺患者交流疾病相关知识
C	不良嗜好管理维度
C_1	严格执行戒烟的规定
C_2	严格执行限酒的规定
C_3	饮食时严格执行限盐的规定
D	依从性管理
D_1	自觉遵医嘱按时按量服药
D_2	按照规定定期复查
D_3	避免粉尘、烟雾和其他有害气体的吸入
D_4	避免过度劳累
D_5	流感期间，避免去公共场所

续表

编码	条目
D_6	避免吃过冷、硬、油腻及辛辣刺激性食品
E	日常生活管理维度
E_1	饮食中增加新鲜蔬菜水果的摄入
E_2	增加维生素 A 的摄入(如动物肝、肾、蛋黄)
E_3	增加奶制品、瘦肉、豆制品和其他优质蛋白质的摄入
E_4	根据身体状况调节运动
E_5	进行全身康复锻炼(如散步、踏车、太极拳等)
E_6	根据天气变化,及时增减衣服,预防感冒
E_7	天冷时使用保暖设施提高温度
E_8	经常开窗通风,避免对着风吹
E_9	培养良好睡眠习惯
F	情绪管理维度
F_1	心情不好时,将注意力转移到其他想做的事情上
F_2	有烦恼的事情向亲属或朋友倾诉,寻求帮助
F_3	保持良好的情绪和乐观的精神状态
F_4	从事自己喜欢的休闲娱乐(跳舞、打太极、听音乐、散步等)
F_5	控制自己不向别人发脾气
G	自我管理效能维度
G_1	当疾病加重时,您有多大信心可以找到解决的办法
G_2	您有多大信心,可以按照医生要求去做
G_3	您有多大信心,疾病带来的不适不影响您想做的事情
G_4	您有多大信心,进行有效的相关锻炼
G_5	您有多大信心,可以合理安排饮食
G_6	您有多大信心,可以杜绝不良嗜好
G_7	您有多大信心,在日常生活中照顾好自己预防并发症
G_8	您有多大信心,疾病带来的情绪压力不影响您的日常活动
G_9	您有多大信心,您可以做不同的事情和活动调节情绪
G_{10}	您有多大信心,可以乐观地看待尘肺病

（三）统计与分析方法

将原始数据资料进行编码整理后，全部输入计算机，用 Access 建立数据库，在进行逻辑分析和处理后，在统计软件 SPSS17.0 上进行数据分析。研究所采取的分析方法如下：

（1）用一般描述性分析方法描述样本人群的基本特征及肺结核患者自我管理的现状。

（2）单因素分析方法：包括χ^2检验和 t/F 检验，多因素分析包括二分类 logistic 回归及有序多分类 logistic 回归。

第六节　技术路线

本研究的技术路线如图 1-2 所示。

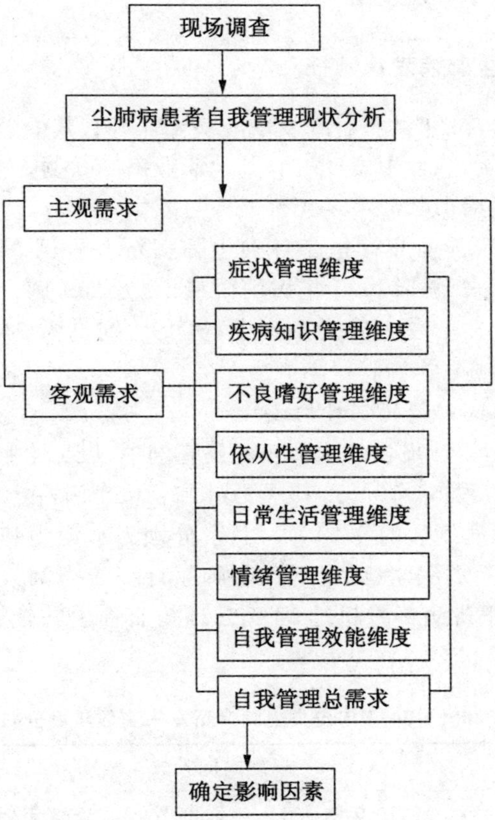

图 1-2　需求评价及影响因素分析的技术路线

第二章　样本地区及人群基本特征

第一节　样本地区尘肺病发病特征及职业卫生管理现状

一、样本地区尘肺病发病特征

H 省 2009～2014 年共报告新发职业病 4281 例，其中尘肺病新发病例 3665 例，慢性中毒 307 例，急性中毒 56 例，其他职业病 253 例。

（一）新发尘肺病例数的年度变化趋势

2009～2014 年，全省累计报告各类尘肺病新发病例 3665 例，2014 年共报告 1010 例，为历年来最高；2009 年病例数最少，为 209 例。尘肺病新发病例数总体呈上升趋势。在新发尘肺病患者中，男女性别比为 74∶1，男性明显多于女性。

（二）新发尘肺病例数的病种构成

2009～2014 年累计报告的尘肺病新发病例中，煤工尘肺始终位居全省各类尘肺之首（2504 例，占 68.32%），其次为硅肺（1058 例，占 28.87%），煤工尘肺和硅肺共占尘肺总病例数的 97.19%，其余分别为水泥尘肺、电焊工尘肺、石墨尘肺、铸工尘肺等。水泥尘肺、电焊工尘肺累计报告病例数超过 30 例，石墨尘肺、铸工尘肺累计报告病例数超过 10 例。H 省石棉尘肺较少报告，累计报告数仅占总病例数的 0.11%。详见表 2-1。

表 2-1　　2009～2014 年各类尘肺病新发病例数年度分布

尘肺种类	现患病例人数						合计
	2009 年	2010 年	2011 年	2012 年	2013 年	2014 年	
煤工尘肺	319	125	554	314	469	723	2504
硅肺	58	70	212	185	270	263	1058

续表

尘肺种类	现患病例人数						合计
	2009 年	2010 年	2011 年	2012 年	2013 年	2014 年	
水泥尘肺	2	5	11	8	5	3	34
电焊工尘肺	0	0	1	6	7	17	31
石墨尘肺	5	8	1	0	3	0	17
铸工尘肺	2	0	1	2	6	1	12
石棉肺	1	1	1	0	0	1	4
炭黑尘肺	0	0	1	0	0	1	2
陶工尘肺	0	0	0	0	1	1	2
滑石尘肺	0	0	0	0	0	0	0
云母尘肺	0	0	0	0	0	0	0
铝尘肺	0	0	0	0	0	0	0
其他尘肺	0	0	0	1	0	0	1
合计	387	209	782	516	761	1010	3665

（三）尘肺病新发病例数的行业系统分布

H 省 3665 例尘肺病新发病例分布在 23 个行业，其中 74.01％发生在煤炭行业，其次是有色金属、建材和地质矿产行业，分别为 198 例（5.4％）、190 例（5.18％）和 151 例（4.12％）。

一期尘肺主要分布在煤炭行业（占 75.01 ％）、有色金属行业（占 6.50％）和建材行业（占 4.66％ ），二期尘肺主要分布在煤炭行业（占 71.34％）、地质矿产行业（占 7.39％）和建材行业（占 5.43％），三期尘肺主要分布在煤炭行业（占 73.19％）、建材行业（占 7.46％）和地质矿产行业（占 6.25％）。详见表 2-2。

表 2-2　　不同期别的新发尘肺病患者的行业分布

行业	尘肺分期			合计
	一期尘肺	二期尘肺	三期尘肺	
煤炭	1881	473	362	2716
有色金属	163	17	18	198
建材	117	36	37	190
地质矿产	71	49	31	151

续表

行业	尘肺分期			合计
	一期尘肺	二期尘肺	三期尘肺	
其他	57	28	6	91
机械	42	10	10	62
冶金	37	4	1	42
石油	38	1	1	40
交通	18	9	5	32
建设	16	5	4	25
铁道	13	6	5	24
轻工	9	7	4	20
化工	13	3	1	17
农业	7	8	2	17
石化工业	10	3	3	16
船舶	8	0	1	9
水利	2	0	2	4
电子	0	2	1	3
纺织	2	1	0	3
电子	1	0	1	2
兵器	0	1	0	1
森林工业	1	0	0	1
商业	1	0	0	1
合计	2507	663	495	3665

(四)尘肺病新发病例数的工种分布

2009～2014 年,按统计工种统计的累计报告尘肺病新发病例数以采煤工(35.55%)、掘进工(27.23%)、煤矿混合工(8.27%)为主。其中,主采煤工的发病人数多于纯采煤工,主掘进工的发病人数多于纯掘进工。从事纯采煤工作业的尘肺患者发病年龄和接尘工龄都较其他作业明显缩短,差异具有显著性($P<0.05$)。详见表 2-3。

表 2-3　　不同工种的诊断年龄及工龄的情况

工种	尘肺病例		诊断年龄	工龄
	数量	百分比		
纯采煤工	538	14.68	52.75±9.34	16.12±9.39
主采煤工	765	20.87	54.57±10.98	16.35±9.69
煤矿混合工	303	8.27	54.78±10.90	19.33±11.62
纯掘进工	339	9.25	57.96±9.95	18.81±10.70
主掘进工	659	17.98	58.07±10.98	19.49±11.05

（五）尘肺病新发病例数的企业规模分布情况

H 省 42.62％的新发尘肺病例分布在中小型企业，36.45％分布在大型企业，48.89％的三期尘肺病例和 37.71％的二期尘肺病例均发生在小型企业。详见表 2-4。

表 2-4　　不同规模的企业尘肺病分布情况

企业规模	一期尘肺		二期尘肺		三期尘肺		合计	
	例数	百分比	例数	百分比	例数	百分比	例数	百分比
大型	1222	91.47	79	5.91	35	2.62	1336	36.45
中型	386	63.80	152	25.12	67	11.07	605	16.51
小型	465	48.59	250	26.12	242	25.29	957	26.11
不详	434	56.58	182	23.73	151	19.69	767	20.93
合计	2507	68.40	663	18.09	495	13.51	3665	100.00

（六）新发尘肺病例开始接尘年份分布

新发尘肺病例中最早于 1941 年接触粉尘，最晚于 2013 接触粉尘。根据粉尘暴露时间，我们将 3665 个尘肺病例按照接触粉尘的年份进行了划分，分别为 1960 年以前、1960～1969 年、1970～1979 年、1980～1989 年、1990～1999 年和 2000 年以后等 6 个组。其中 1970～1979 年和从 2000 年开始接尘的尘肺病例数最多，分别为 1017 例(27.25％)和 849 例(23.17％)。随着接尘开始年代的逐步推进，新发尘肺病例的诊断年龄和工龄呈现明显缩短趋势。

本资料中，新发病例以煤工尘肺(2504 例，68.32％)和硅肺(1058 例，28.87％)为多，因此选择这两种尘肺进行单独分析。除接尘年份在 2000 年以后组有所增高外，煤工尘肺和硅肺的平均诊断年龄、平均接尘工龄及平均潜伏期随接尘开始年份的增加呈缩短趋势，经单因素方差分析，差异均有统计学意义($P<0.05$)。详见表 2-5 至表 2-7。

表 2-5　尘肺病例不同接尘年份的诊断年龄及工龄的情况

接尘年份	尘肺病例		诊断年龄	工龄
	数量	百分比		
1960 年以前	261	7.12	75.40±4.27	25.37±12.03
1960～1969 年	505	13.78	67.07±4.81	23.15±11.26
1970～1979 年	1017	27.75	61.36±5.12	23.04±9.30
1980～1989 年	516	14.08	49.63±6.56	19.05±6.29
1990～1999 年	517	14.11	46.01±6.92	12.04±4.70
2000 年以后	849	23.17	46.27±6.15	5.62±2.78

表 2-6　不同接尘年份硅肺的诊断年龄、接尘工龄及潜伏期的情况

接尘年份	尘肺病例		诊断年龄	接尘工龄	潜伏期
	数量	百分比			
1960 年以前	130	12.29	75.54±3.88	21.33±13.72	54.41±14.23
1960～1969 年	168	15.88	66.64±4.91	15.39±11.66	51.23±11.14
1970～1979 年	211	19.94	61.12±5.25	21.11±11.22	40.01±12.79
1980～1989 年	128	12.10	48.62±6.32	19.25±6.86	29.36±9.10
1990～1999 年	143	13.52	46.28±7.66	9.56±5.16	36.72±9.11
2000 年以后	278	26.28	46.34±6.68	5.18±2.68	41.16±6.76
合计	1058	100.00	56.39±12.29	14.26±11.13	42.13±12.90
F 值			670.09	113.37	108.32
P 值			0.00	0.00	0.00

表 2-7　不同接尘年份煤工尘肺的诊断年龄、接尘工龄及潜伏期的情况

接尘年份	尘肺病例		诊断年龄	接尘工龄	潜伏期
	数量	百分比			
1960 年以前	121	4.83	75.11±4.38	29.47±8.62	45.64±10.52
1960～1969 年	329	13.14	67.21±4.69	27.02±8.81	40.10±10.52
1970～1979 年	788	31.47	61.38±4.96	23.58±8.65	37.80±10.48
1980～1989 年	367	14.66	46.12±5.33	18.75±6.03	29.88±7.46

续表

接尘年份	尘肺病例		诊断年龄	接尘工龄	潜伏期
	数量	百分比			
1990～1999 年	346	13.82	45.98±6.60	12.87±4.19	33.09±7.93
2000 年以后	553	22.08	46.42±5.75	5.82±2.80	40.60±5.97
合计	2504	100.00	55.73±10.63	18.21±10.49	37.23±7.92
F 值			1309.52	677.34	89.42
P 值			0.00	0.00	0.00

二、样本地区职业卫生管理现状

（一）用人单位职业病防治管理基本情况

2014 年，H 省对 2111 家用人单位的职业卫生管理现状进行了调查，涉及煤炭、建材、电子、冶金、化工、轻工等行业。

在被检查的 2111 家用人单位中，共有劳动者 422552 人，其中从事接触职业病危害作业的劳动者 188935 人，接害率 44.7%；设立职业卫生管理机构的 862 家，占 40.8%；建立职业卫生管理制度的 917 家，占 43.4%；制定职业健康监护计划的 795 家，占 37.7%，劳动者健康检查项目与所从事工作相关的 694 家，占 32.9%；发现职业病或疑似职业病病人及时报告的 551 家，占 26.1%；配备职业卫生专(兼)职人员的 959 家，占 45.4%。详见表 2-8。

表 2-8　　用人单位职业卫生管情况一览表

指　标	煤炭	建材	电子	冶金	化工	轻工	其他
检查用人单位数	121	426	132	237	388	231	576
职工总数	47664	62315	15337	28312	110483	26377	132064
接害人数	26118	28661	5622	13016	48346	11031	56141
设立职业卫生管理机构	52	172	63	136	153	85	201
建立职业卫生管理制度	53	177	65	146	163	94	219
制定职业健康监护计划	48	156	57	127	142	79	186
健康检查项目与所从事工作相关	45	138	55	113	112	65	166
发现职业病或疑似职业病病人及时报告	37	101	46	97	91	56	123
配置职业卫生管理专(兼)职人员	59	193	73	147	172	96	219

(二)建设项目职业卫生监督检查情况

2014 年共监督检查建设项目 664 项,其中存在职业病危害的建设项目 617 项,占 92.9%;已完成职业病危害预评价报告审核 111 项,占应进行预评价项目的 20.9%,其中通过审核 98 项;已进行职业病防护设施设计 70 项,占应进行防护设施设计项目的 14.5%,其中通过审核的 58 项;已完成职业病控制效果评价报告审核 98 项,占应进行控制效果项目的 18.5%,其中实际通过竣工验收 89 项。详见表 2-9。

表 2-9　2014 年用人单位职业健康监护重点监督检查情况汇总表

指　标	煤炭	建材	电子	冶金	化工	轻工	其他
建设项目总数	102	82	68	89	92	83	148
存在职业病危害项目数	102	73	56	86	92	77	131
建设项目职业病危害预评价审核或备案							
应进行预评价项目数	78	63	52	71	82	73	112
实际开展预评价项目数	13	14	13	17	21	17	16
通过审核或备案项目数	11	13	13	14	18	14	15
建设项目职业病防护设施设计卫生审查							
应进行设计项目数	73	58	47	66	74	65	99
实际开展设计项目数	6	7	9	11	9	12	16
通过卫生审查项目数	5	7	9	9	8	9	11
建设项目职业病防护设施竣工验收或备案							
应进行控评项目数	78	63	52	71	82	73	112
实际开展控评项目数	15	12	11	13	17	15	15
通过竣工验收或备案项目数	14	12	11	11	16	12	13

(三)用人单位职业健康监护工作开展情况

在被检查的用人单位中,2014 年度劳动者上岗前、在岗期间、离岗时职业健康检查率分别为 31.2%、37.2%、17.8%,对有职业禁忌证的调离率为 71.6%。2014 年,在监督检查的用人单位中,共发现疑似职业病 290 例,诊断职业病 67 例。详见表 2-10。

表 2-10　　用人单位职业体检情况一览表

项目	粉尘	铅	铬	有机溶剂	其他
上岗前					
应检	7331	253	432	3028	4209
实检	2621	78	143	805	1115
职业禁忌证	65	9	13	58	63
在岗期间					
应检	26836	1105	1630	20159	28306
实检	12081	402	501	6907	9117
职业禁忌证	209	26	21	164	189
调离人数	156	19	14	113	134
疑似职业病	116	9	1	21	124
诊断人数	31	3	1	5	24
离岗前					
应检	1012	51	82	512	607
实检	251	9	11	59	74
疑似职业病	12	0	0	2	5
诊断人数	2	0	0	0	1

第二节　样本人群基本特征

一、患者性别构成情况

样本人群以男性为主，男性尘肺病患者占样本人群总人数的 86.7%，女性患者占总人数的 13.3%，详见表 2-11 和图 2-1。

表 2-11　　样本人群基本特征描述

项目	人数	构成比(%)
性别		
男性	416	86.7
女性	64	13.3

续表

项目	人数	构成比(%)
户口类型		
城镇户口	227	47.3
农村户口	253	52.7
患者年龄		
0～34 岁	70	14.6
35～49 岁	114	23.8
50～64 岁	220	45.8
65 岁及以上	76	15.8
婚姻状况		
未婚	111	23.1
已婚	316	65.8
离异/丧偶	53	11.1
文化水平		
初中及以下	278	57.9
高中	170	35.4
大专及以上	32	6.7
患者月收入		
0～2999 元	96	20.0
3000～5999 元	233	48.5
6000 元及以上	151	31.5
就诊地点		
门诊	175	36.5
住院	305	63.5
督导与否		
督导	182	37.9
无人督导	298	62.1
健康教育		
接受	146	30.4

续表

项目	人数	构成比(%)
未接受	334	69.6
尘肺类型		
硅肺	253	52.7
其他尘肺	227	47.3
尘肺分期		
一期	270	56.2
二期	174	36.3
三期	36	7.5
报销方式		
完全报销	267	55.7
部分报销	173	36.0
不报销	40	8.3
并发症		
有	375	78.1
无	105	21.9
病程长短		
较短	106	22.1
一般	109	22.7
较长	265	55.2

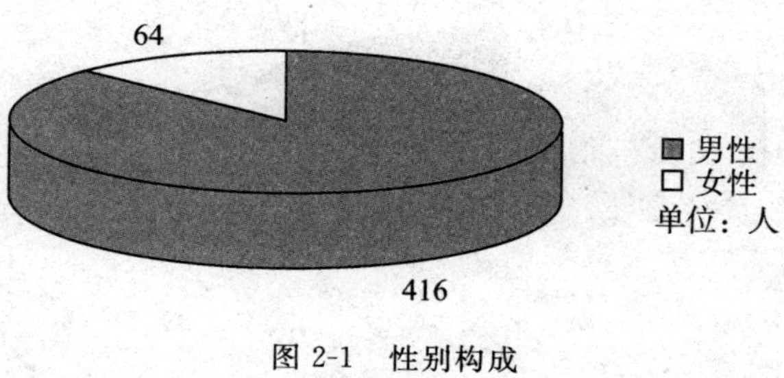

图 2-1　性别构成

二、患者户口构成情况

样本人群以农村户口为主，农村户口尘肺病患者占样本人群总人数的比例为 52.7%，城镇户口户口占总人数的 47.3%(见图 2-2)。

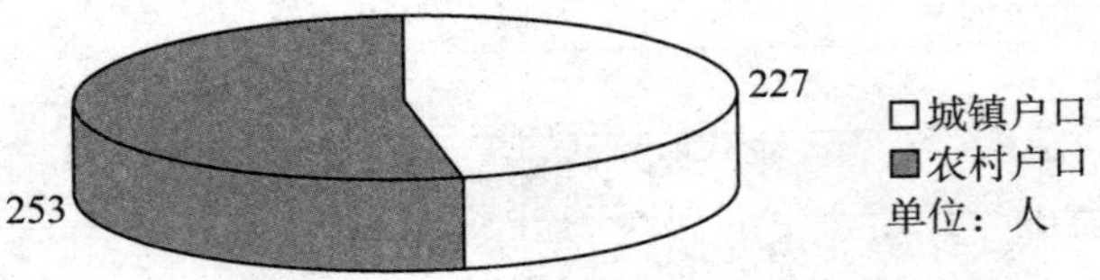

图 2-2　户口构成

三、患者年龄构成情况

由于尘肺病的潜伏期极长，因此，样本人群的平均年龄较大，为 56.7±8.62。其中 50～64 岁的尘肺病患者所占比例最大，为 45.8%，其次为 35～49 岁的患者，而 35 岁以下的患者所占比例最低，为 14.6%(见图 2-3)。

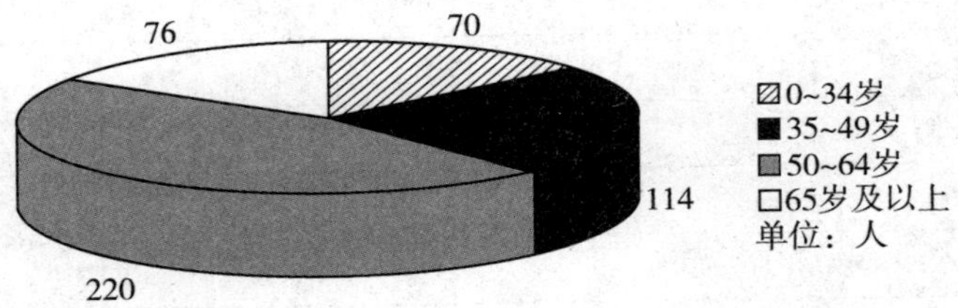

图 2-3　年龄构成

四、患者婚姻状况构成情况

样本人群以已婚者为主，所占比例为 65.8%，其次为未婚的患者，而离异/丧偶的患者所占比例最小(见图 2-4)。

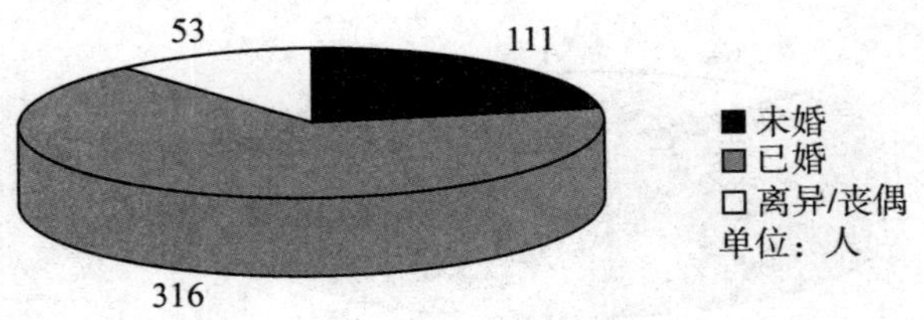

图 2-4　婚姻状况

五、患者文化水平构成情况

样本人群文化水平相对较低，其中，初中及以下文化水平的患者所占比例最高，为 57.9%，其次为高中文化水平的尘肺病患者，而大专及以上文化水平的尘肺病患者所占比例最低，仅为 6.7%（见图 2-5）。

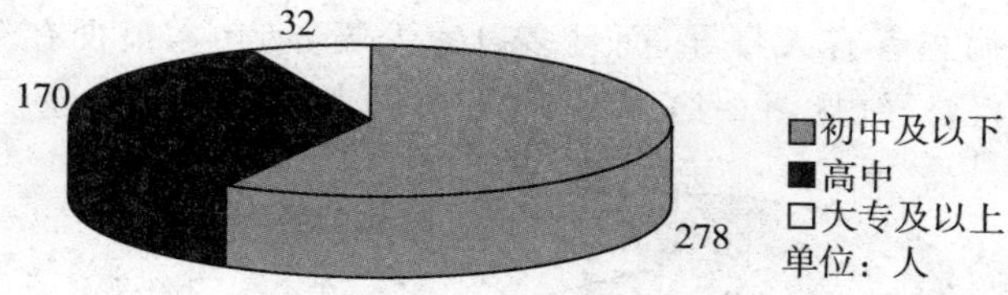

图 2-5　文化水平

六、患者收入构成情况

尘肺病患者月收入相对较高，3000～5999 元月收入的患者所占比例最高，为 48.5%，其次为 6000 元以上月收入的患者，而 3000 元以下月收入的尘肺病患者所占比例最低，为 20.0%（见图 2-6）。

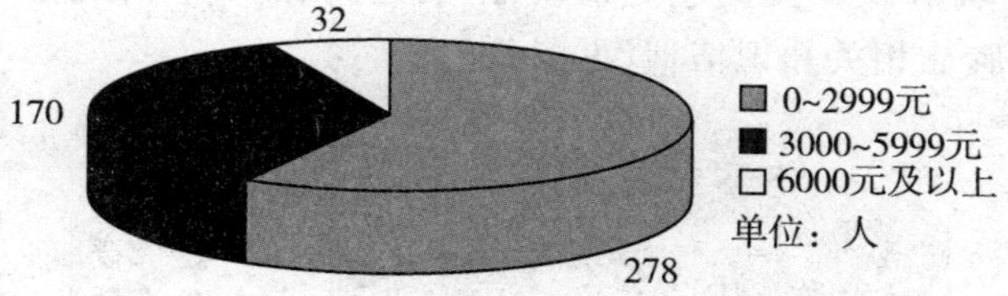

图 2-6　收入情况

七、患者就诊地点构成情况

样本人群就诊地点以住院为主，住院的尘肺病患者所占比例为 63.5%，门诊患者所占比例为 36.5%（见图 2-7）。

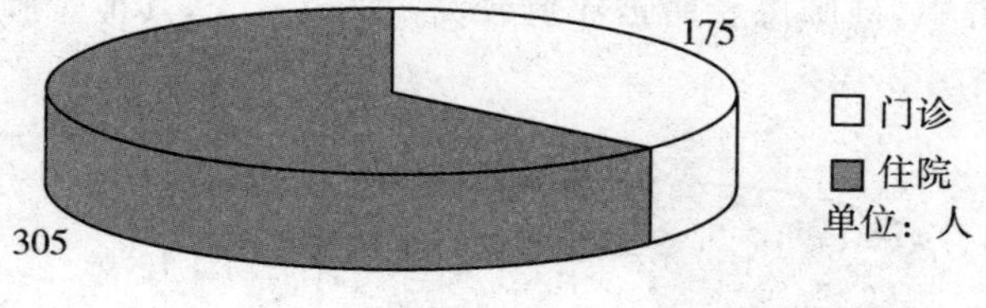

图 2-7　就诊地点

八、督导与否构成情况

督导是提高尘肺病患者自我管理水平的重要措施，但调查结果显示，仅37.9%的尘肺病患者有人督导，而且多以家人督导为主，很少有专业的卫生技术人员对其进行督导(见图 2-8)。

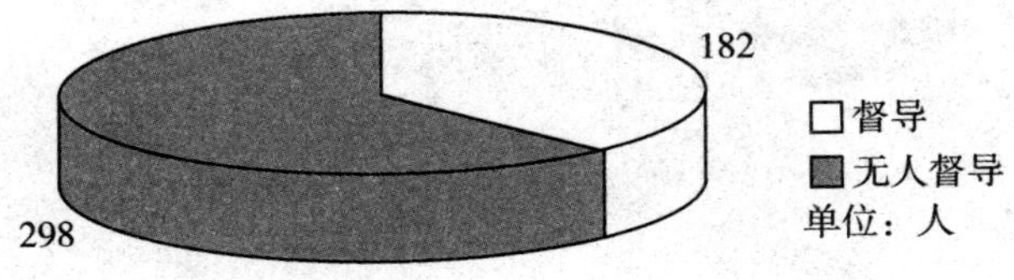

图 2-8　督导与否

九、健康教育与否构成情况

健康教育是提高尘肺病患者自我管理水平的主要途径，但调查结果显示，仅 30.4%的尘肺病患者接受过健康教育，而且内容多以一般卫生知识为主，很少有专业的尘肺病相关知识培训(见图 2-9)。

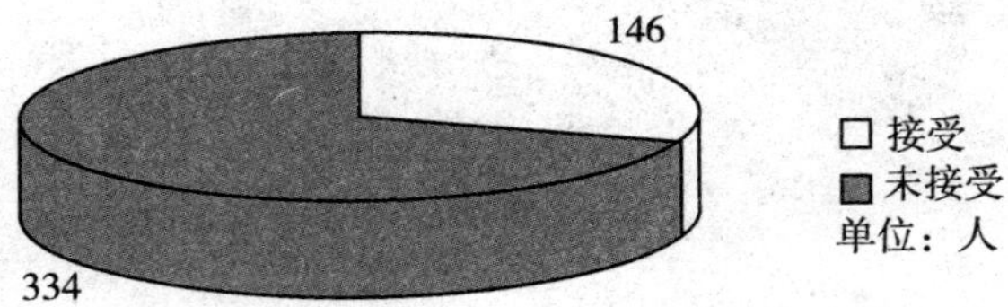

图 2-9　健康教育与否

十、尘肺类型构成情况

硅肺是尘肺病中最严重也是最主要的类型，约占尘肺病患者的 50%。本次选取的样本人群中，硅肺患者所占比例较高，为 52.7%，其他尘肺病患者所占比例为 47.3%(见图 2-10)。

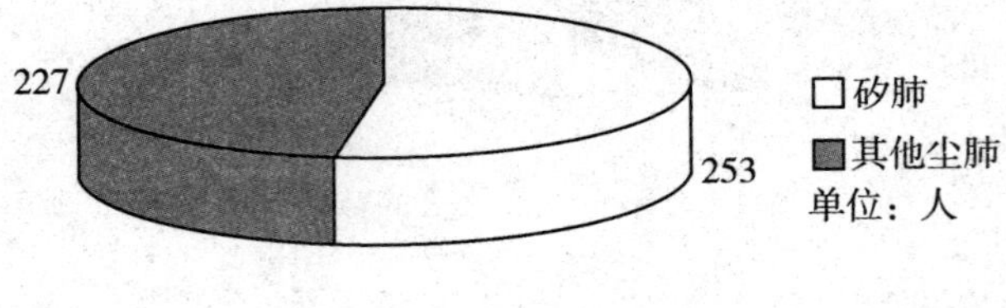

图 2-10　尘肺类型

十一、尘肺分期构成情况

按照我国对尘肺病严重程度的划分标准，本次选取的样本人群中，一期尘肺病患者所占比例最高，为 56.2%，其次为二期尘肺病患者，而三期尘肺病患者所占比例仅为 7.5%（见图 2-11）。

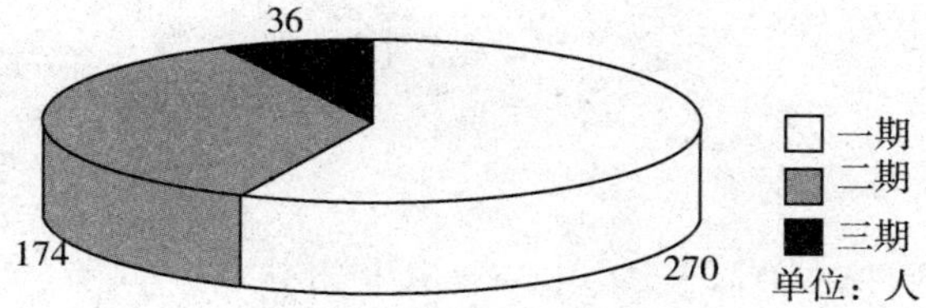

图 2-11　尘肺分期

十二、报销方式构成情况

按照我国职业病防治法的相关规定，尘肺病患者的医疗费用完全由用人单位来承担，但在现实情况下，仍然有很多尘肺病患者的医疗费用完全自理或仅部分报销。本次选取的样本人群中，仅 55.7%的尘肺病患者医疗费用完全报销，36.0%的尘肺病患者医疗费用部分报销，但仍然有 8.3%的尘肺病患者的医疗费用完全自理（见图 2-12）。

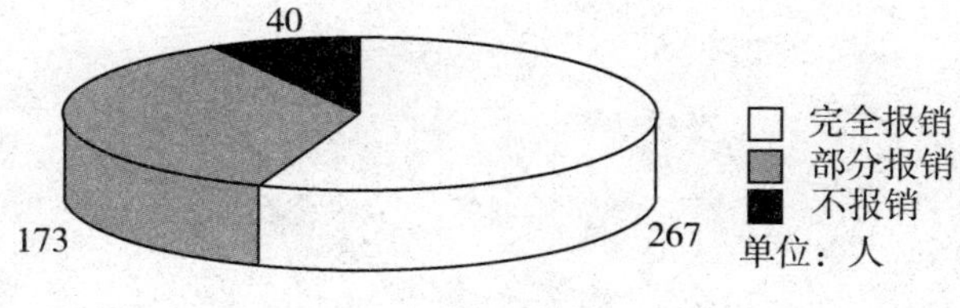

图 2-12　报销方式

十三、并发症构成情况

尘肺病患者多伴有并发症，本次调查结果显示，78.1%的尘肺病患者有并发症，仅有 21.9%的患者无并发症（见图 2-13）。

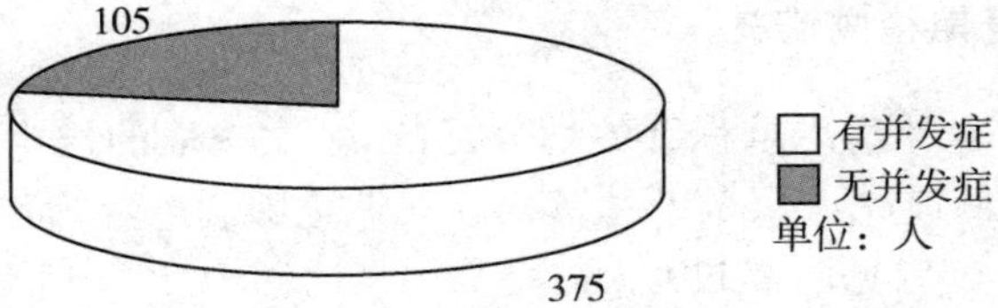

图 2-13　有无并发症

十四、病程长短情况

尘肺病患者病程一般较长，其中病情较长者所占比例高达 55.2%，而病程较短者所占比例仅为 22.1%（见图 2-14）。

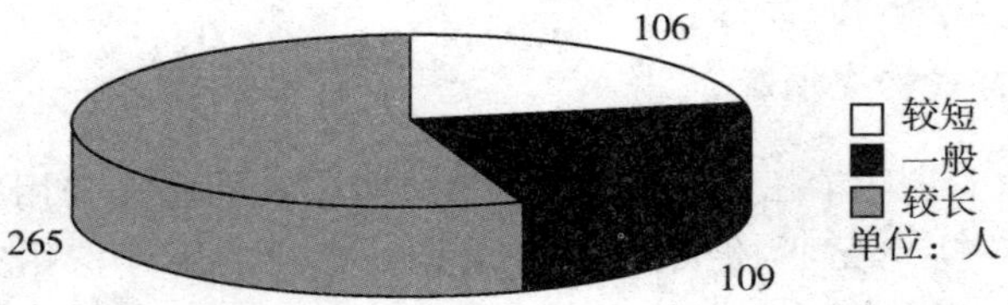

图 2-14　病程长短

第三章　自我管理现状分析

第一节　症状管理水平描述

尘肺病患者症状管理水平通过本研究制定的量表来测评，包括 6 个条目，分别为：无气促时，自行进行呼吸训练；有气促时，按照医嘱服用激素，吸入支气管舒张剂等药物；气促较明显时，进行氧疗；突然出现剧烈的咳嗽、咳痰、体温升高、胸痛，胸闷、呼吸困难、明显气促等，及时就医；咳嗽咳痰时，使用有效的方法清除呼吸道痰液；身体无浮肿，痰较多、较稠时多喝水。每个条目 1～5 分，因此，症状管理维度总分值为 30 分。调查结果显示，尘肺病患者症状管理水平测评分数为 17.83±5.56，说明尘肺病患者症状管理水平总体偏低。

一、条目一测评情况

具体到每个具体条目，条目“无气促时，自行进行呼吸训练”的测评分数为 2.98±1.04，总体水平较低。41.7%的患者在无气促时几乎不进行呼吸训练，40.2%的患者经常进行呼吸训练，而仅 3.1%的患者总是进行呼吸训练，3.5%的患者从不进行呼吸训练。详见表 3-1。

表 3-1　症状管理维度各条目得分情况

条目	各分值被选择频率(%)					平均值
	1 分	2 分	3 分	4 分	5 分	
A_1	3.5	41.7	11.5	40.2	3.1	2.98±1.04
A_2	4.8	37.7	14.2	39.6	3.8	3.00±1.06
A_3	6.5	38.5	15.0	36.9	3.1	2.92±1.06
A_4	4.4	37.1	23.8	30.8	4.0	2.93±1.00

续表

条目	各分值被选择频率(%)					平均值
	1分	2分	3分	4分	5分	
A_5	2.1	39.6	14.0	40.8	3.5	3.04±1.01
A_6	5.2	37.9	15.8	37.3	3.8	2.96±1.05

二、条目二测评情况

条目“有气促时，按照医嘱服用激素，吸入支气管舒张剂等药物”的测评分数为3.00±1.06，总体水平较低。37.7%的患者在气促时几乎不按照医嘱服用药品，39.6%的患者经常按照医嘱服用药品，而仅3.8%的患者总是按照医嘱服用药品，4.8%的患者从不按照医嘱服用药品。

三、条目三测评情况

条目“气促较明显时，进行氧疗”的测评分数为2.92±1.06，总体水平较低。38.5%的患者在气促较明显时几乎不进行氧疗，36.9%的患者在气促较明显时经常进行氧疗，而仅3.1%的患者在气促较明显时总是进行氧疗，高达6.5%的患者在气促较明显时从不进行氧疗。

四、条目四测评情况

条目“突然出现剧烈的咳嗽、咳痰、体温升高、胸痛，胸闷、呼吸困难、明显气促等，及时就医”的测评分数为2.93±1.00，总体水平较低。37.1%的患者在出现明显症状时几乎不及时就医，30.8%的患者在出现明显症状时经常及时就医，而仅4.0%的患者总是能够及时就医，尚有4.4%的患者在出现明显症状时从不及时就医。

五、条目五测评情况

条目“咳嗽咳痰时，使用有效的方法清除呼吸道痰液”的测评分数为3.04±1.01，总体水平较低。39.6%的患者咳嗽咳痰时几乎不清除痰液，40.8%的患者咳嗽咳痰时经常会清除痰液，而仅3.5%的患者总是会清除痰液，2.1%的患者从不清除痰液。

六、条目六测评情况

条目“身体无浮肿，痰较多、较稠时多喝水”的测评分数为2.96±1.05，总体水平较低。37.9%的患者几乎不多喝水，37.3%的患者经常多喝水，而3.8%的患者总是在需要时多喝水。

第二节　疾病知识管理水平描述

尘肺病患者疾病知识管理水平通过本研究制定的量表来测评，包括3个条目，分别为：关注药物的副作用、效果、剂量；通过各种方式学习尘肺病相关知识；与其他尘肺患者交流疾病相关知识。每个条目1～5分，因此，疾病知识管理维度总分值为15分。而调查结果显示，尘肺病患者疾病知识管理水平测评分数为8.67±1.88，说明尘肺病患者疾病知识管理水平总体偏低。

一、条目一测评情况

条目“关注药物的副作用、效果、剂量”的测评分数为2.89±1.06，总体水平较低。仅3.5%的患者总是对药物的副作用、效果及剂量进行关注，34.4%的患者经常关注，而41.3%的患者几乎不关注药物的副作用、效果及剂量，甚至有5.6%的患者从不对这些知识进行关注。详见表3-2。

表3-2　疾病知识管理维度各条目得分情况

条目	各分值被选择频率(%)					平均值
	1分	2分	3分	4分	5分	
B_1	5.6	41.3	15.2	34.4	3.5	2.89±1.06
B_2	5.2	39.6	15.0	37.1	3.1	2.93±1.05
B_3	5.4	42.7	15.2	35.4	1.3	2.84±1.01

二、条目二测评情况

条目“通过各种方式学习尘肺病相关知识”的测评分数为2.93±1.05，总体水平较低。仅3.1%的患者总是通过各种方式学习尘肺病相关知识，37.1%的患者经常通过各种方式学习尘肺病相关知识，而39.6%的患者几乎不学习相关知识，甚至有5.2%的患者从不学习相关知识。

三、条目三测评情况

条目“与其他尘肺患者交流疾病相关知识”的测评分数为2.84±1.01，总体水平较低。仅1.3%的患者总是与其他尘肺患者交流疾病相关知识，而42.7%的患者几乎不与其他尘肺患者交流疾病相关知识。

第三节　不良嗜好管理情况描述

尘肺病患者不良嗜好管理水平通过本研究制定的量表来测评，包括3个条目，分别为：严格执行戒烟的规定；严格执行限酒的规定；饮食时严格执行限盐的规定。每个条目1～5分，因此，不良嗜好管理维度总分值为15分。而调查结果显示，尘肺病患者不良嗜好管理水平测评分数为8.62±1.86，说明尘肺病患者不良嗜好管理水平总体偏低。

一、条目一测评情况

条目“严格执行戒烟的规定”的测评分数为2.87±0.99，总体水平较低。仅1.0%的尘肺病患者严格执行戒烟的规定，而42.3%的患者几乎不执行戒烟的规定，甚至有4.4%的患者从不执行戒烟的规定。详见表3-3。

表3-3　疾病知识管理维度各条目得分情况

条目	各分值被选择频率(%)					平均值
	1分	2分	3分	4分	5分	
C_1	4.4	42.3	16.5	35.8	1.0	2.87±0.99
C_2	5.4	42.1	15.2	36.0	1.3	2.86±1.01
C_3	6.9	37.9	14.8	39.6	0.8	2.90±1.04

二、条目二测评情况

条目“严格执行限酒的规定”的测评分数为2.86±1.01，总体水平较低。仅1.3%的尘肺病患者严格执行限酒的规定，而42.1%的患者几乎不执行限酒的规定，甚至有5.4%的患者从不执行限酒的规定。

三、条目三测评情况

条目“饮食时严格执行限盐的规定”的测评分数为2.90±1.04，总体水平较低。仅0.8%的尘肺病患者严格执行限盐的规定，而37.9%的患者几乎不执行限盐的规定，甚至有6.9%的患者从不执行限盐的规定。

第四节　依从性管理情况描述

尘肺病患者依从性管理水平通过本研究制定的量表来测评，包括6个条目，分别为：自觉遵医嘱按时按量服药；按照规定定期复查；避免粉尘、烟雾和其他有害气体的吸入；避免过度劳累；流感期间避免去公共场所；避免吃过冷、硬、油腻及辛辣刺激性食品。每个条目1～5分，因此，不良嗜好管理维度总分值为30分。而调查结果显示，尘肺病患者依从性管理水平测评分数为17.65±3.37，说明尘肺病患者依从性管理水平总体偏低。

一、条目一测评情况

条目“自觉遵医嘱按时按量服药”的测评分数为2.91±1.01，总体水平偏低。仅1.5%的尘肺病患者总是遵照医嘱按时按量服药，而40.4%的尘肺病患者基本不遵照医嘱按时按量服药，甚至有4.6%的尘肺病患者从不遵照医嘱按时按量服药。详见表3-4。

表3-4　依从性管理维度各条目得分情况

条目	各分值被选择频率(%)					平均值
	1分	2分	3分	4分	5分	
D_1	4.6	40.4	16.0	37.5	1.5	2.91±1.01
D_2	5.4	42.3	15.6	33.1	3.5	2.87±1.05
D_3	2.3	40.0	15.6	39.0	3.1	3.01±1.00
D_4	4.8	38.8	13.8	39.6	3.1	2.98±1.05
D_5	2.1	40.2	16.7	37.9	3.1	3.00±1.00
D_6	5.0	40.8	17.3	33.8	3.1	2.89±1.03

二、条目二测评情况

条目“按照规定定期复查”的测评分数为2.87±1.05，总体水平偏低。仅3.5%的尘肺病患者总是按照规定定期复查，而42.3%的尘肺病患者几乎不按照规定定期复查，甚至有5.4%的尘肺病患者从不按照规定定期复查。

三、条目三测评情况

条目“避免粉尘、烟雾和其他有害气体的吸入”的测评分数为3.01±1.00，总体水平偏低。仅3.1%的尘肺病患者总是能够避免粉尘、烟雾和其他有害气体的吸入，而40.0%的尘肺病患者几乎不会刻意避免粉尘、烟雾和其他有害气体的吸入，甚至有2.3%的尘肺病患者从不设法避免粉尘、烟雾和其他有害气体的吸入。

四、条目四测评情况

条目“避免过度劳累”的测评分数为2.98±1.05，总体水平较低。仅3.1%的尘肺病患者总是能做到避免过度劳累，而38.8%的尘肺病患者几乎不能做到避免过度劳累，甚至有4.8%的尘肺病患者总是做不到避免过度劳累。

五、条目五测评情况

条目“流感期间避免去公共场所”的测评分数为3.00±1.00，总体水平较低。仅3.1%的尘肺病患者总是能做到避免在流感期间去公共场所，而40.2%的尘肺病患者几乎不能做到避免在流感期间去公共场所，甚至有2.1%的尘肺病患者从来做不到避免在流感期间去公共场所。

六、条目六测评情况

条目“避免吃过冷、硬、油腻及辛辣刺激性食品”的测评分数为2.89±1.03，总体水平较低。仅3.1%的尘肺病患者总是能做到不吃过冷、硬、油腻及辛辣刺激性食品，而40.8%的尘肺病患者几乎做不到不吃过冷、硬、油腻及辛辣刺激性食品，甚至有5.0%的尘肺病患者总是做不到不吃过冷、硬、油腻及辛辣刺激性食品。

第五节　日常生活管理情况描述

尘肺病患者日常生活管理水平通过本研究制定的量表来测评，包括9个条目，分别为：饮食中增加新鲜蔬菜水果的摄入；增加维生素A的摄入；增加奶制品、瘦肉、豆制品和其他优质蛋白质的摄入；根据身体状况、调节运动；进行全身康复锻炼；根据天气变化，及时增减衣服，预防感冒；天冷时使用保暖设施提高温度；经常开窗通风，避免对着风吹；培养良好睡眠习惯。每个条目1～5分，因此，不良嗜好管理维度总分值为45分。而调查结果显示，尘肺病患者日常生活管理水平测评分数为26.56±4.59，说明尘肺病患者日常生活管理水平总体偏低。

一、条目一测评情况

条目“饮食中增加新鲜蔬菜水果的摄入”的测评分数为2.90±0.99，总体水平较低。仅2.5%的尘肺病总是能做到增加新鲜蔬菜水果的摄入，而43.3%的尘肺病患者几乎不会这样做，甚至有2.9%的尘肺病患者从不刻意这样做，详见表3-5。

表 3-5　　日常生活管理维度各条目得分情况

条目	各分值被选择频率(%)					平均值
	1分	2分	3分	4分	5分	
E_1	2.9	43.3	17.1	34.2	2.5	2.90±0.99
E_2	5.0	39.4	14.8	38.1	2.7	2.94±1.04
E_3	4.8	37.1	19.2	35.8	3.1	3.01±1.00
E_4	3.3	43.1	15.6	35.2	2.7	2.95±1.02
E_5	5.6	37.9	16.3	37.5	2.7	2.91±1.01
E_6	2.5	40.0	18.3	36.5	2.7	2.94±1.04
E_7	3.3	40.8	15.6	37.9	2.3	2.95±1.01
E_8	6.3	37.7	11.7	40.6	3.8	2.98±1.09
E_9	2.3	41.0	12.1	41.9	2.7	3.02±1.02

二、条目二测评情况

条目“增加维生素 A 的摄入”的测评分数为 2.94±1.04，总体水平较低。仅 2.7%的尘肺病患者总是能做到增加维生素 A 的摄入，而 39.4%的尘肺病患者几乎做不到增加维生素 A 的摄入，甚至有 5.0%的尘肺病患者从不刻意增加对维生素 A 的摄入。

三、条目三测评情况

条目“增加奶制品、瘦肉、豆制品和其他优质蛋白质的摄入”的测评分数为 3.01±1.00，总体水平较差。仅 3.1%的尘肺病患者总是会增加优质蛋白质的摄入，而 37.1%的尘肺病患者几乎不会刻意增加优质蛋白质的摄入，甚至有 4.8%的尘肺病患者从不刻意增加对优质蛋白质的摄入。

四、条目四测评情况

条目“根据身体状况、调节运动”的测评分数为 2.95±1.02，总体水平较低。仅 2.7%的尘肺病患者总是会根据身体状况、调节运动，而 43.1%的尘肺病患者几乎不会根据身体状况、调节运动，甚至有 3.3%的尘肺病患者从来不会根据身体状况、调节运动。

五、条目五测评情况

条目“进行全身康复锻炼”的测评分数为 2.91±1.01，总体水平较低。仅

2.7%的尘肺病患者总是会进行全身康复锻炼，而37.9%的尘肺病患者几乎不会进行全身康复锻炼，甚至有5.6%的患者从来不会进行全身康复锻炼。

六、条目六测评情况

条目“根据天气变化，及时增减衣服，预防感冒”的测评分数为2.94±1.04，总体水平较低。仅2.7%的尘肺病患者总是会及时增减衣服，以预防感冒，而40.0%的尘肺病患者几乎不会及时增减衣服，预防感冒，甚至有2.5%的尘肺病患者从来不会及时增减衣服，预防感冒。

七、条目七测评情况

条目“天冷时使用保暖设施提高温度”的测评分数为2.95±1.01，总体水平较低。仅2.3%的尘肺病患者总是会在天冷时使用保暖设施提高温度，而40.8%的尘肺病患者几乎不会在天冷时使用保暖设施提高温度，甚至有3.3%的患者从来不会做这件事。

八、条目八测评情况

条目“经常开窗通风，避免对着风吹”的测评分数为2.98±1.09，总体水平较低。仅3.8%的尘肺病患者总是会在必要时开窗通风并避免对着风吹，而37.7%的尘肺病患者几乎不会在必要时开窗通风并避免对着风吹，甚至有6.3%的尘肺病患者从来做不到这一点。

九、条目九测评情况

条目“培养良好睡眠习惯”的测评分数为3.02±1.02，仅2.7%的尘肺病患者总是会培养良好睡眠习惯，而41.0%的尘肺病患者几乎不会培养良好睡眠习惯，甚至有2.3%的患者从来做不到这一点。

第六节　情绪管理情况描述

尘肺病患者情绪管理水平通过本研究制定的量表来测评，包括5个条目，分别为：心情不好时，将注意力转移到其他想做的事情上；有烦恼的事情向亲属或朋友倾诉，寻求帮助；保持良好的情绪和乐观的精神状态；从事自己喜欢的休闲娱乐；控制自己不向别人发脾气。每个条目1～5分，因此，情绪管理维度总分值为25分。而调查结果显示，尘肺病患者情绪管理水平测评分数为14.62±2.88，说明尘肺病患者情绪管理水平总体偏低。

一、条目一测评情况

条目“心情不好时，将注意力转移到其他想做的事情上”的测评分数为2.90±1.07，总体水平偏低。仅3.3%的尘肺病患者在心情不好时，总能做到将注意力转移到其他事情上，而41.3%的尘肺病患者几乎都做不到这一点，甚至有6.0%的患者从来做不到这一点。详见表3-6。

表3-6　情绪管理维度各条目得分情况

条目	各分值被选择频率(%)					平均值
	1分	2分	3分	4分	5分	
F_1	6.0	41.3	13.1	36.3	3.3	2.90±1.07
F_2	2.7	41.3	17.9	35.2	2.9	2.94±0.99
F_3	3.5	41.3	15.6	36.9	2.7	2.94±1.01
F_4	5.4	39.0	14.8	37.5	3.3	2.94±1.06
F_5	2.7	43.8	16.9	34.2	2.5	2.90±0.99

二、条目二测评情况

条目“有烦恼的事情向亲属或朋友倾诉，寻求帮助”的测评分数为2.94±0.99，总体水平较低。仅2.9%的尘肺病患者在有烦恼的事情时，总是会向亲属或朋友倾诉，寻求帮助，而41.3%的尘肺病患者几乎都做不到这一点，甚至有2.7%的患者从来做不到这一点。

三、条目三测评情况

条目“保持良好的情绪和乐观的精神状态”的测评分数为2.94±1.01，总体水平较低。仅2.7%的尘肺病患者总是可以做到保持良好的情绪和乐观的精神状态，而41.3%的尘肺病患者几乎都做不到这一点，甚至有3.5%的患者从来做不到这一点。

四、条目四测评情况

条目“从事自己喜欢的休闲娱乐”的测评分数为2.94±1.06，总体水平较低。仅3.3%的尘肺病患者总是会从事自己喜欢的休闲娱乐，而39.0%的尘肺病患者几乎都做不到这一点，甚至有5.4%的患者从来做不到这一点。

五、条目五测评情况

条目“控制自己不向别人发脾气”的测评分数为 2.90±0.99，总体水平较低。仅 2.5%的尘肺病患者总是可以控制自己不向别人发脾气，而 43.8%的尘肺病患者几乎都做不到这一点，甚至有 2.7%的患者从来做不到这一点。

第七节　自我管理效能情况描述

尘肺病患者自我管理效能水平通过本研究制定的量表来测评，包括 10 个条目，分别为：当疾病加重时，您有多大信心可以找到解决的办法；您有多大信心，可以按照医生要求去做；您有多大信心，疾病带来的不适不影响您想做的事情；您有多大信心，进行有效的相关锻炼；您有多大信心，可以合理安排饮食；您有多大信心，可以杜绝不良嗜好；您有多大信心，在日常生活中照顾好自己预防并发症；您有多大信心，疾病带来的情绪压力不影响您的日常活动；您有多大信心，您可以做不同的事情和活动调节情绪；您有多大信心，可以乐观地看待尘肺病。每个条目 1～5 分，因此，不良嗜好管理维度总分值为 50 分。而调查结果显示，尘肺病患者自我管理效能水平测评分数为 29.08±6.28，说明尘肺病患者自我管理效能水平总体偏低。

一、条目一测评情况

条目“当疾病加重时，您有多大信心可以找到解决的办法”的分值为 2.91±1.02，仅 2.1%的尘肺病患者在此条目上得到满分，而高达 46.5%的尘肺病患者在此条目上仅得到 2 分及以下的分值。说明当疾病加重时，尘肺病患者并无足够的信心可以找到解决的办法。详见表 3-7。

表 3-7　情绪管理维度各条目得分情况

条目	各分值被选择频率(%)					平均值
	1 分	2 分	3 分	4 分	5 分	
G_1	4.2	42.3	13.5	37.9	2.1	2.91±1.02
G_2	5.0	36.5	17.1	38.3	3.1	2.98±1.04
G_3	3.5	42.1	15.6	36.3	2.5	2.92±1.01
G_4	1.9	39.8	24.2	30.4	3.8	2.94±0.96
G_5	4.4	37.1	14.0	40.8	3.8	3.03±1.05
G_6	5.0	38.1	16.7	37.3	2.9	2.95±1.03

续表

条目	各分值被选择频率(%)					平均值
	1分	2分	3分	4分	5分	
G_7	3.5	42.3	17.5	34.0	2.7	2.90±1.00
G_8	7.3	40.6	25.2	24.2	2.7	2.74±0.99
G_9	3.1	48.5	21.9	23.5	2.9	2.75±0.95
G_{10}	3.3	39.8	17.3	37.5	2.1	2.95±0.99

二、条目二测评情况

条目“您有多大信心，可以按照医生要求去做”的分值为 2.98±1.04，仅 3.1%的尘肺病患者在此条目上得到满分，而高达 41.5%的尘肺病患者在此条目上仅得到 2 分及以下的分值。说明尘肺病患者并无足够的信心可以按照医生要求去做。

三、条目三测评情况

条目“您有多大信心，疾病带来的不适不影响您想做的事情”的分值为 2.92±1.01，仅 2.5%的尘肺病患者在此条目上得到满分，而高达 45.6%的尘肺病患者在此条目上仅得到 2 分及以下的分值。说明尘肺病患者并无足够的信心可以做到疾病带来的不适不影响自己想做的事情。

四、条目四测评情况

条目“您有多大信心，进行有效的相关锻炼”的分值为 2.94±0.96，仅 3.8%的尘肺病患者在此条目上得到满分，而高达 41.7%的尘肺病患者在此条目上仅得到 2 分及以下的分值。说明尘肺病患者并无足够的信心可以进行有效的相关锻炼。

五、条目五测评情况

条目“您有多大信心，可以合理安排饮食”的分值为 3.03±1.05，仅 3.8%的尘肺病患者在此条目上得到满分，而高达 41.5%的尘肺病患者在此条目上仅得到 2 分及以下的分值。说明尘肺病患者并无足够的信心可以合理安排饮食。

六、条目六测评情况

条目“您有多大信心，可以杜绝不良嗜好”的分值为 2.95±1.03，仅 2.9%的尘肺病患者在此条目上得到满分，而高达 43.1%的尘肺病患者在此条目上仅得到 2 分及以下的分值。说明尘肺病患者并无足够的信心可以杜绝不良嗜好。

七、条目七测评情况

条目“您有多大信心，在日常生活中照顾好自己预防并发症”的分值为 2.90±1.00，仅 2.7%的尘肺病患者在此条目上得到满分，而高达 45.8%的尘肺病患者在此条目上仅得到 2 分及以下的分值。说明尘肺病患者并无足够的信心可以做到在日常生活中照顾好自己预防并发症。

八、条目八测评情况

条目“您有多大信心，疾病带来的情绪压力不影响您的日常活动”的分值为 2.74±0.99，仅 2.7%的尘肺病患者在此条目上得到满分，而高达 47.9%的尘肺病患者在此条目上仅得到 2 分及以下的分值。说明尘肺病患者并无足够的信心可以做到疾病带来的情绪压力不影响自己的日常活动。

九、条目九测评情况

条目“您有多大信心，您可以做不同的事情和活动调节情绪”的分值为 2.75±0.95，仅 2.9%的尘肺病患者在此条目上得到满分，而高达 51.6%的尘肺病患者在此条目上仅得到 2 分及以下的分值。说明尘肺病患者并无足够的信心可以做不同的事情和活动来调节情绪。

十、条目十测评情况

条目“您有多大信心，可以乐观看待尘肺病”的分值为 2.95±0.99，仅 2.1%的尘肺病患者在此条目上得到满分，而高达 43.1%的尘肺病患者在此条目上仅得到 2 分及以下的分值。说明尘肺病患者并无足够的信心可以乐观看待尘肺病。

第四章　患者对干预的主观需求分析

第一节　主观需求基本情况

一项政策或干预项目的实施，均需要首先对目标人群进行需求分析，而主观需求则反映了目标人群对干预项目或政策的接受程度，因此，在一定程度上决定了政策或干预项目能否得以顺利实施，并取得预期的效果。本研究在对尘肺病患者的自我管理行为进行干预之前，也针对目标人群对干预的主观需求进行了评价。

本研究现场调查结果显示，在480名尘肺病患者中，有349名尘肺病患者表示对干预有需求，说明72.7%的患者对干预有主观需求。

第二节　主观需求影响因素分析

一、单因素分析结果

(一)性别与主观需求

女性尘肺病患者对干预的主观需求率相对较高，为90.6%，而男性尘肺病患者的主观需求率则较低，为70.0%。经检验，性别不同的尘肺病患者对干预的主观需求也不同，前者高于后者，差异有统计学意义($\chi^2=14.291$，$P=0.000$)。详见表4-1。

表 4-1　　　　尘肺病患者对干预主观需求的单因素分析结果

项目	主观需求		χ^2 值	P 值
	无需求	有需求		
性别			14.291	0.000
男性	125(30.0)	291(70.0)		
女性	6(9.4)	58(90.6)		
户口类型			0.038	0.845
城镇户口	61(26.9)	166(73.1)		
农村户口	70(27.7)	183(72.3)		
患者年龄			6.488	0.090
0～34 岁	13(18.6)	57(81.4)		
35～49 岁	27(23.7)	87(76.3)		
50～64 岁	64(29.1)	156(70.9)		
65 岁及以上	27(35.5)	49(64.5)		
婚姻状况			6.774	0.034
未婚	20(18.0)	91(82.0)		
已婚	94(28.7)	222(70.3)		
离异/丧偶	17(32.1)	36(67.9)		
文化水平			51.357	0.000
初中及以下	108(38.8)	170(61.2)		
高中	22(12.9)	148(87.1)		
大专及以上	1(3.1)	31(96.9)		
患者月收入(元)			0.190	0.909
0～2999 元	25(26.0)	71(74.0)		
3000～5999 元	63(27.0)	170(73.0)		
6000 元及以上	43(28.5)	108(71.5)		
就诊地点			2.729	0.099
门诊	40(22.9)	135(77.1)		
住院	91(29.8)	214(70.2)		
督导与否			11.356	0.001

续表

项目	主观需求		χ^2 值	P 值
	无需求	有需求		
督导	34(18.7)	148(81.3)		
无人督导	97(32.6)	201(67.4)		
健康教育			31.667	0.000
接受	16(11.0)	130(89.0)		
未接受	115(34.4)	219(65.6)		
尘肺类型			0.391	0.532
硅肺	66(26.1)	187(73.9)		
其他尘肺	65(28.6)	162(71.4)		
尘肺分期			11.408	0.003
一期	58(21.5)	212(78.5)		
二期	63(36.2)	111(63.8)		
三期	10(27.8)	26(72.2)		
报销方式			3.554	0.169
完全报销	72(27.0)	195(73.0)		
部分报销	43(24.9)	130(75.1)		
不报销	16(40.0)	24(60.0)		
并发症			0.027	0.871
有	28(26.7)	77(73.3)		
无	103(27.5)	272(72.5)		
病程长短			21.245	0.000
较短	45(42.5)	61(57.5)		
一般	16(14.7)	93(85.3)		
较长	70(26.4)	195(73.6)		

（二）户口类型与主观需求

城镇户口的尘肺病患者对干预的主观需求率相对较高，为73.1%，而农村户口的尘肺病患者的主观需求率则较低，为72.3%。但检验结果显示，户口类型不同的尘肺病患者对干预的主观需求并无统计学差异（$\chi^2=0.038, P=0.845$）。

(三)患者年龄与主观需求

年龄越高的尘肺病患者对干预的主观需求越低,其中,35 岁以下的尘肺病患者对干预的主观需求率最高,为 81.4%,而 65 岁及以上的尘肺病患者主观需求率则最低,为 64.5%。但检验结果显示,不同年龄组的尘肺病患者对干预的主观需求并无统计学差异($\chi^2=6.488, P=0.090$)。

(四)婚姻状况与主观需求

未婚的尘肺病患者对干预的主观需求最高,为 82.0%,其次为已婚的尘肺病患者,为 70.3%,而离异/丧偶的尘肺病患者对干预的主观需求率则最低,为 67.9%。检验结果显示,婚姻状况不同的尘肺病患者对干预的主观需求也不同,差异有统计学意义($\chi^2=6.774, P=0.034$)。

(五)文化水平与主观需求

文化水平越高的尘肺病患者对干预的主观需求越高,其中,初中及以下文化水平的尘肺病患者对干预的主观需求率则最低,为 61.2%,大专及以上文化水平的尘肺病患者对干预的主观需求率最高,为 96.9%。检验结果显示,文化水平不同的尘肺病患者对干预的主观需求也不同,差异有统计学意义($\chi^2=51.357, P=0.000$)。总体趋势为文化水平越高,患者对干预的主观需求也越高。

(六)收入水平与主观需求率

收入水平越高的尘肺病患者对干预的主观需求越低,其中,3000 元以下月收入的尘肺病患者对干预的主观需求率最高,为 74.0%,而 6000 元以上月收入的尘肺病患者对干预的主观需求率最低,为 71.5%。但检验结果显示,收入水平不同的尘肺病患者对干预的主观需求并无统计学差异($\chi^2=0.190, P=0.909$)。

(七)就诊地点与主观需求

就诊地点为门诊的尘肺病患者对干预的主观需求相对较高,为 77.1%,而就诊地点为住院的尘肺病患者对干预的主观需求率则较低,为 70.2%。但检验结果显示,就诊地点不同的尘肺病患者对干预的主观需求并无统计学差异($\chi^2=2.729, P=0.099$)。

(八)督导与否与主观需求

有人对其自我管理行为进行督导的尘肺病患者,对干预的主观需求相对较高,为 81.3%,而无人对其进行督导的尘肺病患者,对干预的主观需求率则较低,为 67.4%。检验结果显示,有人督导与无人督导的尘肺病患者,对干预的主观需求不同,前者高于后者,差异有统计学意义($\chi^2=11.356, P=0.001$)。

(九)健康教育与主观需求

接受过健康教育的尘肺病患者,对干预的主观需求率相对较高,为 89.0%,

而未接受过健康教育的尘肺病患者，对干预的主观需求率则较低，为65.6%。检验结果显示，接受过健康教育与未接受过健康教育的尘肺病患者，对干预的主观需求不同，前者高于后者，差异有统计学意义（$\chi^2=31.667$，$P=0.000$）。

(十)尘肺类型与主观需求

硅肺患者对干预的主观需求率相对较高，为73.9%，而其他类型的尘肺病患者对干预的主观需求率则较低，为71.4%。但检验结果显示，尘肺类型不同的尘肺病患者对干预的主观需求并无统计学差异（$\chi^2=0.391$，$P=0.532$）。

(十一)尘肺分期与主观需求

处于一期的尘肺病患者对干预的主观需求最高，为78.5%，其次为处于三期的尘肺病患者，为72.2%，而处于二期的尘肺病患者主观需求率则最低，为63.8%。检验结果显示，处于不同分期的尘肺病患者，对干预的主观需求也不同，差异有统计学意义（$\chi^2=11.408$，$P=0.003$）。

(十二)报销方式与主观需求

医疗费用部分报销的尘肺病患者对干预的主观需求最高，为75.1%，其次为医疗费用完全报销的尘肺病患者，为73.0%，而医疗费用完全自理的尘肺病患者，对干预的主观需求率则最低，为60.0%。但检验结果显示，报销方式不同的尘肺病患者，对干预的主观需求并无统计学差异（$\chi^2=3.554$，$P=0.169$）。

(十三)并发症与主观需求

有、无并发症的尘肺病患者对干预的主观需求相差无几，分别为73.3%和72.5%，经检验，差异无统计学意义（$\chi^2=0.027$，$P=0.871$）。

(十四)病程长短与主观需求

病程长度一般的尘肺病患者，对干预的主观需求最高，其次为病程长度较长的患者，而病程较短的患者主观需求最低，经检验，差异有统计学意义（$\chi^2=21.245$，$P=0.000$）。

综上所述，单因素分析初步确定了6个尘肺病患者对干预主观需求的相关因素，分别为文化水平、性别、尘肺分期、健康教育、督导、病程长短。

二、多因素分析结果

(一)回归模型的构建

以尘肺病患者对干预项目有无主观需求为因变量，以单因素分析中有统计学意义的6个指标为自变量，构建logistic回归模型，详见表4-2。

表 4-2　　logistic 回归模型的变量及赋值

变量	赋值
因变量(需求与否)	0=无需求;1=有需求
文化水平	1=初中及以下;2=高中;3=大专及以上
性别	1=男性;2=女性
尘肺分期	1=一期;2=二期;3=三期
健康教育	1=接受;2=未接受
督导与否	1=有人督导;2=无人督导
病程长短	1=较短;2=一般;3=较长

(二)回归结果分析

回归结果显示,与尘肺病患者对干预项目的主观需求相关的因素有 3 个,分别为文化水平、性别及病程长短,详见表 4-3。

表 4-3　　尘肺病患者对干预的主观需求的多因素分析结果

变 量	*B*	S. E	Sig.	Exp(B)	95%CI	
					下限	上限
文化水平			0.000			
初中及以下	−2.550	1.074	0.018	0.078	0.010	0.641
高中	−1.267	1.056	0.230	0.282	0.036	2.234
男性	−1.291	0.462	0.005	0.275	0.111	0.680
尘肺分期			0.144			
一期	−0.919	0.478	0.055	0.399	0.156	1.019
二期	−0.572	0.433	0.187	0.565	0.242	1.320
健康教育	0.615	0.359	0.087	1.850	0.915	3.743
有人督导	0.054	0.265	0.840	1.055	0.627	1.775
病程长短			0.060			
较短	−0.676	0.285	0.018	0.509	0.291	0.889
一般	−0.214	0.355	0.548	0.808	0.403	1.620
常数	5.004	1.255	0.000	149.021		

1. 文化水平与主观需求

与对照组即大专及以上文化水平的尘肺病患者相比，初中及以下文化水平的尘肺病患者对干预的主观需求较低，差异有统计学意义（$OR=0.078$，$P=0.018$）。

2. 性别与主观需求

与对照组即女性尘肺病患者相比，男性尘肺病患者对干预的主观需求较低，差异有统计学意义（$OR=0.275$，$P=0.005$）。

3. 病程长短与主观需求

与对照组即病程较长的尘肺病患者相比，病程较短的尘肺病患者对干预的主观需求较低，差异有统计学意义（$OR=0.509$，$P=0.018$）。

第五章　患者对干预的客观需求分析

第一节　症状管理维度需求分析

在症状管理维度，尘肺病患者对干预项目的客观需求分数为12.17±5.56，需求指数为40.6%，说明尘肺病患者对干预的客观需求较高。由于目前尚缺乏关于尘肺病患者自我管理水平相关的金标准，因此，按照常规划分方法，将 $\overline{X}\pm S$ 作为界值，低于 $\overline{X}-S$ 者界定为低需求，将高于 $\overline{X}+S$ 者界定为高需求，介于二者之间者界定为中等需求。

按照这一标准，需求分数0～6分者为低需求，7～17分者为中等需求，18～30分者为高等需求。调查结果显示，480名尘肺病患者中，101名为低需求，243名为中等需求，136名为高等需求，所占比例分别为21.0%、50.6%和28.4%。

一、单因素分析

（一）性别与客观需求

在症状管理维度上，男性尘肺病患者对干预的高需求者所占的比例相对较高，为29.3%，而女性尘肺病患者高需求者所占的比例则较低，为21.9%。而后者低需求者所占的比例则远高于前者，分别为39.1%和18.3%。经检验，不同性别的尘肺病患者对干预的客观需求也不同，差异有统计学意义（$Z=2.926$，$P=0.003$）。详见表5-1。

表 5-1　　尘肺病患者对干预的客观需求的单因素分析

项目	客观需求			χ^2/Z 值	P 值
	低需求	中等需求	高需求		
性别				2.926	0.003
男性	76	218	122		
女性	25	25	14		
户口类型				1.497	0.134
城镇户口	54	114	59		
农村户口	47	129	77		
患者年龄				27.701	0.000
0～34 岁	29	31	10		
35～49 岁	28	57	29		
50～64 岁	31	128	61		
65 岁及以上	13	27	36		
婚姻状况				1.425	0.490
未婚	28	52	31		
已婚	58	168	90		
离异/丧偶	15	23	15		
文化水平				61.993	0.000
初中及以下	30	141	107		
高中	53	90	27		
大专及以上	18	12	2		
患者月收入				0.680	0.712
0～2999 元	18	51	27		
3000～5999 元	47	118	68		
6000 元及以上	36	74	41		
就诊地点				1.978	0.048
门诊	34	80	61		
住院	67	163	75		
督导与否				5.003	0.000

续表

项目	客观需求			χ^2/Z值	P值
	低需求	中等需求	高需求		
督导	56	94	32		
无人督导	45	149	104		
健康教育				7.018	0.000
接受	55	75	16		
未接受	46	168	120		
尘肺类型				0.643	0.520
硅肺	55	120	78		
其他尘肺	46	123	58		
尘肺分期				57.615	0.000
一期	81	143	46		
二期	19	87	68		
三期	1	13	22		
报销方式				1.065	0.587
完全报销	56	137	74		
部分报销	33	89	51		
不报销	12	17	11		
并发症				0.101	0.920
有	25	47	33		
无	76	196	103		
病程长短				73.109	0.000
较短	8	37	61		
一般	46	51	12		
较长	47	155	63		

(二)户口类型与客观需求

在症状管理维度上,农村户口的尘肺病患者对干预的高需求率相对较高,为30.4%,而城镇户口的尘肺病患者对干预的高需求率则较低,为26.0%,而中等需求率则相差无几。经检验,不同户口类型的尘肺病患者对干预的客观需求并无统计学差异($Z=1.497$,$P=0.134$)。

(三)患者年龄与客观需求

在症状管理维度上，随着年龄的增长，尘肺病患者对干预的高需求率越高。其中，35 岁以下的尘肺病患者对干预的高需求率最小，为 14.3%，而 65 岁及以上的尘肺病患者，对干预的高需求率最大，为 47.4%。经检验，不同年龄组的尘肺病患者对干预的客观需求率也不同，差异有统计学意义($\chi^2=27.701$，$P=0.000$)。

(四)婚姻状况与客观需求

在症状管理维度上，离异/丧偶的尘肺病患者对干预的低需求率最高，为 28.3%，其次为未婚的患者，已婚的患者低需求率最低，为 18.4%，而三者对干预的高需求率则相差无几。经检验，婚姻状况不同的尘肺病患者对干预的客观需求并无统计学差异($\chi^2=1.425$，$P=0.490$)。

(五)文化水平与客观需求

在症状管理维度上，文化水平越高的尘肺病患者对干预的高需求率越低。其中，初中及以下文化水平的尘肺病患者，对干预的高需求率最高，为 38.5%，而大专及以上文化水平的尘肺病患者，对干预的高需求率最低，为 6.3%，而低需求率则随患者文化水平的升高而越高。经检验，文化水平不同的尘肺病患者，对干预的客观需求也不同，差异有统计学意义($\chi^2=61.993$，$P=0.000$)。

(六)收入水平与客观需求

在症状管理维度上，收入水平越高的尘肺病患者对干预的低需求率越高，而 3000～5999 元月收入的尘肺病患者高需求率最大，其次为 3000 元以下月收入的尘肺病患者，而 6000 元及以上月收入的患者高需求率则最小。但检验结果显示，收入水平不同的尘肺病患者对干预的客观需求并无统计学差异($\chi^2=0.680$，$P=0.712$)。

(七)就诊地点与客观需求

在症状管理维度上，就诊地点为门诊的尘肺病患者对干预的高需求率相对较高，为 34.9%，而住院的患者高需求率则较低，为 24.6%。经检验，就诊地点不同的尘肺病患者对干预的客观需求也不同，差异有统计学意义($Z=1.978$，$P=0.048$)。

(八)督导与客观需求

在症状管理维度上，无人督导的尘肺病患者对干预的高需求率相对较高，为 34.9%，而有人督导的患者对干预的高需求率则较低，为 17.6%。经检验，有人督导与无人督导的尘肺病客观需求也不同，后者高于前者，差异有统计学意义($Z=5.003$，$P=0.000$)。

(九)健康教育与客观需求

在症状管理维度上，未接受过健康教育的尘肺病患者，对干预的高需求率相对较高,为 35.9%,而接受过健康教育的尘肺病患者对干预的高需求率则较低,为 11.0%。经检验,接受与未接受健康教育的尘肺病客观需求也不同,后者高于前者,差异有统计学意义($Z=7.018$,$P=0.000$)。

(十)尘肺类型与客观需求

在症状管理维度上,硅肺患者对干预的高需求率相对较高,为 30.8%,而其他类型的尘肺病患者高需求率则较低,为 25.6%。但检验结果显示,不同尘肺类型的患者对干预的客观需求并无统计学差异($Z=0.643$,$P=0.520$)。

(十一)尘肺分期与客观需求

在症状管理维度上,病情越严重的尘肺病患者对干预的高需求率越高,其中,一期尘肺患者高需求率为 17.0%,而三期尘肺患者高需求率则为 61.1%。经检验,不同尘肺分期的患者对干预的客观需求也不同,差异有统计学意义($\chi^2=57.615$,$P=0.000$)。

(十二)报销方式与客观需求

医疗费用部分报销的尘肺病患者,对干预的高需求率最高,而不报销与完全报销的尘肺病患者,对干预的高需求率相差无几。经检验,报销方式不同的尘肺病患者对干预的需求并无统计学差异($\chi^2=1.065$,$P=0.587$)。

(十三)并发症与客观需求

无并发症的尘肺病患者对干预的高需求率相对较高,为 31.4%,而有并发症的尘肺病患者高需求率则较低,为 27.5%。但检验结果显示,有无并发症的尘肺病患者对干预的客观需求并无统计学差异($Z=0.101$,$P=0.000$)。

(十四)病程长短与客观需求

在症状管理维度上,病程较短的尘肺病患者对干预的高需求率相对较高,为 57.5%,其次为病程较长的尘肺病患者,而病程一般的尘肺病患者对干预的高需求率最低,仅为 11.0%。经检验,病程长短不同的尘肺病患者对干预的客观需求也不同,差异有统计学意义($Z=73.109$,$P=0.920$)。

综上所述,单因素分析初步确定了与尘肺病患者客观需求相关的 8 个因素,分别为:文化水平、年龄、性别、尘肺分期、健康教育、督导、就诊地点及病程长短。

二、多因素分析

(一)回归模型的构建

由于患者对干预项目的客观需求为有序多分类变量,普通的 logistic 回归以及多分类 logistic 回归并不适用于构建回归模型,因此,本研究选择有序 logistic 回归模型(连接函数为 logit)进行分析。解释变量为单因素分析中有统计学意义的 8 个变量,分别为:文化水平、年龄、性别、尘肺分期、健康教育、督导、就诊地点及病程长短。详见表 5-2。

表 5-2　　回归模型中自变量及因变量赋值情况

类别	变量赋值
因变量(分类变量)	
客观需求程度	1=低需求;2=中等需求;3=高需求
文化水平	1=初中及以下;2=高中;3=大专及以上
年龄	1=35 岁以下;2=35～49 岁;3=50～64 岁;4=65 岁及以上
性别	1=男性;2=女性
尘肺分期	1=一期;2=二期;3=三期
健康教育	1=接受;2=未接受
督导与否	1=有人督导;2=无人督导
就诊地点	1=门诊;2=住院
病程长短	1=较短;2=一般;3=较长

(二)回归结果分析

1. 回归模型的检验

有序 logistic 回归模型与其他模型一样,也有其适用条件,本研究分别从模型拟合信息情况、平行性检验以及拟合度检验三个方面,验证有序 logistic 回归模型的适用性以及拟合效果。

(1)回归模型拟合信息情况:对回归模型中是否所有偏回归系数都为 0 进行检验,结果显示,$\chi^2=133.655$,$P=0.000$,说明自变量对于解释尘肺病患者对干预项目需求的优势比例变化是有用的。详见表 5-3。

表 5-3　　有序 logistic 回归模型拟合信息情况

模型	-2 对数似然值	χ^2 值	自由度	显著性
仅截距	629.995			
最终	496.330	133.665	13	0.000

(2)回归模型的平行性检验:通过平行性检验来验证自变量对于因变量的影响在两个回归模型中是否相同,结果显示,$\chi^2=9.507$,$P=0.734$(大于 0.05),说明自变量在两个回归模型中的偏回归系数是相同的。详见表 5-4。

表 5-4　　有序 logistic 回归模型平行性检验

模型	−2 对数似然值	χ^2 值	自由度	显著性
零假设	496.330			
广义	486.823	9.507	13	0.734

注：零假设规定位置参数（斜率系数）在各响应类别中都是相同的。

（3）回归模型的拟合度检验：回归模型的拟合度检验结果显示，$\chi^2=362.461$，$P=0.528$（大于 0.05），说明模型的拟合效果较好。详见表 5-5。

表 5-5　　有序 logistic 回归模型拟合度检验

项目	χ^2 值	自由度	P 值
Pearson	362.461	365	0.528
偏差	358.644	365	0.584

2. 回归结果分析

根据参数估计及检验结果，在 $\alpha=0.05$ 的显著水平上，与尘肺病患者对干预项目客观需求相关的因素有 3 个，分别为性别、尘肺分期及病程长短。详见表 5-6。

表 5-6　　有序 logistic 回归模型参数估计及检验

项目	因素	estimate	wald	Sig.	95%CI	
					下限	上限
Y	需求水平=1	−1.796	6.838	0.009	−3.142	−0.450
	需求水平=2	0.993	2.108	0.147	−0.348	2.335
X_1	文化水平=1	0.890	3.580	0.058	−0.032	1.813
	文化水平=2	0.663	2.454	0.117	−0.167	1.492
	文化水平=3	0	—	—	—	—
X_2	年龄=1	−0.694	3.683	0.055	−1.403	0.015
	年龄=2	−0.493	2.217	0.137	−1.141	0.156
	年龄=3	−0.180	0.299	0.585	−0.827	0.466
	年龄=4	0	—	—	—	—
X_3	性别=1	0.549	3.889	0.049	0.003	1.094
	性别=2	0	—	—	—	—

续表

项目	因素	estimate	wald	Sig.	95%CI	
					下限	上限
X_4	尘肺分期＝1	－1.287	9.459	0.002	－2.107	－0.467
	尘肺分期＝2	－0.927	5.288	0.021	－1.717	－0.137
	尘肺分期＝3	0	—	—	—	—
X_5	健康教育＝1	－0.439	2.790	0.095	－0.954	0.076
	健康教育＝2	0	—	—	—	—
X_6	督导与否＝1	－0.216	0.957	0.328	－0.648	0.216
	督导与否＝2	0	—	—	—	—
X_7	就诊地点＝1	0.301	2.463	0.117	－0.075	0.677
	就诊地点＝2	0	—	—	—	—
X_8	病程长短＝1	0.898	9.410	0.002	0.324	1.472
	病程长短＝2	－0.529	4.129	0.042	－1.039	－0.019
	病程长短＝3	0	—	—	—	—

(1)患者性别与客观需求：与对照组即女性尘肺病患者相比，在症状管理维度上，男性尘肺病患者对干预项目的客观需求相对较高，差异有统计学意义($B=0.549$，$P=0.049$)。

(2)尘肺分期与客观需求：与对照组即三期尘肺病患者相比，在症状管理维度上，一期尘肺病患者及二期尘肺病患者对干预项目的客观需求均较低，差异有统计学意义，二者的回归系数分别为－1.287和－0.927。说明三期尘肺病患者对干预的需求最高，其次为二期尘肺患者，而一期尘肺病患者对干预的需求最低，即病情越严重的尘肺病患者对干预的客观需求越高。

(3)病程长短与客观需求：与对照组即病程较长的尘肺病患者相比，病程较短的尘肺病患者对干预项目的需求较高，差异有统计学意义($B=0.898$，$P=0.002$)，而病程一般的尘肺病患者对干预项目的需求较低，差异有统计学意义($B=-0.529$，$P=0.042$)。

第二节　疾病知识管理维度需求分析

在疾病知识管理维度，尘肺病患者对干预项目的客观需求分数为6.33±1.88，需求指数为42.2%，说明尘肺病患者对干预的客观需求较高。由于目前尚缺乏关于尘肺病患者自我管理水平相关的金标准,因此,按照常规划分方法,将 $\overline{X}\pm S$ 作为界值,低于 $\overline{X}-S$ 者界定为低需求,将高于 $\overline{X}+S$ 者界定为高需求,介于二者之间者界定为中等需求。

按照这一标准,需求分数 0～4 分者为低需求,5～8 分者为中等需求,9～12 分者为高等需求。调查结果显示,480 名尘肺病患者中,61 名为低需求,363 名为中等需求,56 名为高等需求,所占比例分别为 12.7%、75.6%和 11.7%。

一、单因素分析

(一)性别与客观需求

在疾病知识管理维度上,男性尘肺病患者对干预的高需求者所占的比例相对较高,为 11.8%,而女性尘肺病患者高需求者所占的比例则较低,为 10.9%。而后者低需求者所占的比例则远高于前者,分别为 21.9%和 11.3%。经检验,不同性别的尘肺病患者对干预的客观需求并无统计学差异($Z=1.729$,$P=0.084$)。详见表 5-7。

表 5-7　尘肺病患者对干预的客观需求的单因素分析

项目	客观需求			χ^2/Z 值	P 值
	低需求	中等需求	高需求		
性别				1.729	0.084
男性	47	320	49		
女性	14	43	7		
户口类型				0.483	0.629
城镇户口	28	176	23		
农村户口	33	187	33		
患者年龄				17.420	0.001
0～34 岁	22	42	6		
35～49 岁	9	92	13		
50～64 岁	23	173	24		
65 岁及以上	7	56	13		
婚姻状况				0.700	0.705
未婚	14	88	9		
已婚	38	240	38		
离异/丧偶	9	35	9		

续表

项目	客观需求			χ^2/Z 值	P 值
	低需求	中等需求	高需求		
文化水平				25.389	0.000
初中及以下	24	216	38		
高中	21	134	15		
大专及以上	16	13	3		
患者月收入				0.676	0.713
0～2999 元	12	75	9		
3000～5999 元	27	177	29		
6000 元及以上	22	111	18		
就诊地点				0.158	0.875
门诊	22	132	21		
住院	39	231	35		
督导与否				5.165	0.000
督导	39	133	10		
无人督导	22	230	46		
健康教育				5.319	0.000
接受	33	108	5		
未接受	28	255	51		
尘肺类型				0.855	0.393
硅肺	31	189	33		
其他尘肺	30	174	23		
尘肺分期				18.675	0.000
一期	43	205	22		
二期	18	132	24		
三期	0	26	10		
报销方式				4.622	0.099
完全报销	39	201	27		
部分报销	17	137	19		

续表

项目	客观需求			χ^2/Z 值	P 值
	低需求	中等需求	高需求		
不报销	5	25	10		
并发症				0.014	0.989
有	16	74	15		
无	45	289	41		
病程长短				38.574	0.000
较短	5	74	27		
一般	27	78	4		
较长	29	211	25		

(二)户口类型与客观需求

在疾病知识管理维度上，农村户口的尘肺病患者对干预的高需求率相对较高，为 13.0%，而城镇户口的尘肺病患者对干预的高需求率则较低，为 10.1%，而中等需求率则均较高，分别为 77.5%和 73.9%。经检验，不同户口类型的尘肺病患者对干预的客观需求并无统计学差异($Z=0.483$，$P=0.629$)。

(三)患者年龄与客观需求

在疾病知识管理维度上，35 岁以下的尘肺病患者对干预的高需求率最小，为 8.6%，而 65 岁及以上的尘肺病患者，对干预的高需求率最大，为 17.1%，而 35～49 岁及 50～64 岁年龄组的患者高需求率则相差无几。经检验，不同年龄组的尘肺病患者对干预的客观需求率也不同，差异有统计学意义($\chi^2=17.420$，$P=0.001$)。

(四)婚姻状况与客观需求

在疾病知识管理维度上，离异/丧偶的尘肺病患者对干预的高需求率最高，为 17.0%，其次为已婚的患者，未婚的患者高需求率最低，为 8.1%。经检验，婚姻状况不同的尘肺病患者对干预的客观需求并无统计学差异($\chi^2=0.700$，$P=0.705$)。

(五)文化水平与客观需求

在疾病知识管理维度上，文化水平越高的尘肺病患者对干预的低需求率越高。其中，初中及以下文化水平的尘肺病患者，对干预的低需求率最低，为 8.6%，而大专及以上文化水平的尘肺病患者，对干预的低需求率最高，为 50.0%。经检验，文化水平不同的尘肺病患者，对干预的客观需求也不同，差异有统计学意义($\chi^2=25.389$，$P=0.000$)。

（六）收入水平与客观需求

在疾病知识管理维度上，3000～5999 元月收入的尘肺病患者高需求率最大，为 12.4%，其次为 6000 元及以上月收入的尘肺病患者，而 3000 元以下月收入的患者高需求率则最小。检验结果显示，收入水平不同的尘肺病患者对干预的客观需求并无统计学差异（$\chi^2=0.676$，$P=0.713$）。

（七）就诊地点与客观需求

在疾病知识管理维度上，就诊地点为门诊的尘肺病患者对干预的高需求率相对较高，为 12.0%，而住院的患者高需求率则较低，为 11.5%。经检验，就诊地点不同的尘肺病患者对干预的客观需求并无统计学差异（$Z=0.158$，$P=0.875$）。

（八）督导与客观需求

在疾病知识管理维度上，无人督导的尘肺病患者对干预的高需求率相对较高，为 15.4%，而有人督导的患者对干预的高需求率则较低，为 5.5%。经检验，有人督导与无人督导的尘肺病患者客观需求也不同，后者高于前者，差异有统计学意义（$Z=5.165$，$P=0.000$）。

（九）健康教育与客观需求

在疾病知识管理维度上，未接受过健康教育的尘肺病患者对干预的高需求率相对较高，为 15.3%，而接受过健康教育的尘肺病患者对干预的高需求率则较低，为 3.4%。经检验，接受与未接受健康教育的尘肺病患者客观需求也不同，后者高于前者，差异有统计学意义（$Z=5.319$，$P=0.000$）。

（十）尘肺类型与客观需求

在疾病知识管理维度上，硅肺患者对干预的高需求率相对较高，为 13.0%，而其他类型的尘肺病患者高需求率则较低，为 10.1%。但检验结果显示，不同尘肺类型的患者对干预的客观需求并无统计学差异（$Z=0.855$，$P=0.393$）。

（十一）尘肺分期与客观需求

在疾病知识管理维度上，病情越严重的尘肺病患者对干预的高需求率越高。其中，一期尘肺患者高需求率为 8.1%，而三期尘肺患者高需求率则为 27.8%。经检验，不同尘肺分期的患者对干预的客观需求也不同，差异有统计学意义（$\chi^2=18.675$，$P=0.000$）。

（十二）报销方式与客观需求

医疗费用不报销的尘肺病患者对干预的高需求率最高，为 25.0%，其次为部分报销的尘肺病患者，而完全报销的尘肺病患者对干预的高需求率最低，为 10.1%。经检验，报销方式不同的尘肺病患者对干预的需求并无统计学差异（$\chi^2=4.622$，$P=0.099$）。

（十三）并发症与客观需求

无并发症的尘肺病患者对干预的高需求率相对较高，为 14.3%，而有并发症的尘肺病患者高需求率则较低，为10.9%。但检验结果显示，有、无并发症的尘肺病患者对干预的客观需求并无统计学差异（$Z=0.014, P=0.989$）。

（十四）病程长短与客观需求

在疾病知识管理维度上，病程较短的尘肺病患者对干预的高需求率相对较高，为25.5%，其次为病程较长的尘肺病患者，而病程一般的尘肺病患者对干预的高需求率最低，仅为3.7%。经检验，病程长短不同的尘肺病患者对干预的客观需求也不同，差异有统计学意义（$Z=38.574, P=0.000$）。

综上所述，单因素分析初步确定了与尘肺病患者客观需求相关的6个因素，分别为：文化水平、年龄、尘肺分期、健康教育、督导及病程长短。

二、多因素分析

（一）回归模型的构建

由于患者对干预项目的客观需求为有序多分类变量，因此，普通的logistic回归以及多分类logistic回归并不适用于构建回归模型，本研究选择有序logistic回归模型（连接函数为logit）进行分析。解释变量为单因素分析中有统计学意义的6个变量，分别为：文化水平、年龄、尘肺分期、健康教育、督导及病程长短。详见表5-8。

表5-8　回归模型中自变量及因变量赋值情况

类别	变量赋值
因变量（分类变量）	
客观需求程度	1=低需求；2=中等需求；3=高需求
文化水平	1=初中及以下；2=高中；3=大专及以上
年龄	1=35岁以下；2=35～49岁；3=50～64岁；4=65岁及以上
尘肺分期	1=一期；2=二期；3=三期
健康教育	1=接受；2=未接受
督导与否	1=有人督导；2=无人督导
病程长短	1=较短；2=一般；3=较长

（二）回归结果分析

1.回归模型的检验

有序logistic回归模型与其他模型一样，也有其适用条件，本研究分别从模型拟合信息情况、平行性检验以及拟合度检验三个方面，验证有序logistic回归模型的适用性以及拟合效果。

(1)回归模型拟合信息情况:对回归模型中是否所有偏回归系数都为 0 进行检验,检验结果显示,$\chi^2=79.188$,$P=0.000$,说明自变量对于解释尘肺病患者对干预项目需求的优势比例变化是有用的。详见表 5-9。

表 5-9　　有序 logistic 回归模型拟合信息情况

模型	−2 对数似然值	卡方值	自由度	显著性
仅截距	381.213			
最终	302.025	79.188	11	0.000

(2)回归模型的平行性检验:通过平行性检验来验证自变量对于因变量的影响在两个回归模型中是否相同,结果显示,$\chi^2=14.741$,$P=0.195(>0.05)$,说明自变量在两个回归模型中的偏回归系数是相同的。详见表 5-10。

表 5-10　　有序 logistic 回归模型平行性检验

模型	−2 对数似然值	卡方	自由度	显著性
零假设	302.025			
广义	287.284	14.741	11	0.195

注:零假设规定位置参数(斜率系数)在各响应类别中都是相同的

(3)回归模型的拟合度检验:回归模型的拟合度检验结果显示,$\chi^2=239.613$,$P=0.102(>0.05)$,说明模型的拟合效果较好。详见表 5-11。

表 5-11　　有序 logistic 回归模型拟合度检验

项目	χ^2 值	自由度	P 值
Pearson	239.613	213	0.102
偏差	201.801	213	0.698

2. 回归结果分析

根据参数估计及检验结果,在 $\alpha=0.05$ 的显著水平上,与尘肺病患者对干预项目客观需求相关的因素有 3 个,分别为文化水平、督导及病程长短,详见表 5-12。

表 5-12　　有序 logistic 回归模型参数估计及检验

项目	因素	estimate	wald	Sig.	95%CI	
					下限	上限
Y	需求水平＝1	−2.702	13.488	0.000	−4.144	−1.260
	需求水平＝2	1.902	6.980	0.008	0.491	3.313
X_1	文化水平＝1	0.416	0.640	0.424	−0.602	1.434
	文化水平＝2	1.165	6.571	0.010	0.274	2.056
	文化水平＝3	0	—	—	—	—
X_2	年龄＝1	−0.470	1.315	0.251	−1.274	0.334
	年龄＝2	0.039	0.011	0.916	−0.693	0.771
	年龄＝3	0.150	0.161	0.688	−0.583	0.883
	年龄＝4	0	—	—	—	—
X_3	尘肺分期＝1	−0.833	3.342	0.068	−1.727	0.060
	尘肺分期＝2	−0.792	3.539	0.060	−1.616	0.033
	尘肺分期＝3	0	—	—	—	—
X_4	健康教育＝1	−0.529	2.614	0.106	−1.171	0.112
	健康教育＝2	0	—	—	—	—
X_5	督导与否＝1	−0.801	8.414	0.004	−1.341	−0.260
	督导与否＝2	0	—	—	—	—
X_6	病程长短＝1	1.068	9.073	0.003	0.373	1.762
	病程长短＝2	−0.535	2.890	0.089	−1.151	0.082
	病程长短＝3	0	—	—	—	—

(1)文化水平与客观需求：与对照组即大专及以上文化水平的尘肺病患者相比，高中文化水平的尘肺病患者对干预的客观需求较高，差异有统计学意义($B=1.165$，$P=0.010$)。

(2)督导与客观需求：与无人督导的尘肺病患者相比，有人督导的尘肺病患者对干预的客观需求相对较低，差异有统计学意义($B=-0.801$，$P=0.004$)。

(3)病程长短与客观需求：与病程较长的尘肺病患者相比，病程较短的尘肺病患者对干预的客观需求相对较高，差异有统计学意义($B=1.068$，$P=0.003$)。

第三节　不良嗜好管理维度需求分析

在不良嗜好管理维度，尘肺病患者对干预项目的客观需求分数为6.37±1.86，需求指数为42.5%，说明尘肺病患者对干预的客观需求较高。由于目前尚缺乏关于尘肺病患者自我管理水平相关的金标准，因此，按照常规划分方法，将$\overline{X}\pm S$作为界值，低于$\overline{X}-S$者界定为低需求，将高于$\overline{X}+S$者界定为高需求，介于二者之间者界定为中等需求。

按照这一标准，需求分数0～5分者为低需求，6～8分者为中等需求，9～12分者为高等需求。调查结果显示，480名尘肺病患者中，167名为低需求，254名为中等需求，59名为高等需求，所占比例分别为34.8%、52.9%和12.3%。

一、单因素分析

（一）性别与客观需求

在不良嗜好管理维度上，女性尘肺病患者对干预的高需求者所占的比例相对较高，为15.6%，而男性尘肺病患者高需求者所占的比例则较低，为11.8%，两者中等需求者所占的比例则相差无几，分别为52.9%和53.1%。经检验，不同性别的尘肺病患者对干预的客观需求并无统计学差异（$Z=0.873$，$P=0.382$）。详见表5-13。

表5-13　　尘肺病患者对干预的客观需求的单因素分析

项目	客观需求			χ^2/Z值	P值
	低需求	中等需求	高需求		
性别				0.873	0.382
男性	147	220	49		
女性	20	34	10		
户口类型				0.740	0.459
城镇户口	75	123	29		
农村户口	92	131	30		
患者年龄				10.840	0.013
0～34岁	20	38	12		
35～49岁	43	56	15		
50～64岁	89	109	22		

续表

项目	客观需求			χ^2/Z 值	P 值
	低需求	中等需求	高需求		
65 岁及以上	15	51	10		
婚姻状况				1.166	0.558
未婚	38	60	13		
已婚	113	166	37		
离异/丧偶	16	28	9		
文化水平				8.530	0.014
初中及以下	84	160	34		
高中	72	83	15		
大专及以上	11	11	10		
患者月收入				3.748	0.153
0～2999 元	26	60	10		
3000～5999 元	77	126	30		
6000 元及以上	64	68	19		
就诊地点				0.877	0.380
门诊	58	92	25		
住院	109	162	34		
督导与否				2.058	0.040
督导	76	84	22		
无人督导	91	170	37		
健康教育				1.033	0.302
接受	57	71	18		
未接受	110	183	41		
尘肺类型				0.800	0.424
硅肺	85	134	34		
其他尘肺	82	120	25		
尘肺分期				3.990	0.136
一期	104	135	31		

续表

项目	客观需求			χ^2/Z 值	P 值
	低需求	中等需求	高需求		
二期	54	98	22		
三期	9	21	6		
报销方式				6.780	0.034
完全报销	96	138	33		
部分报销	64	91	18		
不报销	7	25	8		
并发症				0.016	0.987
有	38	52	15		
无	129	202	44		
病程长短				15.392	0.000
较短	20	68	18		
一般	42	50	17		
较长	105	136	24		

(二)户口类型与客观需求

在不良嗜好管理维度上,城镇户口的尘肺病患者对干预的高需求率相对较高,为12.8%,而农村户口的尘肺病患者对干预的高需求率则较低,为11.9%,而中等需求率则均较高,分别为54.2%和51.8%。经检验,不同户口类型的尘肺病患者对干预的客观需求并无统计学差异($Z=0.740$,$P=0.459$)。

(三)患者年龄与客观需求

在不良嗜好管理维度上,35岁以下的尘肺病患者对干预的高需求率最高,为17.1%,而50~64岁的尘肺病患者对干预的高需求率最低,为10.0%,35~49岁及65岁以上年龄组的患者高需求率则相差无几。经检验,不同年龄组的尘肺病患者对干预的客观需求率也不同,差异有统计学意义($\chi^2=10.840$,$P=0.013$)。

(四)婚姻状况与客观需求

在不良嗜好管理维度上,离异/丧偶的尘肺病患者对干预的高需求率最高,为17.0%,而未婚及已婚的患者高需求率则相差无几,均为11.7%。经检验,婚姻状况不同的尘肺病患者对干预的客观需求并无统计学差异($\chi^2=1.166$,$P=0.558$)。

(五)文化水平与客观需求

在不良嗜好管理维度上,大专及以上文化水平的尘肺病患者对干预的高需求率最高,为31.3%,其次为初中及以下文化水平的患者,而高中文化水平的尘肺病患者对干预的高需求率最低,为8.8%。经检验,文化水平不同的尘肺病患者对干预的客观需求也不同,差异有统计学意义($\chi^2=8.530$,$P=0.014$)。

(六)收入水平与客观需求

在不良嗜好管理维度上,3000～5999元月收入的尘肺病患者高需求率最大,为12.9%,其次为6000元及以上月收入的尘肺病患者,而3000元以下月收入的患者高需求率则最小,为10.4%。但检验结果显示,收入水平不同的尘肺病患者对干预的客观需求并无统计学差异($\chi^2=3.748$,$P=0.153$)。

(七)就诊地点与客观需求

在不良嗜好管理维度上,就诊地点为门诊的尘肺病患者对干预的高需求率相对较高,为14.3%,而住院的患者高需求率则较低,为11.1%。经检验,就诊地点不同的尘肺病患者对干预的客观需求并无统计学差异($Z=0.877$,$P=0.380$)。

(八)督导与客观需求

在不良嗜好管理维度上,无人督导的尘肺病患者对干预的高需求率相对较高,为12.4%,而有人督导的患者对干预的高需求率则较低,为12.1%。但二者低需求率则相差较大,分别为30.5%和41.8%。经检验,有人督导与无人督导的尘肺病患者客观需求也不同,后者高于前者,差异有统计学意义($Z=2.058$,$P=0.040$)。

(九)健康教育与客观需求

在不良嗜好管理维度上,接受过健康教育的尘肺病患者对干预的低需求率相对较高,为39.0%,而未接受过健康教育的尘肺病患者对干预的低需求率则较低,为32.9%。经检验,接受与未接受健康教育的尘肺病患者客观需求并无统计学差异($Z=1.033$,$P=0.302$)。

(十)尘肺类型与客观需求

在不良嗜好管理维度上,硅肺患者对干预的高需求率相对较高,为13.4%,而其他类型的尘肺病患者高需求率则较低,为11.0%。但检验结果显示,不同尘肺类型的患者对干预的客观需求并无统计学差异($Z=0.800$,$P=0.424$)。

(十一)尘肺分期与客观需求

在不良嗜好管理维度上,病情越严重的尘肺病患者对干预的低需求率则越低。其中,一期尘肺患者低需求率为38.5%,而三期尘肺患者低需求率则为25.0%。经检验,不同尘肺分期的患者对干预的客观需求并无统计学差异($\chi^2=3.990$,$P=0.136$)。

(十二)报销方式与客观需求

医疗费用不报销的尘肺病患者对干预的高需求率最高,为20.0%,其次为完全报销的尘肺病患者,而部分报销的尘肺病患者对干预的高需求率最低,为10.4%。经检验,报销方式不同的尘肺病患者对干预的需求也不同,差异有统计学意义($\chi^2=6.780$,$P=0.034$)。

(十三)并发症与客观需求

无并发症的尘肺病患者对干预的高需求率相对较高,为14.3%,而有并发症的尘肺病患者高需求率则较低,为11.7%。但检验结果显示,有、无并发症的尘肺病患者对干预的客观需求并无统计学差异($Z=0.016$,$P=0.987$)。

(十四)病程长短与客观需求

在不良嗜好管理维度上,病程较短的尘肺病患者对干预的高需求率相对较高,为17.0%,其次为病程一般的尘肺病患者,而病程较长的尘肺病患者对干预的高需求率最低,仅为9.1%。经检验,病程长短不同的尘肺病患者对干预的客观需求也不同,差异有统计学意义($Z=15.392$,$P=0.000$)。

综上所述,单因素分析初步确定了与尘肺病患者客观需求相关的5个因素,分别为:文化水平、年龄、报销方式、督导及病程长短。

二、多因素分析

(一)回归模型的构建

由于患者对干预项目的客观需求为有序多分类变量,因此,普通的logistic回归以及多分类logistic回归并不适用于构建回归模型,本研究选择有序logistic回归模型(连接函数为logit)进行分析。解释变量为单因素分析中有统计学意义的5个变量,分别为:文化水平、年龄、报销方式、督导及病程长短。详见表5-14。

表5-14　回归模型中自变量及因变量赋值情况

类别	变量赋值
因变量(分类变量)	
客观需求程度	1=低需求;2=中等需求;3=高需求
文化水平	1=初中及以下;2=高中;3=大专及以上
年龄	1=35岁以下;2=35～49岁;3=50～64岁;4=65岁及以上
报销方式	1=完全报销;2=部分报销;3=不报销
督导与否	1=有人督导;2=无人督导
病程长短	1=较短;2=一般;3=较长

（二）回归结果分析

1. 回归模型的检验

有序 logistic 回归模型与其他模型一样，也有其适用条件，本研究分别从模型拟合信息情况、平行性检验以及拟合度检验三个方面，验证有序 logistic 回归模型的适用性以及拟合效果。

（1）回归模型拟合信息情况：对回归模型中是否所有偏回归系数都为 0 进行检验，检验结果显示，$\chi^2=34.267$，$P=0.000$，说明自变量对于解释尘肺病患者对干预项目需求的优势比例变化是有用的。详见表 5-15。

表 5-15　　有序 logistic 回归模型拟合信息情况

模型	−2 对数似然值	χ^2 值	自由度	显著性
仅截距	411.038			
最终	376.772	34.267	10	0.000

（2）回归模型的平行性检验：通过平行性检验，来验证自变量对于因变量的影响在两个回归模型中是否相同，结果显示，$\chi^2=17.217$，$P=0.070(>0.05)$，说明自变量在两个回归模型中的偏回归系数是相同的。详见表 5-16。

表 5-16　　有序 logistic 回归模型平行性检验

模型	−2 对数似然值	χ^2 值	自由度	显著性
零假设	376.772			
广义	359.555	17.217	10	0.070

注：零假设规定位置参数（斜率系数）在各响应类别中都是相同的

（3）回归模型的拟合度检验：回归模型的拟合度检验结果显示，$\chi^2=211.433$，$P=0.137(>0.05)$，说明模型的拟合效果较好。详见表 5-17。

表 5-17　　有序 logistic 回归模型拟合度检验

项目	χ^2 值	自由度	P 值
Pearson	211.433	190	0.137
偏差	216.772	190	0.089

2. 回归结果分析

根据参数估计及检验结果，在 $\alpha=0.05$ 的显著水平上，与尘肺病患者对干预项目客观需求相关的因素有 2 个，分别为报销方式及病程长短。详见表 5-18。

表 5-18　　有序 logistic 回归模型参数估计及检验

项目	因素	estimate	wald	Sig.	95%CI	
					上限	下限
Y	需求水平＝1	－2.105	14.012	0.000	－3.208	－1.003
	需求水平＝2	0.641	1.348	0.246	－0.441	1.724
X_1	文化水平＝1	－0.306	0.512	0.474	－1.144	0.532
	文化水平＝2	－0.616	2.283	0.131	－1.415	0.183
	文化水平＝3	0	—	—	—	—
X_2	年龄＝1	0.157	0.202	0.653	－0.527	0.841
	年龄＝2	－0.253	0.661	0.416	－0.861	0.356
	年龄＝3	－0.441	2.037	0.154	－1.046	0.165
	年龄＝4	0	—	—	—	—
X_3	报销方式＝1	－0.949	7.479	0.006	－1.629	－0.269
	报销方式＝2	－0.980	7.824	0.005	－1.667	－0.293
	报销方式＝3	0	—	—	—	—
X_4	督导与否＝1	－0.205	0.923	0.337	－0.624	0.213
	督导与否＝2	0	—	—	—	—
X_5	病程长短＝1	0.604	4.778	0.029	0.062	1.145
	病程长短＝2	0.097	0.150	0.698	－0.395	0.589
	病程长短＝3	0	—	—	—	—

(1)报销方式与客观需求：与对照组即医疗费用不报销的尘肺病患者相比，完全报销及部分报销的尘肺病患者对干预的客观需求较低，差异有统计学意义。二者的回归系数分别为－0.949 和－0.980，说明医疗费用不报销的患者需求最高，其次为完全报销的患者，而医疗费用部分报销的患者需求最低。

(2)病程长短与客观需求：与病程较长的尘肺病患者相比，病程较短的尘肺病患者对干预的客观需求相对较高，差异有统计学意义($B=0.604$，$P=0.029$)。

第四节　依从性管理维度需求分析

在依从性管理维度，尘肺病患者对干预项目的客观需求分数为 12.35±3.37，需求指数为 41.2%，说明尘肺病患者对干预的客观需求较高。由于目前尚缺乏关于尘肺病患者自我管理水平相关的金标准，因此，按照常规划分方法，将 $\overline{X}\pm S$ 作为界值，低于 $\overline{X}-S$ 者界定为低需求，将高于 $\overline{X}+S$ 者界定为高需求，介于二者之间者界定为中等需求。

按照这一标准，需求分数 0～9 分者为低需求，10～15 分者为中等需求，16～24 分者为高等需求。调查结果显示，480 名尘肺病患者中，72 名为低需求，341 名为中等需求，67 名为高等需求，所占比例分别为 15.0%、71.0% 和 14.0%。

一、单因素分析

（一）性别与客观需求

在依从性管理维度上，女性尘肺病患者对干预的低需求者所占的比例相对较高，为 26.6%，而男性尘肺病患者低需求者所占的比例则较低，为 13.2%。而两者高需求者所占的比例则相差无几，分别为 14.1%和 13.9%。经检验，不同性别的尘肺病患者对干预的客观需求并无统计学差异（$Z=1.839$，$P=0.066$）。详见表 5-19。

表 5-19　尘肺病患者对干预的客观需求的单因素分析

项目	客观需求			χ^2/Z 值	P 值
	低需求	中等需求	高需求		
性别				1.839	0.066
男性	55	303	58		
女性	17	38	9		
户口类型				0.411	0.681
城镇户口	28	171	28		
农村户口	44	170	39		
患者年龄				17.870	0.000
0～34 岁	24	35	11		
35～49 岁	16	87	11		
50～64 岁	26	169	25		
65 岁及以上	6	50	20		
婚姻状况				2.024	0.363
未婚	18	83	10		
已婚	49	214	53		

续表

项目	客观需求			χ^2/Z 值	P 值
	低需求	中等需求	高需求		
离异/丧偶	5	44	4		
文化水平				47.746	0.000
初中及以下	18	211	49		
高中	35	120	15		
大专及以上	19	10	3		
患者月收入				0.516	0.772
0～2999 元	13	68	15		
3000～5999 元	35	169	29		
6000 元及以上	24	104	23		
就诊地点				0.497	0.619
门诊	25	124	26		
住院	47	217	41		
督导与否				4.556	0.000
督导	39	132	11		
无人督导	33	209	56		
健康教育				5.069	0.000
接受	39	97	10		
未接受	33	244	57		
尘肺类型				1.296	0.195
硅肺	34	180	39		
其他尘肺	38	161	28		
尘肺分期				55.586	0.000
一期	60	194	16		
二期	11	127	36		
三期	1	20	15		
报销方式				5.348	0.069
完全报销	43	196	28		

续表

项目	客观需求			χ^2/Z 值	P 值
	低需求	中等需求	高需求		
部分报销	25	118	30		
不报销	4	27	9		
并发症				0.391	0.695
有	17	74	14		
无	55	267	53		
病程长短				41.113	0.000
较短	5	68	33		
一般	33	64	12		
较长	34	209	22		

(二)户口类型与客观需求

在依从性管理维度上，城镇户口的尘肺病患者对干预的高、低需求率均较低，均为12.3%，而农村户口的尘肺病患者对干预的高、低需求率则均相对较高，分别为15.4%和17.4%。经检验，不同户口类型的尘肺病患者对干预的客观需求并无统计学差异($Z=0.411$，$P=0.681$)。

(三)患者年龄与客观需求

在依从性管理维度上，年龄越大的尘肺病患者对干预的低需求率则越低；而65岁以上的尘肺病患者对干预的高需求率最高，为26.3%，35～49岁的尘肺病患者对干预的高需求率最低，为9.6%。经检验，不同年龄组的尘肺病患者对干预的客观需求率也不同，差异有统计学意义($\chi^2=17.870$，$P=0.000$)。

(四)婚姻状况与客观需求

在依从性管理维度上，已婚的尘肺病患者对干预的高需求率最高，为17.0%，其次为未婚的患者，而离异/丧偶的患者高需求率则最低，为7.5%。经检验，婚姻状况不同的尘肺病患者对干预的客观需求并无统计学差异($\chi^2=2.024$，$P=0.363$)。

(五)文化水平与客观需求

在依从性管理维度上，初中及以下文化水平的尘肺病患者对干预的高需求率最高，为17.6%，其次为大专及以上文化水平的患者，而高中文化水平的尘肺病患者对干预的高需求率最低，为8.8%。经检验，文化水平不同的尘肺病患者对干预的客观需求也不同，差异有统计学意义($\chi^2=47.746$，$P=0.000$)。

(六)收入水平与客观需求

在依从性管理维度上，收入水平越高的尘肺病患者对干预的低需求率越高，3000元以下月收入的尘肺病患者高需求率最大，为15.6%，其次为6000元及以上月收入的尘肺病患者，而3000～5999元月收入的患者高需求率则最小，为12.4%。但检验结果显示，收入水平不同的尘肺病患者对干预的客观需求并无统计学差异($\chi^2=0.516$，$P=0.772$)。

(七)就诊地点与客观需求

在依从性管理维度上，就诊地点为门诊的尘肺病患者对干预的高需求率相对较高，为14.9%，而住院的患者高需求率则较低，为13.4%。经检验，就诊地点不同的尘肺病患者对干预的客观需求并无统计学差异($Z=0.497$，$P=0.619$)。

(八)督导与客观需求

在依从性管理维度上，无人督导的尘肺病患者对干预的高需求率相对较高，为18.8%，而有人督导的患者对干预的高需求率则较低，为6.0%。经检验，有人督导与无人督导的尘肺病患者客观需求也不同，后者高于前者，差异有统计学意义($Z=4.556$，$P=0.000$)。

(九)健康教育与客观需求

在依从性管理维度上，未接受过健康教育的尘肺病患者对干预的高需求率相对较高，为17.1%，而接受过健康教育的尘肺病患者对干预的高需求率则较低，为6.8%。经检验，接受与未接受健康教育的尘肺病患者客观需求并不相同，后者高于前者，差异有统计学意义($Z=5.069$，$P=0.000$)。

(十)尘肺类型与客观需求

在依从性管理维度上，硅肺患者对干预的高需求率相对较高，为15.4%，而其他类型的尘肺病患者高需求率则较低，为12.3%。但检验结果显示，不同尘肺类型的患者对干预的客观需求并无统计学差异($Z=1.296$，$P=0.195$)。

(十一)尘肺分期与客观需求

在依从性管理维度上，病情越严重的尘肺病患者对干预的高需求率则越高。其中，一期尘肺患者高需求率为5.9%，而三期尘肺患者高需求率则为41.7%。经检验，不同尘肺分期的患者对干预的客观需求也不同，差异有统计学意义($\chi^2=55.586$，$P=0.000$)。

(十二)报销方式与客观需求

医疗费用不报销的尘肺病患者对干预的高需求率最高，为22.5%，其次为部分报销的尘肺病患者，而完全报销的尘肺病患者对干预的高需求率最低，为10.5%。经检验，报销方式不同的尘肺病患者对干预的需求并无统计学差异($\chi^2=5.348$，$P=0.069$)。

（十三）并发症与客观需求

有并发症的尘肺病患者对干预的高需求率相对较高，为 14.1%，而无并发症的尘肺病患者高需求率则较低，为 13.3%。但检验结果显示，有、无并发症的尘肺病患者对干预的客观需求并无统计学差异（$Z=0.391$，$P=0.695$）。

（十四）病程长短与客观需求

在依从性管理维度上，病程越长的尘肺病患者对干预的高需求率则越低。病程较短的尘肺病患者对干预的高需求率相对较高，为 31.1%，其次为病程一般的尘肺病患者，而病程较长的尘肺病患者对干预的高需求率最低，仅为 8.3%。经检验，病程长短不同的尘肺病患者对干预的客观需求也不同，差异有统计学意义（$Z=41.113$，$P=0.000$）。

二、多因素分析

（一）回归模型的构建

由于患者对干预项目的客观需求为有序多分类变量，因此，普通的 logistic 回归以及多分类 logistic 回归并不适用于构建回归模型，本研究选择有序 logistic 回归模型（连接函数为 logit）进行分析。解释变量为单因素分析中有统计学意义的 6 个变量，分别为：文化水平、年龄、尘肺分期、健康教育、督导及病程长短。详见表 5-20。

表 5-20　　回归模型中自变量及因变量赋值情况

类别	变量赋值
因变量（分类变量）	
客观需求程度	1＝低需求；2＝中等需求；3＝高需求
文化水平	1＝初中及以下；2＝高中；3＝大专及以上
年龄	1＝35 岁以下；2＝35～49 岁；3＝50～64 岁；4＝65 岁及以上
尘肺分期	1＝一期；2＝二期；3＝三期
健康教育	1＝接受；2＝未接受
督导与否	1＝有人督导；2＝无人督导
病程长短	1＝较短；2＝一般；3＝较长

（二）回归结果分析

1. 回归模型的检验

有序 logistic 回归模型与其他模型一样，也有其适用条件，本研究分别从模型拟合信息情况、平行性检验以及拟合度检验三个方面，验证有序 logistic 回归模型的适用性以及拟合效果。

(1)回归模型拟合信息情况:对回归模型中是否所有偏回归系数都为0进行检验,检验结果显示,$\chi^2=96.305$,$P=0.000$,说明自变量对于解释尘肺病患者对干预项目需求的优势比例变化是有用的,详见表5-21。

表5-21　有序logistic回归模型拟合信息情况

模型	−2对数似然值	卡方值	自由度	显著性
仅截距	424.338			
最终	328.033	96.305	11	0.000

(2)回归模型的平行性检验:通过平行性检验来验证自变量对于因变量的影响在两个回归模型中是否相同,结果显示,$\chi^2=14.217$,$P=0.070(>0.05)$,说明自变量在两个回归模型中的偏回归系数是相同的,详见表5-22。

表5-22　有序logistic回归模型平行性检验

模型	−2对数似然值	χ^2值	自由度	显著性
零假设	302.335			
广义	287.011	14.217	11	0.201

注:零假设规定位置参数(斜率系数)在各响应类别中都是相同的。

(3)回归模型的拟合度检验:回归模型的拟合度检验结果显示,$\chi^2=240.001$,$P=0.130(>0.05)$,说明模型的拟合效果较好。详见表5-23。

表5-23　有序logistic回归模型拟合度检验

项目	χ^2值	自由度	P值
Pearson	240.001	213	0.130
偏差	227.581	213	0.235

2.回归结果分析

根据参数估计及检验结果,在$\alpha=0.05$的显著水平上,与尘肺病患者对干预项目客观需求相关的因素有3个,分别为文化水平、尘肺分期及病程长短。详见表5-24。

表 5-24　　有序 logistic 回归模型参数估计及检验

项目	因素	estimate	wald	Sig.	95%CI	
					下限	上限
Y	需求水平＝1	－1.256	9.802	0.002	－2.043	－0.470
	需求水平＝2	1.183	8.788	0.003	0.401	1.965
X_1	文化水平＝1	0.954	10.711	0.001	0.383	1.525
	文化水平＝2	0.931	12.835	0.000	0.422	1.441
	文化水平＝3	0	—	—	—	—
X_2	年龄＝1	－0.236	1.140	0.286	－0.670	0.197
	年龄＝2	－0.336	2.813	0.094	－0.728	0.057
	年龄＝3	－0.196	0.975	0.324	－0.585	0.193
	年龄＝4	0	—	—	—	—
X_3	尘肺分期＝1	－0.933	14.109	0.000	－1.421	－0.446
	尘肺分期＝2	－0.498	4.597	0.032	－0.952	－0.043
	尘肺分期＝3	0	—	—	—	—
X_4	健康教育＝1	－0.042	0.066	0.797	－0.365	0.280
	健康教育＝2	0	—	—	—	—
X_5	督导与否＝1	－0.231	2.801	0.094	－0.501	0.039
	督导与否＝2	0	—	—	—	—
X_6	病程长短＝1	0.371	4.175	0.041	0.015	0.728
	病程长短＝2	－0.077	0.221	0.638	－0.396	0.243
	病程长短＝3	0	—	—	—	—

(1)文化水平与客观需求：与对照组即大专以上文化水平的尘肺病患者相比，初中及以下、高中文化水平的尘肺病患者对干预的需求较大，差异有统计学意义。二者的回归系数分别为 0.954 和 0.931，说明文化水平越低的尘肺病患者对干预的需求越高。

(2)尘肺分期与客观需求：与对照组即处于三期的尘肺病患者相比，处于一期及二期的尘肺病患者对干预的客观需求较低，差异有统计学意义。二者的回归系数分别为－0.933 和－0.498，说明病情越严重的尘肺病患者对干预的需求越大。

(3)病程长短与客观需求：与病程较长的尘肺病患者相比，病程较短的尘肺病患者对干预的客观需求相对较高，差异有统计学意义（$B=0.371$，$P=0.041$）。

第五节　日常生活管理维度需求分析

在日常生活管理维度，尘肺病患者对干预项目的客观需求分数为18.44±4.59，需求指数为41.2%，说明尘肺病患者对干预的客观需求较高。由于目前尚缺乏关于尘肺病患者自我管理水平相关的金标准，因此，按照常规划分方法，将$\overline{X}\pm S$作为界值，低于$\overline{X}-S$者界定为低需求，将高于$\overline{X}+S$者界定为高需求，介于二者之间者界定为中等需求。

按照这一标准，需求分数0～14分者为低需求，15～22分者为中等需求，23～36分者为高等需求。调查结果显示，480名尘肺病患者中，72名为低需求，341名为中等需求，67名为高等需求，所占比例分别为15.0%、71.0%和14.0%。

一、单因素分析

（一）性别与客观需求

在日常生活管理维度上，女性尘肺病患者对干预的高需求者所占的比例相对较高，为18.8%，而男性尘肺病患者高需求者所占的比例则较低，为13.9%。但前者对干预的低需求率也高于后者，分别为20.3%和10.3%。经检验，不同性别的尘肺病患者对干预的客观需求并无统计学差异（$Z=0.715$，$P=0.475$）。详见表5-25。

表5-25　　尘肺病患者对干预的客观需求的单因素分析

项目	客观需求			χ^2/Z值	P值
	低需求	中等需求	高需求		
性别				0.715	0.475
男性	43	315	58		
女性	13	39	12		
户口类型				0.841	0.401
城镇户口	26	173	28		
农村户口	30	181	42		
患者年龄				26.958	0.000
0～34岁	24	39	7		

续表

项目	客观需求			χ^2/Z 值	P 值
	低需求	中等需求	高需求		
35～49 岁	13	84	17		
50～64 岁	15	177	28		
65 岁及以上	4	54	18		
婚姻状况				1.735	0.420
未婚	17	80	14		
已婚	34	233	49		
离异/丧偶	5	41	7		
文化水平				52.249	0.000
初中及以下	10	216	52		
高中	29	125	16		
大专及以上	17	13	2		
患者月收入				4.544	0.103
0～2999 元	9	69	18		
3000～5999 元	24	174	35		
6000 元及以上	23	111	17		
就诊地点				1.288	0.198
门诊	19	125	31		
住院	37	229	39		
督导与否				5.364	0.000
督导	38	130	14		
无人督导	18	224	56		
健康教育				6.413	0.000
接受	37	101	8		
未接受	19	253	62		
尘肺类型				3.862	0.000
硅肺	20	184	49		
其他尘肺	36	170	21		

续表

项目	客观需求			χ^2/Z 值	P 值
	低需求	中等需求	高需求		
尘肺分期				38.446	0.000
一期	48	199	23		
二期	8	131	35		
三期	0	24	12		
报销方式				2.382	0.304
完全报销	34	194	39		
部分报销	21	128	24		
不报销	1	32	7		
并发症				0.665	0.506
有	13	79	13		
无	43	275	57		
病程长短				51.654	0.000
较短	3	71	32		
一般	33	68	8		
较长	20	215	30		

（二）户口类型与客观需求

在日常生活管理维度上，城镇户口的尘肺病患者对干预的低、高需求率均较低，分别为 11.5％和 12.3％，而农村户口的尘肺病患者对干预的高、低需求率则均相对较高，分别为 11.9％和 16.6％。经检验，不同户口类型的尘肺病患者对干预的客观需求并无统计学差异（$Z=0.841$，$P=0.401$）。

（三）患者年龄与客观需求

在日常生活管理维度上，年龄越大的尘肺病患者对干预的低需求率则越低。65 岁以上的尘肺病患者对干预的高需求率最高，为 23.7％，而 35 岁以下的尘肺病患者对干预的高需求率最低，为 10.0％。经检验，不同年龄组的尘肺病患者对干预的客观需求率也不同，差异有统计学意义（$\chi^2=26.958$，$P=0.000$）。

（四）婚姻状况与客观需求

在日常生活管理维度上，已婚的尘肺病患者对干预的高需求率最高，为

15.5%，其次为离异/丧偶的患者，而未婚的患者高需求率则最低，为12.6%。经检验，婚姻状况不同的尘肺病患者对干预的客观需求并无统计学差异($\chi^2=1.735, P=0.420$)。

（五）文化水平与客观需求

在日常生活管理维度上，初中及以下文化水平的尘肺病患者对干预的高需求率最高，为18.7%，其次为高中文化水平的患者，而大专及以上文化水平的尘肺病患者对干预的高需求率最低，为6.3%。经检验，文化水平不同的尘肺病患者对干预的客观需求也不同，差异有统计学意义($\chi^2=52.249, P=0.000$)。

（六）收入水平与客观需求

在日常生活管理维度上，收入水平越高的尘肺病患者对干预的低需求率越高，而高需求率则越低。其中，3000元以下月收入的尘肺病患者高需求率最大，为18.8%，而6000元及以上月收入的患者高需求率则最小，为11.3%。但检验结果显示，收入水平不同的尘肺病患者对干预的客观需求并无统计学差异($\chi^2=4.544, P=0.103$)。

（七）就诊地点与客观需求

在日常生活管理维度上，就诊地点为门诊的尘肺病患者对干预的高需求率相对较高，为17.7%，而住院的患者高需求率则较低，为12.8%。经检验，就诊地点不同的尘肺病患者对干预的客观需求并无统计学差异($Z=1.288, P=0.198$)。

（八）督导与客观需求

在日常生活管理维度上，无人督导的尘肺病患者对干预的高需求率相对较高，为18.8%，而有人督导的患者对干预的高需求率则较低，为7.7%。经检验，有人督导与无人督导的尘肺病患者客观需求也不同，后者高于前者，差异有统计学意义($Z=5.364, P=0.000$)。

（九）健康教育与客观需求

在日常生活管理维度上，未接受过健康教育的尘肺病患者对干预的高需求率相对较高，为18.6%，而接受过健康教育的尘肺病患者对干预的高需求率则较低，为5.5%。经检验，接受与未接受健康教育的尘肺病患者客观需求并不相同，后者高于前者，差异有统计学意义($Z=6.413, P=0.000$)。

（十）尘肺类型与客观需求

在日常生活管理维度上，硅肺患者对干预的高需求率相对较高，为19.4%，而其他类型的尘肺病患者高需求率则较低，为9.3%。检验结果显示，不同尘肺类型的患者对干预的客观需求也不同，差异有统计学意义($Z=3.862, P=0.000$)。

（十一）尘肺分期与客观需求

在日常生活管理维度上，病情越严重的尘肺病患者对干预的高需求率则越高。其中，一期尘肺患者高需求率为8.5%，而三期尘肺患者高需求率则为33.3%。经检验，不同尘肺分期的患者对干预的客观需求也不同，差异有统计学意义（$\chi^2=38.446$，$P=0.000$）。

（十二）报销方式与客观需求

医疗费用不报销的尘肺病患者对干预的高需求率最高，为17.5%，其次为完全报销的尘肺病患者，而部分报销的尘肺病患者对干预的高需求率最低，为13.9%。经检验，报销方式不同的尘肺病患者对干预的需求并无统计学差异（$\chi^2=2.382$，$P=0.304$）。

（十三）并发症与客观需求

有并发症的尘肺病患者对干预的高需求率相对较高，为15.2%，而无并发症的尘肺病患者高需求率则较低，为12.4%。但检验结果显示，有、无并发症的尘肺病患者对干预的客观需求并无统计学差异（$Z=0.665$，$P=0.506$）。

（十四）病程长短与客观需求

在日常生活管理维度上，病程较短的尘肺病患者对干预的高需求率相对较高，为30.2%，其次为病程较长的尘肺病患者，而病程一般的尘肺病患者对干预的高需求率最低，仅为7.3%。经检验，病程长短不同的尘肺病患者对干预的客观需求也不同，差异有统计学意义（$Z=51.654$，$P=0.000$）。

二、多因素分析

（一）回归模型的构建

由于患者对干预项目的客观需求为有序多分类变量，因此，普通的logistic回归以及多分类logistic回归并不适用于构建回归模型，本研究选择有序logistic回归模型（连接函数为logit）进行分析。解释变量为单因素分析中有统计学意义的7个变量，分别为：文化水平、年龄、尘肺类型、尘肺分期、健康教育、督导及病程长短。详见表5-26。

表5-26　回归模型中自变量及因变量赋值情况

类别	变量赋值
因变量（分类变量）	
客观需求程度	1＝低需求；2＝中等需求；3＝高需求
文化水平	1＝初中及以下；2＝高中；3＝大专及以上
年龄	1＝35岁以下；2＝35～49岁；3＝50～64岁；4＝65岁及以上
尘肺类型	1＝硅肺；2＝其他尘肺
尘肺分期	1＝一期；2＝二期；3＝三期

续表

类别	变量赋值
健康教育	1=接受;2=未接受
督导与否	1=有人督导;2=无人督导
病程长短	1=较短;2=一般;3=较长

(二)回归结果分析

1. 回归模型的检验

有序 logistic 回归模型与其他模型一样,也有其适用条件,本研究分别从模型拟合信息情况、平行性检验以及拟合度检验三个方面,验证有序 logistic 回归模型的适用性以及拟合效果。

(1)回归模型拟合信息情况:对回归模型中是否所有偏回归系数都为 0 进行检验,检验结果显示,$\chi^2=115.706$,$P=0.000$,说明自变量对于解释尘肺病患者对干预项目需求的优势比例变化是有用的,详见表 5-27。

表 5-27　有序 logistic 回归模型拟合信息情况

模型	-2 对数似然值	χ^2 值	自由度	显著性
仅截距	467.707			
最终	352.001	115.706	12	0.000

(2)回归模型的平行性检验:通过平行性检验来验证自变量对于因变量的影响在两个回归模型中是否相同,结果显示,$\chi^2=12.565$,$P=0.401(>0.05)$,说明自变量在两个回归模型中的偏回归系数是相同的。详见表 5-28。

表 5-28　有序 logistic 回归模型平行性检验

模型	-2 对数似然值	χ^2 值	自由度	显著性
零假设	352.001			
广义	339.435	12.565	12	0.401

注:零假设规定位置参数(斜率系数)在各响应类别中都是相同的。

(3)回归模型的拟合度检验:回归模型的拟合度检验结果显示,$\chi^2=286.689$,$P=0.845(>0.05)$,说明模型的拟合效果较好。详见表 5-29。

表 5-29　　有序 logistic 回归模型拟合度检验

项目	χ^2 值	自由度	P 值
Pearson	286.689	312	0.845
偏差	238.053	312	0.999

2. 回归结果分析

根据参数估计及检验结果，在 $\alpha=0.05$ 的显著水平上，在日常生活管理维度，与尘肺病患者对干预项目客观需求相关的因素有 5 个，分别为文化水平、年龄、尘肺分期、尘肺类型及病程长短。详见表 5-30。

表 5-30　　有序 logistic 回归模型参数估计及检验

项目	因素	estimate	wald	Sig.	95%CI	
					下限	上限
Y	需求水平＝1	－2.727	13.722	0.000	－4.170	－1.284
	需求水平＝2	2.024	7.942	0.005	0.616	3.432
X_1	文化水平＝1	1.147	4.766	0.029	0.117	2.177
	文化水平＝2	1.154	6.433	0.011	0.262	2.046
	文化水平＝3	0	—	—	—	—
X_2	年龄＝1	－0.907	4.889	0.027	－1.712	－0.103
	年龄＝2	－0.313	0.726	0.394	－1.034	0.407
	年龄＝3	－0.250	0.462	0.497	－0.972	0.472
	年龄＝4	0	—	—	—	—
X_3	尘肺分期＝1	－1.262	7.700	0.006	－2.153	－0.371
	尘肺分期＝2	－0.748	3.287	0.070	－1.556	0.061
	尘肺分期＝3	0	—	—	—	—
X_4	尘肺类型＝1	0.800	12.341	0.000	0.354	1.246
	尘肺类型＝2	0	—	—	—	—
X_5	健康教育＝1	－0.402	1.497	0.221	－1.047	0.242
	健康教育＝2	0	—	—	—	—
X_6	督导与否＝1	－0.510	3.472	0.062	－1.047	0.026
	督导与否＝2	0	—	—	—	—

续表

项目	因素	estimate	wald	Sig.	95%CI	
					下限	上限
X_7	病程长短=1	0.510	2.225	0.136	−0.160	1.181
	病程长短=2	−0.760	5.717	0.017	−1.383	−0.137
	病程长短=3	0	—	—	—	—

(1)文化水平与客观需求:在日常生活管理维度,与对照组即大专及以上文化水平的尘肺病患者相比,初中及以下、高中文化水平的尘肺病患者对干预的客观需求较高,差异有统计学意义。二者的回归系数分别为1.147和1.154,说明高中文化水平的患者需求最高,其次为初中及以下文化水平的患者,而大专及以上文化水平的患者需求最低。

(2)年龄与客观需求:在日常生活管理维度,与对照组即65岁及以上的尘肺病患者相比,35岁以下的尘肺病患者对干预的需求较低,差异有统计学意义($B=-0.907$,$P=0.027$)。

(3)尘肺分期与客观需求:在日常生活管理维度,与对照组即尘肺三期的患者相比,尘肺一期的患者对干预的需求较低,差异有统计学意义($B=-1.262$,$P=0.006$)。

(4)尘肺类型与客观需求:在日常生活管理维度,与对照组即其他类型的尘肺病患者相比,硅肺患者对干预的客观需求相对较高,差异有统计学意义($B=0.800$,$P=0.000$)。

(5)病程长短与客观需求:在日常生活管理维度,与病程较长的尘肺病患者相比,病程一般的尘肺病患者对干预的客观需求相对较低,差异有统计学意义($B=-0.760$,$P=0.017$)。

综上所述,在日常生活管理维度,初中及以下、高中文化水平以及硅肺是尘肺病患者对干预需求的正向相关因素,而35岁以下、尘肺一期以及病程一般是尘肺病患者对干预需求的负向相关因素。

第六节 情绪管理维度需求分析

在情绪管理维度,尘肺病患者对干预项目的客观需求分数为10.38 ± 2.88,需求指数为41.2%,说明尘肺病患者对干预的客观需求较高。由于目前尚缺乏关于尘肺病患者自我管理水平相关的金标准,因此,按照常规划分方法,将$\overline{X}\pm S$作为界值,低于$\overline{X}-S$者界定为低需求,将高于$\overline{X}+S$者界定为高需求,介于二者之间者界定为中等需求。

按照这一标准,需求分数 0～8 分者为低需求,9～13 分者为中等需求,14～20 分者为高等需求。调查结果显示,480 名尘肺病患者中,92 名为低需求,340 名为中等需求,48 名为高等需求,所占比例分别为 19.2%、70.8%和 10.0%。

一、单因素分析

(一)性别与客观需求

在情绪管理维度上,女性尘肺病患者对干预的高需求者所占的比例相对较高,为 15.6%,而男性尘肺病患者高需求者所占的比例则较低,为 9.1%。但前者对干预的低需求率也高于后者,分别为 31.3%和 17.3%。经检验,不同性别的尘肺病患者对干预的客观需求并无统计学差异($Z=1.179, P=0.238$)。详见表 5-31。

表 5-31　　尘肺病患者对干预的客观需求的单因素分析

项目	客观需求			χ^2/Z 值	P 值
	低需求	中等需求	高需求		
性别				1.179	0.238
男性	72	306	38		
女性	20	34	10		
户口类型				0.732	0.464
城镇户口	38	177	12		
农村户口	54	163	36		
患者年龄				38.426	0.000
0～34 岁	26	42	2		
35～49 岁	27	76	11		
50～64 岁	34	171	15		
65 岁及以上	5	51	20		
婚姻状况				1.724	0.422
未婚	24	79	8		
已婚	61	220	35		
离异/丧偶	7	41	5		
文化水平				31.560	0.000
初中及以下	34	208	36		

续表

项目	客观需求			χ^2/Z 值	P 值
	低需求	中等需求	高需求		
高中	41	119	10		
大专及以上	17	13	2		
患者月收入					
0～2999 元	16	70	10	1.319	0.517
3000～5999 元	44	163	26		
6000 元及以上	32	107	12		
就诊地点				0.478	0.633
门诊	35	118	22		
住院	57	222	26		
督导与否				4.274	0.000
督导	49	125	8		
无人督导	43	215	40		
健康教育				4.577	0.000
接受	43	98	5		
未接受	49	242	43		
尘肺类型				1.715	0.086
硅肺	44	178	31		
其他尘肺	48	162	17		
尘肺分期					
一期	68	190	12	39.410	0.000
二期	23	128	23		
三期	1	22	13		
报销方式				0.466	0.800
完全报销	52	191	24		
部分报销	33	121	19		
不报销	7	28	5		
并发症				0.124	0.902

续表

项目	客观需求			χ^2/Z值	P值
	低需求	中等需求	高需求		
有	20	74	11		
无	72	266	37		
病程长短				55.988	0.000
较短	8	69	29		
一般	42	63	4		
较长	42	208	15		

（二）户口类型与客观需求

在情绪管理维度上，农村户口的尘肺病患者对干预的高、低需求率均较高，分别为14.2%和21.3%，而城镇户口的尘肺病患者对干预的高、低需求率则均相对较低，分别为5.3%和14.2%。经检验，不同户口类型的尘肺病患者对干预的客观需求并无统计学差异（$Z=0.732, P=0.464$）。

（三）患者年龄与客观需求

在情绪管理维度上，年龄越大的尘肺病患者对干预的低需求率则越低。65岁以上的尘肺病患者对干预的高需求率最高，为26.3%，而35岁以下的尘肺病患者对干预的高需求率最低，为2.9%。经检验，不同年龄组的尘肺病患者对干预的客观需求率也不同，差异有统计学意义（$\chi^2=38.426, P=0.000$）。

（四）婚姻状况与客观需求

在情绪管理维度上，已婚的尘肺病患者对干预的高需求率最高，为11.1%，其次为离异/丧偶的患者，而未婚的患者高需求率则最低，为7.2%。经检验，婚姻状况不同的尘肺病患者对干预的客观需求并无统计学差异（$\chi^2=1.724, P=0.422$）。

（五）文化水平与客观需求

在情绪管理维度上，初中及以下文化水平的尘肺病患者对干预的高需求率最高，为12.9%，其次为大专及以上文化水平的患者，而高中文化水平的尘肺病患者对干预的高需求率最低，为5.9%。而随着患者文化水平的提高，对干预的低需求率则越高。经检验，文化水平不同的尘肺病患者对干预的客观需求也不同，差异有统计学意义（$\chi^2=31.560, P=0.000$）。

（六）收入水平与客观需求

在情绪管理维度上，收入水平越高的尘肺病患者对干预的低需求率越高。3000～5999元月收入的尘肺病患者高需求率最大，为11.2%，其次为3000元以下月收入的尘肺病患者，而6000元及以上月收入的患者高需求率则最小，为7.9%。但检验结果显示，收入水平不同的尘肺病患者对干预的客观需求并无统计学差异($\chi^2=1.319$，$P=0.517$)。

（七）就诊地点与客观需求

在情绪管理维度上，就诊地点为门诊的尘肺病患者对干预的高需求率相对较高，为12.6%，而住院的患者高需求率则较低，为8.5%。经检验，就诊地点不同的尘肺病患者对干预的客观需求并无统计学差异($Z=0.478$，$P=0.633$)。

（八）督导与客观需求

在情绪管理维度上，无人督导的尘肺病患者对干预的高需求率相对较高，为13.4%，而有人督导的患者对干预的高需求率则较低，为4.4%。经检验，有人督导与无人督导的尘肺病患者客观需求也不同，后者高于前者，差异有统计学意义($Z=4.274$，$P=0.000$)。

（九）健康教育与客观需求

在情绪管理维度上，未接受过健康教育的尘肺病患者对干预的高需求率相对较高，为12.9%，而接受过健康教育的尘肺病患者对干预的高需求率则较低，为3.4%。经检验，接受与未接受健康教育的尘肺病患者客观需求并不相同，后者高于前者，差异有统计学意义($Z=4.577$，$P=0.000$)。

（十）尘肺类型与客观需求

在情绪管理维度上，硅肺患者对干预的高需求率相对较高，为12.3%，而其他类型的尘肺病患者高需求率则较低，为7.5%。但检验结果显示，不同尘肺类型的患者对干预的客观需求并无统计学差异($Z=1.715$，$P=0.086$)。

（十一）尘肺分期与客观需求

在情绪管理维度上，病情越严重的尘肺病患者对干预的高需求率则越高。其中，一期尘肺患者高需求率为4.4%，而三期尘肺患者高需求率则为36.1%。经检验，不同尘肺分期的患者对干预的客观需求也不同，差异有统计学意义($\chi^2=39.410$，$P=0.000$)。

（十二）报销方式与客观需求

医疗费用不报销的尘肺病患者对干预的高需求率最高，为12.5%，其次为部分报销的尘肺病患者，而完全报销的尘肺病患者。对干预的高需求率最低，为9.0%。经检验，报销方式不同的尘肺病患者对干预的需求并无统计学差异($\chi^2=0.466$，$P=0.800$)。

（十三）并发症与客观需求

有并发症的尘肺病患者对干预的高需求率相对较低，为9.9%，而无并发症的尘肺病患者高需求率则较高，为10.5%。但检验结果显示，有、无并发症的尘肺病患者对干预的客观需求并无统计学差异($Z=0.124$，$P=0.902$)。

（十四）病程长短与客观需求

在情绪管理维度上，病程较短的尘肺病患者对干预的高需求率相对较高，为 27.4%，其次为病程较长的尘肺病患者，而病程居中的尘肺病患者对干预的高需求率最低，仅为 3.7%。经检验，病程长短不同的尘肺病患者对干预的客观需求也不同，差异有统计学意义（$Z=55.988$，$P=0.000$）。

二、多因素分析

（一）回归模型的构建

由于患者对干预项目的客观需求为有序多分类变量，因此，普通的 logistic 回归以及多分类 logistic 回归并不适用于构建回归模型，本研究选择有序 logistic 回归模型（连接函数为 logit）进行分析。解释变量为单因素分析中有统计学意义的 6 个变量，分别为：文化水平、年龄、尘肺分期、健康教育、督导及病程长短。详见表 5-32。

表 5-32　回归模型中自变量及因变量赋值情况

类别	变量赋值
因变量（分类变量）	
客观需求程度	1＝低需求；2＝中等需求；3＝高需求
文化水平	1＝初中及以下；2＝高中；3＝大专及以上
年龄	1＝35 岁以下；2＝35～49 岁；3＝50～64 岁；4＝65 岁及以上
尘肺分期	1＝一期；2＝二期；3＝三期
健康教育	1＝接受；2＝未接受
督导与否	1＝有人督导；2＝无人督导
病程长短	1＝较短；2＝一般；3＝较长

（二）回归结果分析

1. 回归模型的检验

有序 logistic 回归模型与其他模型一样，也有其适用条件，本研究分别从模型拟合信息情况、平行性检验以及拟合度检验三个方面，验证有序 logistic 回归模型的适用性以及拟合效果。

(1)回归模型拟合信息情况：对回归模型中是否所有偏回归系数都为 0 进行检验，检验结果显示，$\chi^2=105.052$，$P=0.000$，说明自变量对于解释尘肺病患者对干预项目需求的优势比例变化是有用的。详见表 5-33。

表 5-33　　有序 logistic 回归模型拟合信息情况

模型	−2 对数似然值	χ^2 值	自由度	显著性
仅截距	422.848			
最终	317.796	105.052	11	0.000

(2)回归模型的平行性检验:通过平行性检验来验证自变量对于因变量的影响在两个回归模型中是否相同,结果显示,$\chi^2=8.887$,$P=0.632(>0.05)$,说明自变量在两个回归模型中的偏回归系数是相同的,详见表 5-34。

表 5-34　　有序 logistic 回归模型平行性检验

模型	−2 对数似然值	χ^2 值	自由度	显著性
零假设	317.796			
广义	308.910	8.887	11	0.632

注:零假设规定位置参数(斜率系数)在各响应类别中都是相同的。

(3)回归模型的拟合度检验:回归模型的拟合度检验结果显示,$\chi^2=231.657$,$P=0.181(>0.05)$,说明模型的拟合效果较好,详见表 5-35。

表 5-35　　有序 logistic 回归模型拟合度检验

项目	χ^2 值	自由度	P 值
Pearson	231.657	213	0.181
偏差	213.589	213	0.476

2. 回归结果分析

根据参数估计及检验结果,在 $\alpha=0.05$ 的显著水平上,与尘肺病患者对干预项目客观需求相关的因素有 4 个,分别为文化水平、年龄、尘肺分期及病程长短,详见表 5-36。

表 5-36　　有序 logistic 回归模型参数估计及检验

项目	因素	estimate	wald	Sig.	95%CI	
					下限	上限
Y	需求水平=1	−3.532	22.686	0.000	−4.985	−2.078
	需求水平=2	0.877	1.512	0.219	−0.521	2.275

续表

项目	因素	estimate	wald	Sig.	95%CI	
					下限	上限
X_1	文化水平=1	0.841	2.723	0.099	−0.158	1.840
	文化水平=2	0.973	4.734	0.030	0.096	1.849
	文化水平=3	0	—	—	—	—
X_2	年龄=1	−1.460	12.760	0.000	−2.261	−0.659
	年龄=2	−1.298	11.995	0.001	−2.033	−0.564
	年龄=3	−0.990	7.064	0.008	−1.720	−0.260
	年龄=4	0	—	—	—	—
X_3	尘肺分期=1	−1.623	12.621	0.000	−2.518	−0.728
	尘肺分期=2	−1.417	11.262	0.001	−2.245	−0.589
	尘肺分期=3	0	—	—	—	—
X_4	健康教育=1	0.024	0.007	0.935	−0.565	0.614
	健康教育=2	0	—	—	—	—
X_5	督导与否=1	−0.476	3.526	0.060	−0.972	0.021
	督导与否=2	0	—	—	—	—
X_6	病程长短=1	0.721	4.246	0.039	0.035	1.406
	病程长短=2	−0.871	9.003	0.003	−1.439	−0.302
	病程长短=3	0	—	—	—	—

(1)文化水平与客观需求：在日常生活管理维度，与对照组即大专及以上文化水平的尘肺病患者相比，高中文化水平的尘肺病患者对干预的客观需求较高，差异有统计学意义($B=0.973$，$P=0.030$)。

(2)年龄与客观需求：在日常生活管理维度，与对照组即65岁及以上的尘肺病患者相比，35岁以下、35～49岁及50～64岁的尘肺病患者对干预的需求均较低，差异有统计学意义。三者的回归系数分别为−1.460、−1.298和−0.990，说明尘肺病患者的年龄越大，对干预的需求就越高。

(3)尘肺分期与客观需求：在日常生活管理维度，与对照组即尘肺三期的患者相比，尘肺一期、二期的患者对干预的需求均较低，差异有统计学意义。二者的回归系数分别为−1.623和−1.417，说明病情越严重的尘肺病患者，对干预的需求越高。

(4)病程长短与客观需求：与病程较长的尘肺病患者相比，病程较短的尘肺病患者对干预的客观需求相对较高，差异有统计学意义($B=0.721$，$P=0.039$)，而病程一般的尘肺病患者对干预的客观需求则相对较低，差异有统计学意义($B=-0.871$，$P=0.003$)。

综上所述，尘肺病患者的年龄越大、病情越严重，对干预的需求越高。另外，高中文化水平、病情较短是患者对干预需求的正相关因素，而病程一般则是尘肺病患者对干预需求的负相关因素。

第七节　自我管理效能维度需求分析

在自我管理效能维度，尘肺病患者对干预项目的客观需求分数为 20.92±6.28，需求指数为 41.8%，说明尘肺病患者对干预的客观需求较高。由于目前尚缺乏关于尘肺病患者自我管理水平相关的金标准，因此，按照常规划分方法，将 $\overline{X}\pm S$ 作为界值，低于 $\overline{X}-S$ 者界定为低需求，将高于 $\overline{X}+S$ 者界定为高需求，介于二者之间者界定为中等需求。

按照这一标准，需求分数 0～15 分者为低需求，16～28 分者为中等需求，29～40 分者为高等需求。调查结果显示，480 名尘肺病患者中，79 名为低需求，332 名为中等需求，49 名为高等需求，所占比例分别为 16.5%、69.2% 和 10.2%。

一、单因素分析

(一)性别与客观需求

在自我管理效能维度上，女性尘肺病患者对干预的低需求者所占的比例相对较高，为 31.3%，而男性尘肺病患者低需求者所占的比例则较低，为 19.0%。前者对干预的高需求率也高于后者，分别为 10.9%和 10.1%。经检验，不同性别的尘肺病患者对干预的客观需求并无统计学差异($Z=1.641$，$P=0.101$)。详见表 5-37。

表 5-37　尘肺病患者对干预的客观需求的单因素分析

项目	客观需求			χ^2/Z 值	P 值
	低需求	中等需求	高需求		
性别				1.641	0.101
男性	79	295	42		
女性	20	37	7		
户口类型				2.036	0.042

续表

项目	客观需求			χ^2/Z 值	P 值
	低需求	中等需求	高需求		
城镇户口	53	157	17		
农村户口	46	175	32		
患者年龄				14.264	0.003
0～34 岁	26	39	5		
35～49 岁	20	81	13		
50～64 岁	41	162	17		
65 岁及以上	12	50	14		
婚姻状况				2.942	0.230
未婚	28	75	8		
已婚	63	217	36		
离异/丧偶	8	40	5		
文化水平				71.808	0.000
初中及以下	25	212	41		
高中	52	112	6		
大专及以上	22	8	2		
患者月收入				3.132	0.209
0～2999 元	24	66	6		
3000～5999 元	44	161	28		
6000 元及以上	31	105	15		
就诊地点				0.024	0.981
门诊	39	115	21		
住院	60	217	28		
督导与否				6.828	0.000
督导	67	106	9		
无人督导	32	226	40		
健康教育				9.358	0.000
接受	68	76	2		

续表

项目	客观需求			χ^2/Z 值	P 值
	低需求	中等需求	高需求		
未接受	31	256	47		
尘肺类型				3.704	0.000
硅肺	40	177	36		
其他尘肺	59	155	13		
尘肺分期				42.704	0.000
一期	76	185	9		
二期	19	125	30		
三期	4	22	10		
报销方式				0.477	0.788
完全报销	57	182	28		
部分报销	33	122	18		
不报销	9	28	3		
并发症				1.223	0.221
有	17	76	12		
无	82	256	37		
病程长短				81.005	0.000
较短	4	69	33		
一般	47	58	4		
较长	48	205	12		

(二)户口类型与客观需求

在自我管理效能维度上，农村户口的尘肺病患者对干预的高需求率相对较高，为12.6%，城镇户口的尘肺病患者对干预的高需求率则相对较低，为7.5%，而中等需求率则相差无几。经检验，不同户口类型的尘肺病患者对干预的客观需求也不同，差异有统计学意义($Z=2.036$，$P=0.042$)。

(三)患者年龄与客观需求

在自我管理效能维度上，65岁以上的尘肺病患者对干预的高需求率最高，为18.4%，其次为35～49岁的尘肺病患者，而35岁以下的尘肺病患者对干预的高需求率最低，为7.1%。经检验，不同年龄组的尘肺病患者对干预的客观需求率也不同,差异有统计学意义($\chi^2=14.264$,$P=0.003$)。

(四)婚姻状况与客观需求

在自我管理效能维度上,已婚的尘肺病患者对干预的高需求率最高,为11.4%,其次为离异/丧偶的患者,而未婚的患者高需求率则最低,为7.2%。经检验,婚姻状况不同的尘肺病患者对干预的客观需求并无统计学差异($\chi^2=2.942$,$P=0.230$)。

(五)文化水平与客观需求

在自我管理效能维度上,初中及以下文化水平的尘肺病患者对干预的高需求率最高,为14.7%,其次为大专及以上文化水平的患者,而高中文化水平的尘肺病患者对干预的高需求率最低,为3.5%。而随着患者文化水平的提高,对干预的低需求率则越高。经检验,文化水平不同的尘肺病患者对干预的客观需求也不同,差异有统计学意义($\chi^2=71.808$,$P=0.000$)。

(六)收入水平与客观需求

在自我管理效能维度上,3000～5999元月收入的尘肺病患者高需求率最大,为12.0%,其次为6000元及以上月收入的尘肺病患者,而3000元以下月收入的患者高需求率则最小,为6.3%。但检验结果显示,收入水平不同的尘肺病患者对干预的客观需求并无统计学差异($\chi^2=3.132$,$P=0.209$)。

(七)就诊地点与客观需求

在自我管理效能维度上,就诊地点为门诊的尘肺病患者对干预的高需求率相对较高,为12.0%,而住院的患者高需求率则较低,为9.2%。经检验,就诊地点不同的尘肺病患者对干预的客观需求并无统计学差异($Z=0.024$,$P=0.981$)。

(八)督导与客观需求

在自我管理效能维度上,无人督导的尘肺病患者对干预的高需求率相对较高,为13.4%,而有人督导的患者对干预的高需求率则较低,为4.9%。经检验,有人督导与无人督导的尘肺病患者客观需求也不同,后者高于前者,差异有统计学意义($Z=6.828$,$P=0.000$)。

(九)健康教育与客观需求

在自我管理效能维度上,未接受过健康教育的尘肺病患者对干预的高需求率相对较高,为14.1%,而接受过健康教育的尘肺病患者对干预的高需求率则较低,为1.4%。经检验,接受与未接受健康教育的尘肺病患者客观需求并不相同,后者高于前者,差异有统计学意义($Z=9.358$,$P=0.000$)。

(十)尘肺类型与客观需求

在自我管理效能维度上,硅肺患者对干预的高需求率相对较高,为14.2%,而其他类型的尘肺病患者高需求率则较低,为5.7%。检验结果显示,不同尘肺类型的患者对干预的客观需求也不同,差异有统计学意义($Z=3.704$,$P=0.000$)。

(十一)尘肺分期与客观需求

在自我管理效能维度上,病情越严重的尘肺病患者对干预的高需求率则越高,其中,一期尘肺患者高需求率为3.3%,而三期尘肺患者高需求率则为27.8%。经检验,不同尘肺分期的患者对干预的客观需求也不同,差异有统计学意义($\chi^2=42.704$,$P=0.000$)。

(十二)报销方式与客观需求

医疗费用不报销的尘肺病患者对干预的高需求率最低,为7.5%,而医疗费用全部报销和部分报销的尘肺病患者高需求率略高,分别为10.5%和10.4%。经检验,报销方式不同的尘肺病患者对干预的需求并无统计学差异($\chi^2=0.477$,$P=0.788$)。

(十三)并发症与客观需求

有并发症的尘肺病患者对干预的高需求率相对较低,为9.9%,而无并发症的尘肺病患者高需求率则较高,为11.4%。但检验结果显示,有、无并发症的尘肺病患者对干预的客观需求并无统计学差异($Z=1.223$,$P=0.221$)。

(十四)病程长短与客观需求

在自我管理效能维度上,病程较短的尘肺病患者对干预的高需求率相对较高,为31.1%,其次为病程较长的尘肺病患者,而病程居中的尘肺病患者对干预的高需求率最低,仅为3.7%。经检验,病程长短不同的尘肺病患者对干预的客观需求也不同,差异有统计学意义($Z=81.005$,$P=0.000$)。

二、多因素分析

(一)回归模型的构建

由于患者对干预项目的客观需求为有序多分类变量,因此,普通的logistic回归以及多分类logistic回归并不适用于构建回归模型,本研究选择有序logistic回归模型(连接函数为logit)进行分析。解释变量为单因素分析中有统计学意义的8个变量,分别为:文化水平、年龄、尘肺分期、户口类型、尘肺类型、健康教育、督导及病程长短。详见表5-38。

表5-38　回归模型中自变量及因变量赋值情况

类别	变量赋值
因变量(分类变量)	
客观需求程度	1=低需求;2=中等需求;3=高需求
文化水平	1=初中及以下;2=高中;3=大专及以上

续表

类别	变量赋值
年龄	1＝35 岁以下；2＝35～49 岁；3＝50～64 岁；4＝65 岁及以上
尘肺分期	1＝一期；2＝二期；3＝三期
户口类型	1＝城镇户口；2＝农村户口
尘肺类型	1＝硅肺；2＝其他尘肺
健康教育	1＝接受；2＝未接受
督导与否	1＝有人督导；2＝无人督导
病程长短	1＝较短；2＝一般；3＝较长

（二）回归结果分析

1. 回归模型的检验

有序 logistic 回归模型与其他模型一样，也有其适用条件，本研究分别从模型拟合信息情况、平行性检验以及拟合度检验三个方面，验证有序 logistic 回归模型的适用性以及拟合效果。

（1）回归模型拟合信息情况：对回归模型中是否所有偏回归系数都为 0 进行检验，检验结果显示，$\chi^2=168.950$，$P=0.000$，说明自变量对于解释尘肺病患者对干预项目需求的优势比例变化是有用的。详见表 5-39。

表 5-39　　有序 logistic 回归模型拟合信息情况

模型	－2 对数似然值	卡方值	自由度	显著性
仅截距	591.982			
最终	423.032	168.950	13	0.000

（2）回归模型的平行性检验：通过平行性检验来验证自变量对于因变量的影响在两个回归模型中是否相同，结果显示，$\chi^2=17.441$，$P=0.180$（>0.05），说明自变量在两个回归模型中的偏回归系数是相同的。详见表 5-40。

表 5-40　　有序 logistic 回归模型平行性检验

模型	－2 对数似然值	χ^2 值	自由度	显著性
零假设	423.032			
广义	405.591	17.441	13	0.180

注：零假设规定位置参数（斜率系数）在各响应类别中都是相同的。

(3)回归模型的拟合度检验:回归模型的拟合度检验结果显示,χ^2 = 412.728,P=0.729(>0.05),说明模型的拟合效果较好。详见表 5-41。

表 5-41　　有序 logistic 回归模型拟合度检验

项目	χ^2值	自由度	P 值
Pearson	412.728	431	0.729
偏差	318.323	431	1.000

2. 回归结果分析

根据参数估计及检验结果,在 α=0.05 的显著水平上,与尘肺病患者对干预项目客观需求相关的因素有 5 个,分别为文化水平、户口类型、尘肺类型、健康教育及病程长短。详见表 5-42。

表 5-42　　有序 logistic 回归模型参数估计及检验

项目	因素	estimate	wald	Sig.	95%CI	
					下限	上限
Y	需求水平=1	−0.990	1.798	0.180	−2.437	0.457
	需求水平=2	3.824	25.546	0.000	2.341	5.308
X_1	文化水平=1	1.347	6.313	0.012	0.296	2.398
	文化水平=2	1.261	6.902	0.009	0.320	2.202
	文化水平=3	0	—	—	—	—
X_2	年龄=1	0.097	0.060	0.807	−0.682	0.877
	年龄=2	0.244	0.468	0.494	−0.456	0.945
	年龄=3	0.005	0.000	0.990	−0.699	0.709
	年龄=4	0	—	—	—	—
X_3	尘肺分期=1	−0.340	0.565	0.452	−1.225	0.546
	尘肺分期=2	−0.060	0.020	0.887	−0.886	0.767
	尘肺分期=3	0	—	—	—	—
X_4	户口类型=1	−0.429	3.914	0.048	−0.854	−0.004
	户口类型=2	0	—	—	—	—
X_5	尘肺类型=1	0.569	6.803	0.009	0.141	0.996
	尘肺类型=2	0	—	—	—	—

续表

项目	因素	estimate	wald	Sig.	95%CI	
					下限	上限
X_6	健康教育＝1	－1.211	15.155	0.000	－1.820	－0.601
	健康教育＝2	0	—	—	—	—
X_7	督导与否＝1	－0.514	3.799	0.051	－1.030	0.003
	督导与否＝2	0	—	—	—	—
X_8	病程长短＝1	1.659	20.726	0.000	0.945	2.373
	病程长短＝2	－0.389	1.715	0.190	－0.971	0.193
	病程长短＝3	0	—	—	—	—

(1)文化水平与客观需求：在自我管理效度维度，与对照组即大专及以上文化水平的尘肺病患者相比，初中及以下、高中文化水平的尘肺病患者对干预的客观需求均较高，差异有统计学意义。二者的回归系数分别为1.347和1.261，说明文化水平越高的尘肺病患者，对干预的客观需求则越低。

(2)户口类型与客观需求：在自我管理效度维度，与对照组即农村户口的尘肺病患者相比，城镇户口的尘肺病患者对干预的需求相对较低，差异有统计学意义($B=-0.429$，$P=0.048$)。

(3)尘肺类型与客观需求：在自我管理效度维度，与对照组即其他类型的尘肺病患者相比，硅肺患者对干预的需求相对较高，差异有统计学意义($B=0.569$，$P=0.009$)。

(4)健康教育与客观需求：在自我管理效度维度，与对照组即未接受过健康教育的尘肺病患者相比，接受过健康教育的尘肺病患者对干预的需求相对较低，差异有统计学意义($B=-1.211$，$P=0.000$)。

(5)病程长短与客观需求：与病程较长的尘肺病患者相比，病程较短的尘肺病患者对干预的客观需求相对较高，差异有统计学意义($B=1.659$，$P=0.000$)。

综上所述，在自我管理效度维度上，文化水平越高的尘肺病患者，对干预的客观需求则越低。另外，硅肺、病情较短是患者对干预需求的正相关因素，而城镇户口、健康教育则是尘肺病患者对干预需求的负相关因素。

第八节　自我管理干预需求分析

在自我管理总体水平上，尘肺病患者对干预项目的客观需求分数为86.98

±18.29，需求指数为41.4%，说明尘肺病患者对干预的客观需求较高。

一、单因素分析

（一）文化水平与客观需求

在自我管理总体水平上，初中及以下文化水平的尘肺病患者对干预的高需求率最高，为80.6%，而高中即大专以上文化水平的尘肺病患者对干预的高需求率均较低，分别为4.1%和6.3%。检验结果显示，文化水平不同的尘肺病患者对干预的需求也不同，差异有统计学意义（$\chi^2=147.916$，$P=0.000$）。详见表5-43。

表5-43　患者干预需求影响因素的单因素分析（自我管理总体水平）

项目	低需求（%）	高需求（%）	χ^2 值	P 值
文化水平			147.916	0.000
初中及以下	54(19.4)	224(80.6)		
高中	163(95.9)	7(4.1)		
大专及以上	30(93.8)	2(6.3)		
患者年龄			30.357	0.000
0～34岁	51(72.9)	19(27.1)		
35～49岁	67(58.8)	47(41.2)		
50～64岁	106(48.2)	114(51.8)		
65岁及以上	23(30.3)	53(69.7)		
性别			1.199	0.274
男性	210(50.5)	206(49.5)		
女性	37(57.8)	27(42.2)		
尘肺分期			212.459	0.000
一期	215(79.6)	55(20.4)		
二期	29(16.7)	145(83.3)		
三期	3(8.3)	33(91.7)		
户口类型			3.474	0.062
城镇户口	127(55.9)	100(44.1)		
农村户口	120(47.4)	133(52.6)		
尘肺类型			2.224	0.134

续表

项目	低需求(%)	高需求(%)	χ^2 值	P 值
硅肺	122(48.2)	131(51.8)		
其他尘肺	125(55.1)	102(44.9)		
婚姻状况			1.255	0.532
未婚	60(54.1)	51(45.9)		
已婚	157(49.7)	159(50.3)		
离异/丧偶	30(56.6)	23(43.4)		
报销方式			0.471	0.791
完全报销	134(50.2)	133(49.8)		
部分报销	91(52.6)	82(47.4)		
不报销	22(55.0)	18(45.0)		
健康教育			115.906	0.000
接受	127(87.0)	19(13.0)		
未接受	120(35.9)	214(64.1)		
督导与否			79.423	0.000
督导	141(77.5)	41(22.5)		
无人督导	106(35.6)	192(64.4)		
患者月收入			0.784	0.676
0～2999 元	46(47.9)	50(52.1)		
3000～5999 元	124(53.2)	109(46.8)		
6000 元及以上	77(51.0)	74(49.0)		
并发症			0.793	0.373
无	50(47.6)	55(52.4)		
有	197(52.5)	178(47.5)		
就诊地点			1.790	0.181
门诊	83(47.4)	92(52.6)		
住院	164(53.8)	141(46.2)		
病程长短			147.916	0.000
较短	7(6.6)	99(93.4)		
一般	90(82.6)	19(17.4)		
较长	150(56.6)	115(43.4)		

（二）年龄与客观需求

在自我管理总体水平上，随着尘肺病患者年龄的增大，对干预的高需求率则越高，其中，35岁以下的尘肺病患者对干预的高需求率最低，为27.1%，而65岁及以上的尘肺病患者对干预的高需求率最高，为69.7%。检验结果显示，不同年龄组的尘肺病患者对干预的需求也不同，差异有统计学意义（$\chi^2=30.357$，$P=0.000$）。总体趋势为年龄越大的尘肺病患者对干预的需求越高。

（三）性别与客观需求

在自我管理总体水平上，男性尘肺病患者对干预的需求相对较高，高需求率为49.5%，而女性尘肺病患者对干预的需求则相对较低，高需求率为42.2%。但检验结果显示，不同性别的尘肺病患者对干预的需求并无统计学差异（$\chi^2=1.199$，$P=0.274$）。

（四）尘肺分期与客观需求

在自我管理总体水平上，病情越严重的尘肺病患者对干预的高需求率越大，其中尘肺一期的患者对干预的高需求率为20.4%，而尘肺三期的患者对干预的高需求率为91.7%。检验结果显示，处于不同分期的尘肺病患者对干预的需求也不同，差异有统计学意义（$\chi^2=212.459$，$P=0.000$）。总体趋势为病情越严重的尘肺病患者，对干预项目的需求越大。

（五）户口类型与客观需求

在自我管理总体水平上，农村户口的尘肺病患者对干预的需求相对较高，高需求率为52.6%，而城镇户口的尘肺病患者对干预的需求相对较低，高需求率为44.1%。但检验结果显示，户口类型不同的尘肺病患者对干预的需求并无统计学差异（$\chi^2=3.474$，$P=0.062$）。

（六）尘肺类型与客观需求

与其他类型的尘肺病患者相比，硅肺患者对干预的需求相对较高，二者对干预的高需求率分别为44.9%和51.8%。但检验结果显示，类型不同的尘肺病患者对干预的需求并无统计学差异（$\chi^2=2.224$，$P=0.134$）。

（七）婚姻状况与客观需求

在自我管理总体水平上，已婚的尘肺病患者对干预的需求相对较高，高需求率为50.3%，其次为未婚的尘肺病患者，而离异/丧偶的尘肺病患者对干预的高需求率则最低，为43.4%。但检验结果显示，婚姻状况不同的尘肺病患者对干预的需求并无统计学差异（$\chi^2=1.255$，$P=0.532$）。

（八）报销方式与客观需求

在自我管理总体水平上，医疗费用完全报销的尘肺病患者对干预的需求相对较高，高需求率为49.8%，其次为部分报销的尘肺病患者，而医疗费用不报销的尘肺病患者对干预的需求相对较低，为45.0%。但检验结果显示，报销方式不同的尘肺病患者对干预的需求并无统计学差异($\chi^2=0.471$,$P=0.791$)。

(九)健康教育与客观需求

在自我管理总体水平上,接受过健康教育的尘肺病患者对干预的需求相对较低,高需求率仅为13.0%,而未接受过健康教育的尘肺病患者对干预的需求则较高,高需求率为64.1%。检验结果显示,接受与未接受过健康教育的尘肺病患者对干预的需求不同,后者高于前者,差异有统计学意义($\chi^2=115.906$,$P=0.000$)。

(十)督导与客观需求

在自我管理总体水平上,有人督导的尘肺病患者对干预的需求相对较低,高需求率仅为22.5%,而无人督导的尘肺病患者对干预的需求则较高,高需求率为64.4%。检验结果显示,有人督导与无人督导的尘肺病患者对干预的需求不同,后者高于前者,差异有统计学意义($\chi^2=79.423$,$P=0.000$)。

(十一)收入水平与客观需求

在自我管理总体水平上,3000元以下月收入的尘肺病患者对干预的需求相对较高,高需求率为52.1%,其次为6000元及以上月收入的尘肺病患者,而3000～5999元月收入的尘肺病患者,对干预的需求相对较低,高需求率为46.8%。但检验结果显示,收入水平不同的尘肺病患者对干预的需求并无统计学差异($\chi^2=0.784$,$P=0.676$)。

(十二)并发症与客观需求

在自我管理总体水平上,无并发症的尘肺病患者对干预的需求相对较高,高需求率为52.4%,而有并发症的尘肺病患者对干预的需求相对较低,高需求率为47.5%。但检验结果显示,有、无并发症的尘肺病患者对干预的需求并无统计学差异($\chi^2=0.793$,$P=0.373$)。

(十三)就诊地点与客观需求

在自我管理总体水平上,门诊就医的尘肺病患者对干预的需求相对较高,高需求率为52.6%,而住院的尘肺病患者对干预的需求相对较低,高需求率为46.2%。但检验结果显示,就诊地点不同的尘肺病患者对干预的需求并无统计学差异($\chi^2=1.790$,$P=0.181$)。

(十四)病程长短与客观需求

在自我管理总体水平上,病程较短的尘肺病患者对干预的需求较高,高需求率为93.4%,其次为病程较长的尘肺病患者,而病程居中的尘肺病患者对干预的需求相对较低,高需求率为17.4%。检验结果显示,病程长短不同的尘肺病患者对干预的需求不同,差异有统计学意义($\chi^2=147.916$,$P=0.000$)。

综上所述,单因素分析初步确定了6个与尘肺病患者对干预需求相关的因素,分别为文化水平、年龄、尘肺分期、健康教育、督导及病程长短。

二、多因素分析

(一)回归模型的构建

本研究选择选择二分类 logistic 回归模型进行分析,以尘肺病患者对干预的需求水平为因变量,解释变量为单因素分析中有统计学意义的 6 个变量,分别为:文化水平、年龄、尘肺分期、健康教育、督导及病程长短。详见表 5-44。

由于目前尚缺乏关于尘肺病患者自我管理水平相关的金标准,因此,按照常规划分方法,以中位数为界值,高于中位数者为高需求,反之则为低需求。

表 5-44　回归模型中自变量及因变量赋值情况

类别	变量赋值
因变量(需求水平)	0=低需求;1=高需求
文化水平	1=初中及以下;2=高中;3=大专及以上
年龄	1=35 岁以下;2=35～49 岁;3=50～64 岁;4=65 岁及以上
尘肺分期	1=一期;2=二期;3=三期
健康教育	1=接受;2=未接受
督导与否	1=有人督导;2=无人督导
病程长短	1=较短;2=一般;3=较长

(二)回归结果分析

经检验,与尘肺病患者对干预的需求相关的因素有:文化水平、尘肺分期、督导及病程长短,详见表 5-45。

表 5-45　患者干预需求影响因素的多因素分析(自我管理总体水平)

项目	*B*	wald	Sig.	*OR*	95%CI	
					下限	上限
文化水平		35.539	0.000			
初中及以下	5.847	11.765	0.001	346.039	12.252	9773.085
高中	0.248	0.025	0.873	1.282	0.060	27.190
患者年龄		4.139	0.247			
0～34 岁	−2.025	2.505	0.114	0.132	0.011	1.621
35～49 岁	−1.297	1.187	0.276	0.273	0.026	2.818
50～64 岁	−2.018	2.790	0.095	0.133	0.012	1.419

续表

项目	*B*	wald	Sig.	*OR*	95%CI	
					下限	上限
尘肺分期		28.030	0.000			
一期	−4.994	15.227	0.000	0.007	0.001	0.083
二期	−3.690	7.844	0.005	0.025	0.002	0.330
健康教育	−0.243	0.209	0.647	0.784	0.276	2.225
督导	−0.917	5.805	0.016	0.400	0.190	0.843
病程长短		13.216	0.001			
较短	3.810	13.165	0.000	45.136	5.765	353.397
一般	0.353	0.349	0.554	1.423	0.442	4.578
常数	1.484	0.575	0.448	4.411		

1. 文化水平与客观需求

与对照组即大专及以上文化水平的尘肺病患者相比，初中及以下文化水平的尘肺病患者对干预的需求相对较高，差异有统计学意义（$OR=346.039$，$P=0.001$）。

2. 尘肺分期与客观需求

与对照组即处于三期的尘肺病患者相比，一期和二期尘肺病患者对干预的需求相对较低，差异有统计学意义。二者的 *OR* 值分别为 0.007 和 0.025，说明病情越严重的尘肺病患者对干预的需求则越高。

3. 督导与客观需求

与对照组即无人督导的尘肺病患者相比，有人督导的尘肺病患者对干预的需求相对较低，差异有统计学意义（$OR=0.400$，$P=0.016$）。

4. 病情长短与客观需求

与对照组即病程较长的尘肺病患者相比，病程较短的尘肺病患者对干预的需求相对较高，差异有统计学意义（$OR=45.136$，$P=0.000$）。

第二篇

尘肺病患者自我管理干预的效果评价

第六章　自我管理干预效果概述

第一节　研究目的及意义

前期的调查结果显示，尘肺病患者无论是自我管理行为还是自我管理效能均较低，自我管理水平有待改善，急需针对性的干预措施。而无论是何种干预项目与政策，都要对其实施的效果进行评价，从而达到优化资源配置，提高干预质量及效率的目的。基于此，本研究在编制测评量表并确定需要干预的重点人群的基础上，实施针对性的干预措施，并对其效果进行评价。

本研究以经典的行为干预理论为指导，通过采取健康教育、群组干预管理及督导管理相结合的综合干预措施，对干预的效果进行评价，并提出针对性的政策建议和措施。具体目标为：

(1)采取综合干预措施，对尘肺病患者自我管理行为进行干预。

(2)对行为干预的效果进行评价。

(3)根据理论分析和实证研究的结果，提出针对性的政策建议。

第二节　国内外相关研究进展

一、行为干预理论的应用

行为干预作为目前改变健康高危行为的有效措施已日益受到广泛关注，有研究表明，以科学的理论为指导的目标行为干预成功率更高。目前相关理论包括 KAP 理论、健康行为改变理论、计划行为理论、自我效能理论以及 IMB 理论等，现对各理论在行为干预中的应用进行综述。

(一)以 KAP 理论为指导的行为干预

何夏婷编制了高校学生乙肝知识—态度—行为问卷，并构建了三者之间的结构方程模型,从而对预防和控制乙肝行为改变的路径进行了分析。夏文构建了小学生水域安全教育KAP模型,通过对2554名小学生的问卷调查,构建了知识、态度以及行为三者的关系,结果发现态度是小学生水域安全知识和高危行为之间的中间变量。周榕榕等人构建了学生结核病防治KAP结构方程模型,分析了模型各因素间的作用机制,并比较不同学生组别间的模型差别。

(二)以健康行为改变理论为指导的行为干预

王燕等人利用健康信念模式构建问卷,对武汉市建筑工人艾滋病相关知识、健康信念、行为的情况进行调查,用结构方程模型对三者之间的关系进行拟合和分析。张胜林开展了类似的研究,分析了社会人口特征、易感性认知、严重性认知、行为效益认知、行为障碍认知对行为的影响。

(三)以计划行为理论为指导的行为干预

马婕等人借助计划行为理论的框架,利用自编问卷,使用结构方程模型建立了居民社区医院就医意愿的模型,从而确定了制约居民选择社区医院就医的主要因素。王亮等人以计划行为理论为指导,对女性性工作者安全套使用行为的主要影响因素进行分析,结构方程模型的拟合结果显示,行为态度是影响女性性工作者安全套使用意向的关键因素,而知觉行为控制是安全套使用行为的关键因素。万莹运用计划行为理论分析了高血压患者遵医服药行为的影响因素,路径分析结果显示,知觉行为控制对遵医服药行为的效应最大,行为态度和主观规范通过行为意向对遵医服药行为产生间接效应。邹阿罗等人以计划行为理论为指导,从老年人的用药态度、主观规范和知觉行为控制三个维度,构建了居家治疗的老年人不合理用药行为影响因素理论模型,并采用结构方程模型验证理论假设。刘海滨等人以计划行为为指导,建立了基于结构方程模型的不安全行为意向与不安全行为的关系模型。陈占锋等人以计划行为为指导,建立了居民参与电子废弃物回收行为影响因素的结构方程模型。

(四)以自我效能理论为指导的行为干预

魏洁分析了农村糖尿病患者疾病知识、自我效能感与自我管理行为之间的相关性,并在此基础上构建了三者的结构方程模型。郑卫军等人也开展了类似的研究,但结果稍有不同。王君俏、贾芸等人对糖尿病患者自我效能与管理行为的关系进行了研究,发现二者具有较高的相关性;陆璐则构建了自我效能与管理行为的线性回归模型;徐茵通过构建结构方程模型对糖尿病患者自我管理行为的影响因素进行探讨;史其芳和朱莉珍对糖尿病以及其他慢性病患者开展了基于自我效能为核心的自我行为管理干预,取得了良好的效果。

焦艳会研究了社区原发性高血压患者进行服药自我效能的干预,结果发现,干预前后患者血压有了显著的变化。王娟等人对癫痫患者自我效能与生活质量的关系进行了论述，并探讨了将自我效能干预应用于癫痫治疗的可能性。赵晓霜等人探讨了社区2型糖尿病患者健康素养和自我效能对健康状况的影响，采取问卷调查和实验室检查的方法收集相关数据，并建立了三者之间的结构方程模型，对其路径效应进行了分析。郭婷探讨了社区老年慢性疼痛患者社会支持、自我效能与生活质量的关系，并建立了三者之间的结构方程模型，对其路径效应进行了分析。翟颖莉等人将延吉市78名社区的老年高血压患者随机分为对照组和干预组，前者40名，接受常规管理，后者38名，接受自我效能干预，3个月后，干预组的患者健康状况有了明显的提高，且与对照组相比差异有统计学意义。

（五）以IMB模型为指导的行为干预

张华利用信息—动机—行为技巧模型，对女性性工作者艾滋病高危行为进行了研究，对三者与艾滋病预防行为之间的路径关系进行了分析，并分别确定了预防行为、健康行为和安全套使用的主要影响因素。杨一偲等人针对农民工对艾滋病的认知水平、采取预防行为的动机、行为技巧以及性行为等方面进行了调查，并构建了四者之间的结构方程模型，确定了影响农民工艾滋病预防行为的关键因素。胡浩、刘志浩等人也进行了类似的研究。

林田等人将80例2型糖尿病患者随机分为干预组和对照组，对照组接受常规的知识讲座，而干预组接受为期半年的以IMB理论模型为指导的干预措施。结果显示，干预组在糖尿病知识、饮食运动行为和血糖控制指标等方面，均显著优于对照组，差异有统计学意义。

王瑾等人利用信息—动机—行为技巧模型，对女性流动人口生殖健康进行干预，通过比较干预前后生殖健康信息得分情况，对干预效果进行评估。结果显示该模型干预效果明显，提高了女性流动人口的生殖健康信息水平和行为技巧，同时减少了高危行为的动机。王英等人通过对外来务工体检中心的944名未婚女性进行调查，检验了IMB生殖健康量表，分析结果显示，该量表具有较高的信度和效度，可以在更大范围推广开来。

唐万琴将IMB模型应用于苏北农村初中生结核病预防行为干预中，结果显示预防动机对预防行为的影响最大，其次为行为技巧。徐桂花和赵媛分别将IMB模型应用于对结肠造口患者以及老年全髋关节置换手术的患者治疗中。

二、行为干预的效果评价

李欢龙等人尝试构建由政府、专业机构以及志愿者三者结合的艾滋病高危行为干预模式，并将其应用于实践中，对其实施效果进行评价。彭佳林构建了艾滋病健康教育与行为干预效果评价指标体系，并进行了实证检验，对样本地区艾滋病健康教育与行为干预效果进行了评价，并尝试构建行为干预的模式。

黄建华采用综合干预的方法，对宁波市部分暗娼进行艾滋病高危行为干预，并对干预的效果进行了评价。结果显示，综合干预方法使得样本人群在干预前后，对艾滋病防治知识的知晓率、对艾滋病的态度以及安全套的使用率均有了显著的提高，说明干预效果良好。胡志等人尝试应用经济学的原理，应用成本一效用分析方法评价艾滋病行为干预的效果。陈子慧、戚桂平、李衡等人也对艾滋病防治的干预效果进行了类似的研究。

陈忠伟等人对社区高血压患者实施综合干预措施，并对干预的效果进行评价。评价结果显示，患者的随访率、管理率及控制率均显著提高。陈史蓉等人将34名高血压患者随机分为干预组和对照组，前者给予相应的培训和干预，后者不采取任何措施。结果显示，干预前后干预组患者自我管理行为有了显著的改善，与对照组相比，差异有统计学意义，说明干预效果良好。钱雪冰等人将海安县和如东县分别作为干预组和对照组，前者给予社区干预、行为干预、心理干预等方法对恶性肿瘤健康教育干预，后者不采取任何干预措施。结果干预前后干预组相关知识知晓率、信念态度正确率、健康行为形成率，均有了显著的提高。刘跃等人对中学生进行结核病健康教育，并对健康教育干预的效果进行评价。汪海光等人对唐山市社区居民对高血脂相关知识的认知以及行为生活方式情况进行问卷调查，从而对干预的效果进行评价，评价结果显示，居民关于高血脂的知识、态度、行为均有了显著的改善。

石长胜对农村居民进行健康教育和行为干预，并对其进行效果评价，评价结果显示，干预前后居民健康知识知晓率和健康行为形成率均有了显著的改善，说明健康教育和行为干预的效果良好。张建华等人对武汉市600名建筑行业农民进行健康教育，健康教育干预前后健康相关知识认知及健康行为水平均有了显著的提高。陈叶纪等人采用综合控烟教育措施，对18个行政村3万名农民进行控烟干预，6个月后居民的吸烟率显著降低，戒烟率显著升高。

三、行为干预模式研究

Weber 选择了17名2型糖尿病患者，将其随机分为干预组和对照组，其中干预组8人，对照组9人，由精神科的护士对患者进行为期16周的健康教育、角色扮演等干预。Clancy 选择了120名2型糖尿病患者，将其随机分为干预组和对照组，其中干预组59人，对照组61人，由内科医护人员进行为期半年的健康教育、咨询和个体诊疗等干预。Trento、Sadur 等人也对糖尿病患者采取了类似的群组干预措施。

Blumenfeld 选择了479名头痛的患者，由精神科医生、自我管理师对患者进行为期8个月的健康教育、技能培养和情感激发等干预。Maizels 则选择了264名头痛的患者，由护士对患者进行为期8个月的健康教育和个体诊疗等干预。

Scott 和 Miller 分别对 294 名和 28 名慢性病患者，由内科医生、护士对患者进行为期 12 个月的健康教育、讨论咨询和个体诊疗等干预。Masley 选择了 97 名冠心病患者，由护士进行为期 12 个月共计 14 次的健康教育和个体诊疗。Mortberg 对 26 名社交恐惧症的患者，由心理医生采取 3 次强化干预，干预形式主要为心理教育、认知重建和家庭联系等。Linton 选择了 175 名颈部后背痛的患者，将其随机分为干预组和对照组，其中干预组 84 人，对照组 91 人，由临床医生对患者进行为期 12 个月的健康教育、技能培养、放松训练和调节情绪的干预。Hosaka 选择了 34 名乳腺癌患者，由心理医生和护士采取为期 5 周的健康教育、放松训练和心理支持。

Coleman 对卫生服务利用率高的老年人进行群组干预，干预执行者为药师、护士以及内科医生，干预方式为个别指导、自我管理和健康评估。Beck 也对卫生服务利用率高的老年人进行群组干预，干预执行者为护士以及内科医生，干预方式为健康教育、咨询讨论和个体诊疗。

吴克明等人将 400 例高血压患者随机分为对照组和干预组，每组 200 例，前者接受常规的管理，而后者则接受社区卫生服务机构提供的群组干预。6 个月后，发现干预组自我效能和健康状况的变化值明显优于对照组，并且收缩压和舒张压的下降幅度也明显高于对照组，说明社区群组干预模式优于常规的管理模式。朱兰等人则采用 SF-36 量表测量方法，比较了干预组和对照组生命质量的变化，结果显示，除生理机能和躯体疼痛外，SF-36 量表其他各维度的变化值均显著高于对照组。

赵学军等人将 1204 例高血压患者随机分为对照组和干预组，其中干预组 600 例，接受群组干预；对照组 604 例，接受常规管理。6 个月后发现，干预组患者在干预前后，对服药、体育锻炼、饮食和情绪调理的依从性有显著性差异，而对照组则差异无统计学意义。说明在提高高血压患者治疗依从性方面，群组干预优于普通的管理模式。周艳红、陈玲和余东远也进行了类似的研究。

陈沛根对 140 名高血压患者进行群组干预，结果显示，干预后患者的满意度、依从性以及对疾病的认知水平大大提高，但由于试验没有设立对照组，所以导致研究结果的可信性不强。

高俊岭首先分析了社区高血压群组干预的可行性，在此基础上构建了群组干预的模式，并将其应用于实践；然后对干预的效果进行评价，并确定了影响干预效果的主要因素，以及群组干预效果产生的路径。

黄俊对糖尿病患者群组干预的效果进行了定性评价，而成建萍则进行了定量评价，陈能栋、唐倩如等人也进行了类似的研究。姜杨对 53 例住院的精神障碍患者进行为期 4 周的群组干预,结果发现,患者的社会功能、日常生活能力有显著性的改善。

包昌琳等人比较了电话督导与常规督导对涂阳肺结核患者干预效果的影响,结果显示,电话督导的患者的治愈率和规律用药率高于常规督导的患者,说明电话督导的方式有助于提高肺结核患者的治疗效果和服药依从性;同时他还比较了其他督导方式应用于全程督导化疗的可行性。杨华林也以湖南省农村肺结核患者为对象,进行了类似的研究;朱伟也评价了溧阳市农村地区不同督导方式下肺结核患者的治疗管理效果。

李俊民等人对肺结核患者及其家人进行健康教育,以家庭成员对患者进行督导,以弥补 DOTS 督导的不足,并探讨了这种家庭干预模式在肺结核患者防治中的应用。结果显示,这种家庭干预模式能够显著提高肺结核患者的临床治愈率。张建明等人则探讨了医生及家属联合督导应用于全程督导化疗的可行性,以提高肺结核患者治疗的依从性。惠亚茹分析了督导管理对居家治疗传染性肺结核病人痰液处理的影响。

第三节　研究内容与框架

一、研究内容

(一)国内外相关研究进展

对国内外关于自我管理、行为干预等方面研究的内容进行分析与归纳,为本研究的设计与实施提供依据。

(二)干预模式选择及实施

在文献复习的基础上,比较不同干预模式的优缺点,选择适宜的干预模式,并将其进行具体实施。

(三)自我管理干预的效果评价

在干预模式选择并实施的基础上,对干预的有效性及效果进行评价。

二、研究框架

如何判定干预措施是否有效?如何测量干预措施对尘肺病患者自我管理水平的影响程度?如何根据评价结果完善目前的干预模式?详见图 6-1。

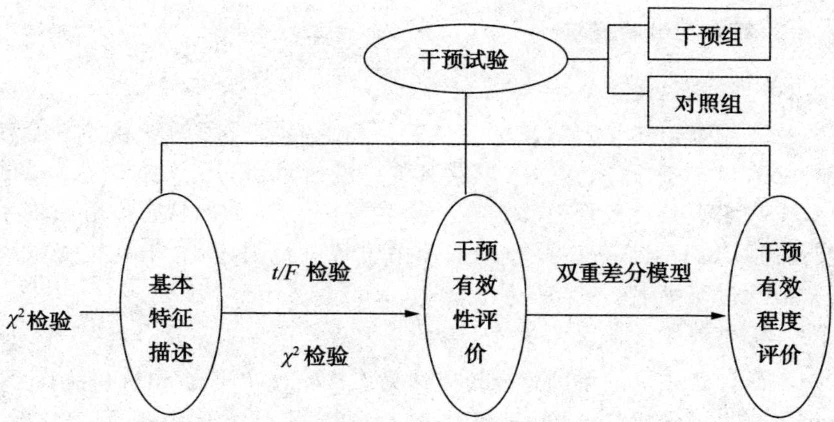

图 6-1　自我管理干预效果评价的研究框架

第四节　研究方法

一、现场试验

现场试验在用来评价自我管理干预的效果时，具体步骤为：分别选择 250 名尘肺病患者，作为对照组和干预组，干预组进行群组干预试验和督导。群组干预试验的内容为针对患者在自我管理行为及自我管理效能的薄弱环节，主要采取宣传教育措施进行干预，而对照组则不采取任何干预措施。通过比较干预前干预组与对照组、干预组干预前后以及对照组前后各关键指标，从而得出实施自我管理干预的效果。现场试验在用来确定影响干预效果的因素时，以现况调查时确定的全部 500 名样本为受试对象。

纳入标准：①尘肺病患者的诊断均符合 2015 年修订的《职业性尘肺病的诊断 GBZ 70-2015》；②年龄在 18 岁以上；③能正确应答且能回答问题，能独立或通过研究者帮助填写所需研究问卷；④同意参加本研究；⑤目前未接受任何有针对性的干预措施，包括督导、健康教育等。

剔除标准：①患者患有精神异常及智力障碍者；②患者本人要求终止和极度不合作者；③体质过分虚弱，不能完成问卷者；④神志不清、不合作、语言表达不清者；⑤伴神经系统疾病或严重躯体功能损害，如四肢活动障碍影响正常生活及工作。

二、统计与分析方法

（一）一般描述性分析

主要用来描述受试对象的基本特征以及自我管理的现状等。前者主要分析社会人口学特征、家庭因素以及其他一些因素等；后者主要描述受试对象的自我管理水平及自我管理效能等。对于数值变量，如服从正态分布则采用均数进行描述，如不服从正态分布则采用中位数进行描述；对于分类变量则采用率或构成比进行描述。

（二）单因素及多因素分析

本研究所采取的单因素分析方法为χ^2检验、t/F检验和秩和检验，而多因素分析方法主要包括二分类 logistic 回归及有序多分类 logistic 回归分析。

（三）双重差分模型

双重差分模型在政策或项目评价领域广泛应用，其基本思路为：按照是否有政策或项目的干预，将样本天然地分为干预组和对照组，计算干预组在政策或项目实施前后某一关键指标的变化值（Y_2-Y_1），同时计算对照组同一指标的变化量（Y_4-Y_3），上述两个变化量的差值，即双重差分（Y_2-Y_1）－（Y_4-Y_3），反映了政策或项目干预的纯效应，如图 6-2 所示。本研究借助双重差分模型，对自我管理干预效果进行评价，确定干预的"纯效应"。

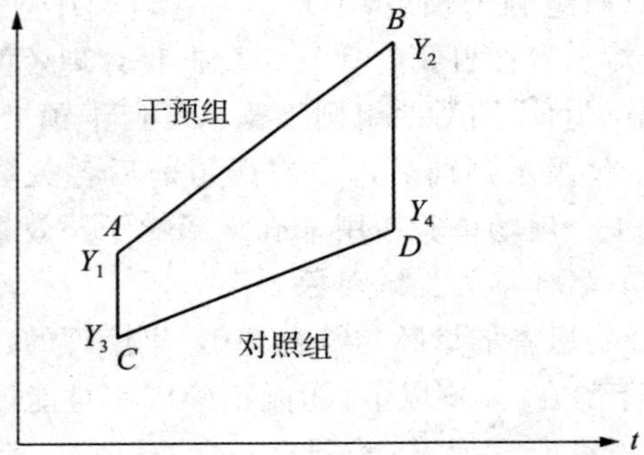

图 6-2　双重差分模型示意图

第五节　技术路线

本研究的技术路线图如图 6-3 所示。

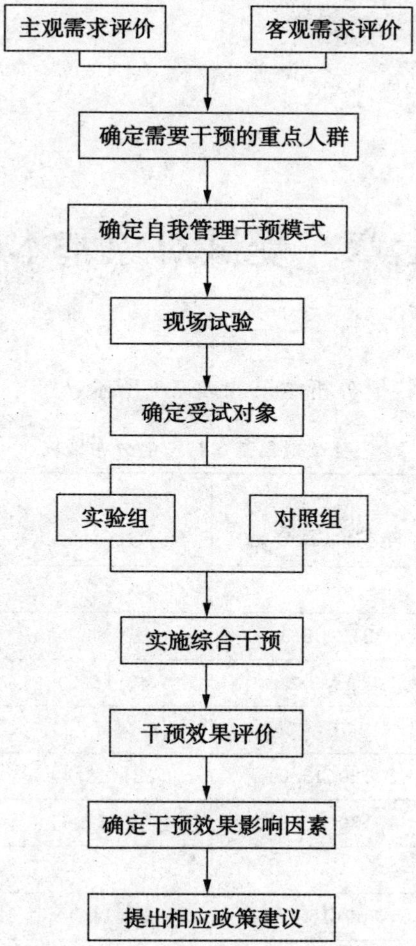

图 6-3　干预效果评价及影响因素分析的技术路线

第七章　受试对象基本特征

受试对象的基本特征分析结果如表 7-1 所示：

表 7-1　　受试对象基本特征的分布情况

项目	对照组 样本数(百分比)	干预组 样本数(百分比)	χ^2 值	P 值
性别			0.572	0.450
男性	216(86.4)	210(84.0)		
女性	34(13.6)	40(16.0)		
户口类型			0.008	0.929
城镇户口	120(48.0)	121(48.4)		
农村户口	130(52.0)	129(51.6)		
患者年龄			0.271	0.967
0～34 岁	39(15.6)	36(14.4)		
35～49 岁	54(21.6)	57(22.8)		
50～64 岁	101(40.4)	99(39.6)		
65 岁及以上	56(22.4)	58(23.2)		
婚姻状况			0.094	0.961
未婚	55(22.0)	57(22.8)		
已婚	168(67.2)	165(66.0)		
离异/丧偶	27(10.8)	28(11.2)		
文化水平			0.515	0.787
初中及以下	175(70.0)	176(70.4)		

续表

项目	对照组 样本数(百分比)	干预组 样本数(百分比)	χ^2 值	P 值
高中	64(25.6)	66(26.4)		
大专及以上	11(4.4)	8(3.2)		
患者月收入			0.112	0.944
0～2999 元	51(20.4)	53(21.2)		
3000～5999 元	124(49.6)	125(50.0)		
6000 元及以上	75(30.0)	72(28.8)		
就诊地点			0.076	0.783
门诊	95(38.0)	98(39.2)		
住院	155(62.0)	152(60.8)		
督导与否			0.034	0.854
督导	95(38.0)	97(38.8)		
无人督导	155(62.0)	153(61.2)		
健康教育			0.037	0.847
接受	77(30.8)	79(31.6)		
未接受	173(69.2)	171(68.4)		
尘肺类型			0.008	0.929
硅肺	133(53.2)	132(52.8)		
其他尘肺	117(46.8)	118(47.2)		
尘肺分期			0.142	0.950
一期	108(43.2)	111(44.4)		
二期	115(46.0)	111(44.4)		
三期	27(10.8)	28(11.2)		
报销方式			0.109	0.959
完全报销	142(56.8)	140(56.0)		
部分报销	90(36.0)	93(37.2)		
不报销	18(7.2)	17(6.8)		
并发症			0.106	0.745
无	56(22.4)	53(21.2)		
有	194(77.6)	197(78.8)		

一、性别分布情况

无论是对照组还是干预组，都是以男性尘肺病患者为主，所占比例分别为86.4%和84.0%。经检验，两组之间性别分布差异无统计学意义（$\chi^2=0.572$，$P=0.450$）。

二、户口类型分布情况

无论是对照组还是干预组尘肺病患者，都是以农村户口为主，所占比例分别为52.0%和51.6%。经检验，两组之间户口分布差异无统计学意义（$\chi^2=0.008$，$P=0.929$）。

三、年龄分布情况

无论是对照组还是干预组尘肺病患者，平均年龄均较高，其中尤以50～64岁年龄组的人数最多，所占比例分别为40.4%和39.6%。经检验，两组之间年龄分布差异无统计学意义（$\chi^2=0.271$，$P=0.967$）。

四、婚姻状况分布情况

无论是对照组还是干预组尘肺病患者，婚姻状况均以已婚为主，所占比例分别为67.2%和66.0%。经检验，两组之间婚姻状况分布差异无统计学意义（$\chi^2=0.094$，$P=0.961$）。

五、文化水平分布情况

无论是对照组还是干预组尘肺病患者，文化水平均偏低，以初中及以下文化水平者为主，所占比例分别为70.0%和70.4%。经检验，两组之间文化水平分布差异无统计学意义（$\chi^2=0.515$，$P=0.787$）。

六、收入水平分布情况

无论是对照组还是干预组患者，收入水平相对较低，以3000～5999元月收入者最多，所占比例分别为49.6%和50.0%。经检验，两组文化水平无统计学差异（$\chi^2=0.112$，$P=0.944$）。

七、就诊地点分布情况

无论是对照组还是干预组尘肺病患者，就诊地点均以住院为主，所占比例分别为62.0%和60.8%。经检验，两组之间就诊地点分布差异无统计学意义（$\chi^2=0.076$，$P=0.783$）。

八、督导与否情况

无论是对照组还是干预组尘肺病患者，其自我管理行为有人督导者均较少，所占比例分别为38.0%和38.8%。经检验，两组之间督导与否情况差异无统计学意义($\chi^2=0.034, P=0.854$)。

九、健康教育与否情况

无论是对照组还是干预组尘肺病患者，接受过健康教育者均较少，所占比例分别为30.8%和31.6%。经检验，两组之间接受健康教育情况差异无统计学意义($\chi^2=0.037, P=0.847$)。

十、尘肺类型分布情况

无论是对照组还是干预组尘肺病患者，均以硅肺患者为主，所占比例分别为53.2%和52.8%。经检验，两组之间尘肺类型分布情况差异无统计学意义($\chi^2=0.008, P=0.929$)。

十一、尘肺分期情况

无论是对照组还是干预组尘肺病患者，均以一期及二期类型为主，三期尘肺病患者所占比例较低。经检验，两组之间尘肺分期分布情况差异无统计学意义($\chi^2=0.142, P=0.950$)。

十二、报销方式分布情况

无论是对照组还是干预组尘肺病患者，医疗费用的报销方式均以完全报销为主，完全自费者所占比例较低。经检验，两组之间报销方式分布情况差异无统计学意义($\chi^2=0.109, P=0.959$)。

十三、并发症分布情况

无论是对照组还是干预组尘肺病患者，有并发症者均较多，所占比例分别为77.6%和78.8%。经检验，两组之间并发症分布情况差异无统计学意义($\chi^2=0.106, P=0.745$)。

第八章　自然管理干预效果评价

第一节　自我管理干预有效性评价

一、对照组与干预组的比较

(一)自我管理总水平

对照组与干预组自我管理总水平的测评分数分别为 120.62±23.97 和 121.58±9.34,经检验,二者差异无统计学意义($t=0.588,P=0.557$)。说明干预组与对照组患者在干预前自我管理水平具有可比性。

(二)症状管理维度

对照组与干预组症状管理水平的测评分数分别为 17.66±6.07 和 17.72±5.00,经检验,二者差异无统计学意义($t=0.121,P=0.904$)。说明干预组与对照组患者在干预前症状管理水平具有可比性(见表 8-1)。

表 8-1　症状管理维度及其条目的比较

项目	干预组	对照组	t 值	P 值
症状管理 A	17.72±5.00	17.66±6.07	0.121	0.904
A_1	2.97±0.99	2.96±1.11	0.128	0.898
A_2	3.05±0.97	2.98±1.16	0.752	0.453
A_3	2.88±0.96	2.84±1.14	0.381	0.703
A_4	2.89±0.91	2.95±1.11	0.617	0.537
A_5	3.02±0.97	3.01±1.08	0.087	0.931
A_6	2.91±0.95	2.92±1.14	0.128	0.898

1. 条目 A_1 的比较

干预组与对照组患者在条目 A_1 上的得分分别为 2.97±0.99 和 2.96±1.11，经检验，二者差异无统计学意义(t=0.128，P=0.898)。说明干预组与对照组患者在条目 A_1 上的得分具有可比性。

2. 条目 A_2 的比较

干预组与对照组患者在条目 A_2 上的得分分别为 3.05±0.97 和 2.98±1.16，经检验，二者差异无统计学意义(t=0.752，P=0.453)。说明干预组与对照组患者在条目 A_2 上的得分具有可比性。

3. 条目 A_3 的比较

干预组与对照组患者在条目 A_3 上的得分分别为 2.88±0.96 和 2.84±1.14，经检验，二者差异无统计学意义(t=0.381，P=0.703)。说明干预组与对照组患者在条目 A_3 上的得分具有可比性。

4. 条目 A_4 的比较

干预组与对照组患者在条目 A_4 上的得分分别为 2.89±0.91 和 2.95±1.11，经检验，二者差异无统计学意义(t=0.617，P=0.537)。说明干预组与对照组患者在条目 A_4 上的得分具有可比性。

5. 条目 A_5 的比较

干预组与对照组患者在条目 A_5 上的得分分别为 3.02±0.97 和 3.01±1.08，经检验，二者差异无统计学意义(t=0.087，P=0.931)。说明干预组与对照组患者在条目 A_5 上的得分具有可比性。

6. 条目 A_6 的比较

干预组与对照组患者在条目 A_6 上的得分分别为 2.91±0.95 和 2.92±1.14，经检验，二者差异无统计学意义(t=0.128，P=0.898)。说明干预组与对照组患者在条目 A_6 上的得分具有可比性。

（三）疾病知识管理维度

对照组与干预组疾病知识管理水平的测评分数分别为 8.41±2.17 和 8.61±1.37，经检验，二者差异无统计学意义(t=1.234，P=0.218)。说明干预组与对照组患者在干预前疾病知识管理水平具有可比性(见表 8-2)。

表 8-2　疾病知识管理维度及其条目的比较

项目	干预组	对照组	t 值	P 值
疾病知识管理 B	8.61±1.37	8.41±2.17	1.234	0.218
B_1	2.87±0.97	2.85±1.14	0.211	0.833
B_2	2.87±0.97	2.85±1.12	0.256	0.798
B_3	2.87±0.97	2.72±1.06	1.719	0.086

1. 条目 B_1 的比较

干预组与对照组患者在条目 B_1 上的得分分别为 2.87±0.97 和 2.85±1.14，经检验，二者差异无统计学意义（t=0.211，P=0.833）。说明干预组与对照组患者在条目 B_1 上的得分具有可比性。

2. 条目 B_2 的比较

干预组与对照组患者在条目 B_2 上的得分分别为 2.87±0.97 和 2.85±1.12，经检验，二者差异无统计学意义（t=0.256，P=0.798）。说明干预组与对照组患者在条目 B_2 上的得分具有可比性。

3. 条目 B_3 的比较

干预组与对照组患者在条目 B_3 上的得分分别为 2.87±0.97 和 2.72±1.06，经检验，二者差异无统计学意义（t=1.719，P=0.086）。说明干预组与对照组患者在条目 B_3 上的得分具有可比性。

（四）不良嗜好管理维度

对照组与干预组不良嗜好管理水平的测评分数分别为 8.21±2.12 和 8.65±1.47，经检验，二者差异无统计学意义（t=1.756，P=0.101）。说明干预组与对照组患者不良嗜好管理水平具有可比性（见表 8-3）。

表 8-3　　不良嗜好管理维度及其条目的比较

项目	干预组	对照组	t 值	P 值
不良嗜好管理 C	8.65±1.47	8.21±2.12	1.756	0.101
C_1	2.87±0.97	2.72±1.03	1.695	0.091
C_2	2.86±0.97	2.74±1.05	1.417	0.157
C_3	2.91±0.98	2.75±1.09	1.771	0.077

1. 条目 C_1 的比较

干预组与对照组患者在条目 C_1 上的得分分别为 2.87±0.97 和 2.72±1.03，经检验，二者差异无统计学意义（t=1.695，P=0.091）。说明干预组与对照组患者在条目 C_1 上的得分具有可比性。

2. 条目 C_2 的比较

干预组与对照组患者在条目 C_2 上的得分分别为 2.86±0.97 和 2.74±1.05，经检验，二者差异无统计学意义（t=1.417，P=0.157）。说明干预组与对照组患者在条目 C_2 上的得分具有可比性。

3. 条目 C_3 的比较

干预组与对照组患者在条目 C_3 上的得分分别为 2.91±0.98 和 2.75±1.09，经检验，二者差异无统计学意义（t=1.771，P=0.077）。说明干预组与对

照组患者在条目 C_3 上的得分具有可比性。

(五)依从性管理维度

对照组与干预组依从性管理水平的测评分数分别为17.21±3.92和17.26±2.45,经检验,二者差异无统计学意义($t=0.178,P=0.859$)。说明干预组与对照组患者依从性管理水平具有可比性(见表8-4)。

表8-4　依从性管理维度及其条目的比较

项目	干预组	对照组	t 值	P 值
依从性管理 D	17.26±2.45	17.21±3.92	0.178	0.859
D_1	2.94±0.98	2.80±1.07	1.444	0.149
D_2	2.78±0.94	2.80±1.12	0.259	0.796
D_3	2.93±0.98	2.96±1.07	0.394	0.694
D_4	2.91±0.98	2.89±1.14	0.211	0.833
D_5	2.93±0.98	2.95±1.06	0.264	0.792
D_6	2.78±0.94	2.80±1.09	0.176	0.860

1.条目 D_1 的比较

干预组与对照组患者在条目 D_1 上的得分分别为2.94±0.98和2.80±1.07,经检验,二者差异无统计学意义($t=1.444,P=0.149$)。说明干预组与对照组患者在条目 D_1 上的得分具有可比性。

2.条目 D_2 的比较

干预组与对照组患者在条目 D_2 上的得分分别为2.78±0.94和2.80±1.12,经检验,二者差异无统计学意义($t=0.259,P=0.796$)。说明干预组与对照组患者在条目 D_2 上的得分具有可比性。

3.条目 D_3 的比较

干预组与对照组患者在条目 D_3 上的得分分别为2.93±0.98和2.96±1.07,经检验,二者差异无统计学意义($t=0.394,P=0.694$)。说明干预组与对照组患者在条目 D_3 上的得分具有可比性。

4.条目 D_4 的比较

干预组与对照组患者在条目 D_4 上的得分分别为2.91±0.98和2.89±1.14,经检验,二者差异无统计学意义($t=0.211,P=0.833$)。说明干预组与对照组患者在条目 D_4 上的得分具有可比性。

5.条目 D_5 的比较

干预组与对照组患者在条目 D_5 上的得分分别为2.93±0.98和2.95±1.06,经检验,二者差异无统计学意义($t=0.264,P=0.792$)。说明干预组与对

照组患者在条目 D_5 上的得分具有可比性。

6. 条目 D_6 的比较

干预组与对照组患者在条目 D_6 上的得分分别为 2.78±0.94 和 2.80±1.09，经检验，二者差异无统计学意义（$t=0.176$，$P=0.860$）。说明干预组与对照组患者在条目 D_6 上的得分具有可比性。

（六）日常生活管理维度

对照组与干预组日常生活管理水平的测评分数分别为 25.93±5.71 和 26.04±2.95，经检验，二者差异无统计学意义（$t=0.266$，$P=0.791$）。说明干预组与对照组患者日常生活管理水平具有可比性（见表 8-5）。

表 8-5　日常生活管理维度及其条目的比较

项目	干预组	对照组	t 值	P 值
日常生活管理 E	26.04±2.95	25.93±5.71	0.266	0.791
E_1	2.79±0.94	2.80±1.03	0.182	0.856
E_2	2.91±0.97	2.87±1.11	0.470	0.638
E_3	2.94±0.97	2.89±1.12	0.556	0.579
E_4	2.78±0.93	2.82±1.04	0.406	0.685
E_5	2.91±0.97	2.85±1.12	0.597	0.551
E_6	2.94±0.97	2.94±1.04	0.000	1.000
E_7	2.92±0.97	2.85±1.05	0.797	0.426
E_8	2.92±0.98	2.94±1.19	0.164	0.870
E_9	2.94±0.98	2.98±1.08	0.521	0.603

1. 条目 E_1 的比较

干预组与对照组患者在条目 E_1 上的得分分别为 2.79±0.94 和 2.80±1.03，经检验，二者差异无统计学意义（$t=0.182$，$P=0.856$）。说明干预组与对照组患者在条目 E_1 上的得分具有可比性。

2. 条目 E_2 的比较

干预组与对照组患者在条目 E_2 上的得分分别为 2.91±0.97 和 2.87±1.11，经检验，二者差异无统计学意义（$t=0.470$，$P=0.638$）。说明干预组与对照组患者在条目 E_2 上的得分具有可比性。

3. 条目 E_3 的比较

干预组与对照组患者在条目 E_3 上的得分分别为 2.94±0.97 和 2.89±1.12，经检验，二者差异无统计学意义（$t=0.556$，$P=0.579$）。说明干预组与对

照组患者在条目 E_3 上的得分具有可比性。

4.条目 E_4 的比较

干预组与对照组患者在条目 E_4 上的得分分别为 2.78±0.93 和 2.82±1.04，经检验，二者差异无统计学意义（$t=0.406$，$P=0.685$）。说明干预组与对照组患者在条目 E_4 上的得分具有可比性。

5.条目 E_5 的比较

干预组与对照组患者在条目 E_5 上的得分分别为 2.91±0.97 和 2.85±1.12，经检验，二者差异无统计学意义（$t=0.597$，$P=0.551$）。说明干预组与对照组患者在条目 E_5 上的得分具有可比性。

6.条目 E_6 的比较

干预组与对照组患者在条目 E_6 上的得分分别为 2.94±0.97 和 2.94±1.04，经检验，二者差异无统计学意义（$t=0.000$，$P=1.000$）。说明干预组与对照组患者在条目 E_6 上的得分具有可比性。

7.条目 E_7 的比较

干预组与对照组患者在条目 E_7 上的得分分别为 2.92±0.97 和 2.85±1.05，经检验，二者差异无统计学意义（$t=0.797$，$P=0.426$）。说明干预组与对照组患者在条目 E_7 上的得分具有可比性。

8.条目 E_8 的比较

干预组与对照组患者在条目 E_8 上的得分分别为 2.92±0.98 和 2.94±1.19，经检验，二者差异无统计学意义（$t=0.164$，$P=0.870$）。说明干预组与对照组患者在条目 E_8 上的得分具有可比性。

9.条目 E_9 的比较

干预组与对照组患者在条目 E_9 上的得分分别为 2.94±0.98 和 2.98±1.08，经检验，二者差异无统计学意义（$t=0.521$，$P=0.603$）。说明干预组与对照组患者在条目 E_9 上的得分具有可比性。

（七）情绪管理维度

对照组与干预组情绪管理水平的测评分数分别为 14.30±3.46 和 14.24±2.05，经检验，二者差异无统计学意义（$t=0.220$，$P=0.826$）。说明干预组与对照组患者情绪管理水平具有可比性（见表 8-6）。

表 8-6　情绪管理维度及其条目的比较

项目	干预组	对照组	t 值	P 值
情绪管理 F	14.24±2.05	14.30±3.46	0.220	0.826
F_1	2.78±0.94	2.83±1.15	0.554	0.580
F_2	2.88±0.97	2.87±1.06	0.044	0.965

续表

项目	干预组	对照组	t 值	P 值
F_3	2.88±0.97	2.87±1.06	0.044	0.965
F_4	2.92±0.99	2.89±1.14	0.335	0.738
F_5	2.80±0.95	2.83±1.03	0.406	0.685

1. 条目 F_1 的比较

干预组与对照组患者在条目 F_1 上的得分分别为 2.78±0.94 和 2.83±1.15，经检验，二者差异无统计学意义（$t=0.554$，$P=0.580$）。说明干预组与对照组患者在条目 F_1 上的得分具有可比性。

2. 条目 F_2 的比较

干预组与对照组患者在条目 F_2 上的得分分别为 2.88±0.97 和 2.87±1.06，经检验，二者差异无统计学意义（$t=0.044$，$P=0.965$）。说明干预组与对照组患者在条目 F_2 上的得分具有可比性。

3. 条目 F_3 的比较

干预组与对照组患者在条目 F_3 上的得分分别为 2.88±0.97 和 2.87±1.06，经检验，二者差异无统计学意义（$t=0.044$，$P=0.965$）。说明干预组与对照组患者在条目 F_3 上的得分具有可比性。

4. 条目 F_4 的比较

干预组与对照组患者在条目 F_4 上的得分分别为 2.92±0.99 和 2.89±1.14，经检验，二者差异无统计学意义（$t=0.335$，$P=0.738$）。说明干预组与对照组患者在条目 F_4 上的得分具有可比性。

5. 条目 F_5 的比较

干预组与对照组患者在条目 F_5 上的得分分别为 2.80±0.95 和 2.83±1.03，经检验，二者差异无统计学意义（$t=0.406$，$P=0.685$）。说明干预组与对照组患者在条目 F_5 上的得分具有可比性。

（八）自我管理效度维度

对照组与干预组自我管理效能水平的测评分数分别为 28.90±7.45 和 29.05±5.51，经检验，二者差异无统计学意义（$t=0.252$，$P=0.801$）。说明干预组与对照组患者自我管理效能水平具有可比性（见表 8-7）。

表 8-7　　自我管理效度维度及其条目的比较

项目	干预组	对照组	t 值	P 值
自我管理效能 G	29.05±5.51	28.90±7.45	0.252	0.801
G_1	2.97±1.00	2.90±1.08	0.775	0.439
G_2	3.05±0.97	2.97±1.15	0.882	0.378
G_3	2.92±0.97	2.83±1.05	0.928	0.354
G_4	2.88±0.93	2.96±1.05	0.950	0.343
G_5	3.02±0.97	2.99±1.14	0.380	0.704
G_6	2.95±0.96	2.88±1.10	0.781	0.435
G_7	2.94±0.98	2.84±1.06	1.011	0.313
G_8	2.70±0.88	2.77±1.06	0.869	0.385
G_9	2.71±0.88	2.78±1.00	0.853	0.394
G_{10}	2.91±0.97	2.97±1.02	0.676	0.500

1. 条目 G_1 的比较

干预组与对照组患者在条目 G_1 上的得分分别为 2.97±1.00 和 2.90±1.08，经检验，二者差异无统计学意义（$t=0.775$，$P=0.439$）。说明干预组与对照组患者在条目 G_1 上的得分具有可比性。

2. 条目 G_2 的比较

干预组与对照组患者在条目 G_2 上的得分分别为 3.05±0.97 和 2.97±1.15，经检验，二者差异无统计学意义（$t=0.882$，$P=0.378$）。说明干预组与对照组患者在条目 G_2 上的得分具有可比性。

3. 条目 G_3 的比较

干预组与对照组患者在条目 G_3 上的得分分别为 2.92±0.97 和 2.83±1.05，经检验，二者差异无统计学意义（$t=0.928$，$P=0.354$）。说明干预组与对照组患者在条目 G_3 上的得分具有可比性。

4. 条目 G_4 的比较

干预组与对照组患者在条目 G_4 上的得分分别为 2.88±0.93 和 2.96±1.05，经检验，二者差异无统计学意义（$t=0.950$，$P=0.343$）。说明干预组与对照组患者在条目 A_4 上的得分具有可比性。

5. 条目 G_5 的比较

干预组与对照组患者在条目 G_5 上的得分分别为 3.02±0.97 和 2.99±1.14，经检验，二者差异无统计学意义（$t=0.380$，$P=0.704$）。说明干预组与对照组患者在条目 G_5 上的得分具有可比性。

6. 条目 G_6 的比较

干预组与对照组患者在条目 G_6 上的得分分别为 2.95±0.96 和 2.88±1.10，经检验，二者差异无统计学意义(t=0.781，P=0.435)。说明干预组与对照组患者在条目 G_6 上的得分具有可比性。

7. 条目 G_7 的比较

干预组与对照组患者在条目 G_7 上的得分分别为 2.94±0.98 和 2.84±1.06，经检验，二者差异无统计学意义(t=1.011，P=0.313)。说明干预组与对照组患者在条目 G_7 上的得分具有可比性。

8. 条目 G_8 的比较

干预组与对照组患者在条目 G_8 上的得分分别为 2.70±0.88 和 2.77±1.06，经检验，二者差异无统计学意义(t=0.869，P=0.385)。说明干预组与对照组患者在条目 G_8 上的得分具有可比性。

9. 条目 G_9 的比较

干预组与对照组患者在条目 G_9 上的得分分别为 2.71±0.88 和 2.78±1.00，经检验，二者差异无统计学意义(t=0.853，P=0.394)。说明干预组与对照组患者在条目 G_9 上的得分具有可比性。

10. 条目 G_{10} 的比较

干预组与对照组患者在条目 G_{10} 上的得分分别为 2.91±0.97 和 2.97±1.02，经检验，二者差异无统计学意义(t=0.676，P=0.500)。说明干预组与对照组患者在条目 G_{10} 上的得分具有可比性。

二、干预组干预前后比较

(一)自我管理总水平

干预组患者干预前后自我管理水平测评分数分别为 121.58±9.34 和 205.99±4.41，经检验，干预前后差异有统计学意义(t=141.79，P=0.000)。说明干预措施可以显著改善尘肺病患者的自我管理水平。

(二)症状管理维度

干预组患者干预前后症状管理水平测评分数分别为 17.72±5.00 和 29.10±1.57，经检验，干预前后差异有统计学意义(t=34.062，P=0.000)。说明干预措施可以显著改善尘肺病患者的症状管理水平(见表 8-8)。

表 8-8　　症状管理维度及其条目的比较

项目	干预前	干预后	t 值	P 值
症状管理 A	17.72±5.00	29.10±1.57	34.062	0.000
A_1	2.97±0.99	4.92±0.40	29.782	0.000

续表

项目	干预前	干预后	t 值	P 值
A_2	3.05±0.97	4.85±0.57	25.105	0.000
A_3	2.88±0.96	4.80±0.63	25.899	0.000
A_4	2.89±0.91	4.83±0.61	27.659	0.000
A_5	3.02±0.97	4.83±0.59	25.922	0.000
A_6	2.91±0.95	4.87±0.51	27.966	0.000

1.条目 A_1 的前后比较

干预前后尘肺病患者在条目 A_1 上的得分分别为 2.97±0.99 和 4.92±0.40，差异有统计学意义（t=29.782，P=0.000）。说明干预措施可以有效促使患者在无气促时，自行进行呼吸训练。

2.条目 A_2 的前后比较

干预前后尘肺病患者在条目 A_2 上的得分分别为 3.05±0.97 和 4.85±0.57，差异有统计学意义（t=25.105，P=0.000）。说明干预措施可以有效促使患者在有气促时，按照医嘱服用激素，吸入支气管舒张剂等药物。

3.条目 A_3 的前后比较

干预前后尘肺病患者在条目 A_3 上的得分分别为 2.88±0.96 和 4.80±0.63，差异有统计学意义（t=25.899，P=0.000）。说明干预措施可以有效促使患者在气促较明显时，进行氧疗。

4.条目 A_4 的前后比较

干预前后尘肺病患者在条目 A_4 上的得分分别为 2.89±0.91 和 4.83±0.61，差异有统计学意义（t=27.659，P=0.000）。说明干预措施可以有效促使患者在突然出现剧烈的咳嗽、咳痰、体温升高、胸痛，胸闷、呼吸困难、明显气促等情况时及时就医。

5.条目 A_5 的前后比较

干预前后尘肺病患者在条目 A_5 上的得分分别为 3.02±0.97 和 4.83±0.59，差异有统计学意义（t=25.922，P=0.000）。说明干预措施可以有效促使患者在咳嗽咳痰时，使用有效的方法清除呼吸道痰液。

6.条目 A_6 的前后比较

干预前后尘肺病患者在条目 A_6 上的得分分别为 2.91±0.95 和 4.87±0.51，差异有统计学意义（t=27.966，P=0.000）。说明干预措施可以有效促使患者在身体无浮肿，痰较多、较稠时多喝水。

（三）*疾病知识管理维度*

干预组患者干预前后疾病知识管理水平测评分数分别为 8.61±1.37 和

14.52±1.24，经检验，干预前后差异有统计学意义（t=49.331，P=0.000）。说明干预措施可以显著改善尘肺病患者的疾病知识管理水平（见表 8-9）。

表 8-9　　疾病知识管理维度及其条目的比较

项目	干预前	干预后	t 值	P 值
疾病知识管理 B	8.61±1.37	14.52±1.24	49.331	0.000
B_1	2.87±0.97	4.80±0.63	25.920	0.000
B_2	2.87±0.97	4.85±0.55	26.822	0.000
B_3	2.87±0.97	4.88±0.50	28.444	0.000

1.条目 B_1 的前后比较

干预前后尘肺病患者在条目 B_1 上的得分分别为 2.87±0.97 和 4.80±0.63，差异有统计学意义（t=25.920，P=0.000）。说明干预措施可以有效促使患者关注药物的副作用、效果、剂量。

2.条目 B_2 的前后比较

干预前后尘肺病患者在条目 B_2 上的得分分别为 2.87±0.97 和 4.85±0.55，差异有统计学意义（t=26.822，P=0.000）。说明干预措施可以有效促使患者通过各种方式学习尘肺病相关知识。

3.条目 B_3 的前后比较

干预前后尘肺病患者在条目 B_3 上的得分分别为 2.87±0.97 和 4.88±0.50，差异有统计学意义（t=28.44，P=0.000）。说明干预措施可以有效促使患者与其他尘肺患者交流疾病相关知识。

（四）不良嗜好管理维度

干预组患者干预前后不良嗜好管理水平测评分数分别为 8.65±1.47 和 14.82±0.77，经检验，干预前后差异有统计学意义（t=56.321，P=0.000）。说明干预措施可以显著改善尘肺病患者的不良嗜好管理水平（见表 8-10）。

表 8-10　　不良嗜好管理维度及其条目的比较

项目	干预前	干预后	t 值	P 值
不良嗜好管理 C	8.65±1.47	14.82±0.77	56.321	0.000
C_1	2.87±0.97	4.93±0.38	32.110	0.000
C_2	2.86±0.97	4.95±0.33	31.456	0.000
C_3	2.91±0.98	4.95±0.33	31.337	0.000

1. 条目 C_1 的前后比较

干预前后尘肺病患者在条目 C_1 上的得分分别为 2.87±0.97 和 4.93±0.38，差异有统计学意义（t=32.110，P=0.000）。说明干预措施可以有效促使患者严格执行戒烟的规定。

2. 条目 C_2 的前后比较

干预前后尘肺病患者在条目 C_2 上的得分分别为 2.86±0.97 和 4.95±0.33，差异有统计学意义（t=31.456，P=0.000）。说明干预措施可以有效促使患者严格执行限酒的规定。

3. 条目 C_3 的前后比较

干预前后尘肺病患者在条目 C_3 上的得分分别为 2.91±0.98 和 4.95±0.33，差异有统计学意义（t=31.337，P=0.000）。说明干预措施可以有效促使患者饮食时严格执行限盐的规定。

（五）依从性管理维度

干预组患者干预前后依从性管理水平测评分数分别为 17.26±2.45 和 29.61±1.38，经检验，干预前后差异有统计学意义（t=66.570，P=0.000）。说明干预措施可以显著改善尘肺病患者的依从性管理水平（见表 8-11）。

表 8-11　　依从性管理维度及其条目的比较

项目	干预前	干预后	t 值	P 值
依从性管理 D	17.26±2.45	29.61±1.38	66.570	0.000
D_1	2.94±0.98	4.95±0.33	30.496	0.000
D_2	2.78±0.94	4.91±0.42	32.198	0.000
D_3	2.93±0.98	4.91±0.42	29.064	0.000
D_4	2.91±0.98	4.92±0.41	29.522	0.000
D_5	2.93±0.98	4.96±0.27	31.463	0.000
D_6	2.78±0.94	4.96±0.27	34.615	0.000

1. 条目 D_1 的前后比较

干预前后尘肺病患者在条目 D_1 上的得分分别为 2.94±0.98 和 4.95±0.33，差异有统计学意义（t=30.496，P=0.000）。说明干预措施可以有效促使患者自觉遵医嘱，按时按量服药。

2. 条目 D_2 的前后比较

干预前后尘肺病患者在条目 D_2 上的得分分别为 2.78±0.94 和 4.91±

0.42,差异有统计学意义(t=32.198,P=0.000)。说明干预措施可以有效促使患者按照规定定期复查。

3.条目 D_3 的前后比较

干预前后尘肺病患者在条目 D_3 上的得分分别为 2.93±0.98 和 4.91±0.42,差异有统计学意义(t=29.064,P=0.000)。说明干预措施可以有效促使患者避免粉尘、烟雾和其他有害气体的吸入。

4.条目 D_4 的前后比较

干预前后尘肺病患者在条目 D_4 上的得分分别为 2.91±0.98 和 4.92±0.41,差异有统计学意义(t=29.522,P=0.000)。说明干预措施可以有效促使患者避免过度劳累。

5.条目 D_5 的前后比较

干预前后尘肺病患者在条目 D_5 上的得分分别为 2.93±0.98 和 4.96±0.27,差异有统计学意义(t=31.463,P=0.000)。说明干预措施可以有效促使患者在流感期间避免去公共场所。

6.条目 D_6 的前后比较

干预前后尘肺病患者在条目 D_6 上的得分分别为 2.78±0.94 和 4.96±0.27,差异有统计学意义(t=34.615,P=0.000)。说明干预措施可以有效促使患者避免吃过冷、硬、油腻及辛辣刺激性食品。

(六)日常生活管理维度

干预组患者干预前后日常生活管理水平测评分数分别为 26.04±2.95 和 44.40±1.86,经检验,干预前后差异有统计学意义(t=83.530,P=0.000)。说明干预措施可以显著改善尘肺病患者的日常生活管理水平(见表 8-12)。

表 8-12　日常生活管理维度及其条目的比较

项目	干预前	干预后	t 值	P 值
日常生活管理 E	26.04±2.95	44.40±1.86	83.530	0.000
E_1	2.79±0.94	4.92±0.39	33.748	0.000
E_2	2.91±0.97	4.92±0.39	31.075	0.000
E_3	2.94±0.97	4.92±0.39	30.129	0.000
E_4	2.78±0.93	4.97±0.24	35.392	0.000
E_5	2.91±0.97	4.97±0.24	32.250	0.000
E_6	2.94±0.97	4.97±0.24	32.213	0.000
E_7	2.92±0.97	4.92±0.39	29.722	0.000
E_8	2.92±0.98	4.92±0.39	29.828	0.000
E_9	2.94±0.98	4.86±0.56	26.861	0.000

1. 条目 E_1 的前后比较

干预前后尘肺病患者在条目 E_1 上的得分分别为 2.79±0.94 和 4.92±0.39，差异有统计学意义（$t=33.748$，$P=0.000$）。说明干预措施可以有效促使患者在饮食中增加新鲜蔬菜水果的摄入。

2. 条目 E_2 的前后比较

干预前后尘肺病患者在条目 E_2 上的得分分别为 2.91±0.97 和 4.92±0.39，差异有统计学意义（$t=31.075$，$P=0.000$）。说明干预措施可以有效促使患者增加维生素 A 的摄入。

3. 条目 E_3 的前后比较

干预前后尘肺病患者在条目 E_3 上的得分分别为 2.94±0.97 和 4.92±0.39，差异有统计学意义（$t=30.129$，$P=0.000$）。说明干预措施可以有效促使患者增加奶制品、瘦肉、豆制品和其他优质蛋白质的摄入。

4. 条目 E_4 的前后比较

干预前后尘肺病患者在条目 E_4 上的得分分别为 2.78±0.93 和 4.97±0.24，差异有统计学意义（$t=35.392$，$P=0.000$）。说明干预措施可以有效促使患者根据身体状况调节运动。

5. 条目 E_5 的前后比较

干预前后尘肺病患者在条目 E_5 上的得分分别为 2.91±0.97 和 4.97±0.24，差异有统计学意义（$t=32.250$，$P=0.000$）。说明干预措施可以有效促使患者进行全身康复锻炼。

6. 条目 E_6 的前后比较

干预前后尘肺病患者在条目 E_6 上的得分分别为 2.94±0.97 和 4.97±0.24，差异有统计学意义（$t=32.213$，$P=0.000$）。说明干预措施可以有效促使患者根据天气变化，及时增减衣服，预防感冒。

7. 条目 E_7 的前后比较

干预前后尘肺病患者在条目 E_7 上的得分分别为 2.92±0.97 和 4.92±0.39，差异有统计学意义（$t=29.722$，$P=0.000$）。说明干预措施可以有效促使患者天冷时使用保暖设施提高温度。

8. 条目 E_8 的前后比较

干预前后尘肺病患者在条目 E_8 上的得分分别为 2.92±0.98 和 4.92±0.39，差异有统计学意义（$t=29.828$，$P=0.000$）。说明干预措施可以有效促使患者经常开窗通风，避免对着风吹。

9. 条目 E_9 的前后比较

干预前后尘肺病患者在条目 E_9 上的得分分别为 2.94±0.98 和 4.86±0.56，差异有统计学意义（$t=26.861$，$P=0.000$）。说明干预措施可以有效促使患者培养良好睡眠习惯。

(七)情绪管理维度

干预组患者干预前后患者的情绪水平测评分数分别为14.24±2.05和24.49±1.43,经检验,干预前后差异有统计学意义(t=66.721,P=0.000)。说明干预措施可以显著改善尘肺病患者的情绪管理水平(见表8-13)。

表8-13 情绪管理维度及其条目的比较

项目	干预前	干预后	t值	P值
情绪管理F	14.24±2.05	24.49±1.43	66.721	0.000
F_1	2.78±0.94	4.88±0.53	30.847	0.000
F_2	2.88±0.97	4.87±0.53	28.800	0.000
F_3	2.88±0.97	4.90±0.45	29.898	0.000
F_4	2.92±0.99	4.91±0.43	29.383	0.000
F_5	2.80±0.95	4.92±0.39	32.438	0.000

1.条目F_1的前后比较

干预前后尘肺病患者在条目F_1上的得分分别为2.78±0.94和4.88±0.53,差异有统计学意义(t=30.847,P=0.000)。说明干预措施可以有效促使患者在心情不好时,将注意力转移到其他想做的事情上。

2.条目F_2的前后比较

干预前后尘肺病患者在条目F_2上的得分分别为2.88±0.97和4.87±0.53,差异有统计学意义(t=28.800,P=0.000)。说明干预措施可以有效促使患者在有烦恼的事情时向亲属或朋友倾诉,寻求帮助。

3.条目F_3的前后比较

干预前后尘肺病患者在条目F_3上的得分分别为2.88±0.97和4.90±0.45,差异有统计学意义(t=29.898,P=0.000)。说明干预措施可以有效促使患者保持良好的情绪和乐观的精神状态。

4.条目F_4的前后比较

干预前后尘肺病患者在条目F_4上的得分分别为2.92±0.99和4.91±0.43,差异有统计学意义(t=29.383,P=0.000)。说明干预措施可以有效促使患者从事自己喜欢的休闲娱乐。

5.条目F_5的前后比较

干预前后尘肺病患者在条目F_5上的得分分别为2.80±0.95和4.92±0.39,差异有统计学意义(t=32.438,P=0.000)。说明干预措施可以有效促使患者控制自己不向别人发脾气。

(八)自我管理效度维度

干预组患者干预前后患者的自我管理效能测评分数分别为 29.05±5.51 和 49.05±2.29,经检验,干预前后差异有统计学意义(t=53.931,P=0.000)。说明干预措施可以显著改善尘肺病患者的自我管理效能(见表 8-14)。

表 8-14 自我管理效度维度及其条目的比较

项目	干预前	干预后	t 值	P 值
自我管理效能 G	29.05±5.51	49.05±2.29	53.931	0.000
G_1	2.97±1.00	4.91±0.43	30.365	0.000
G_2	3.05±0.97	4.91±0.46	27.343	0.000
G_3	2.92±0.97	4.90±0.46	28.108	0.000
G_4	2.88±0.93	4.92±0.41	30.763	0.000
G_5	3.02±0.97	4.88±0.50	27.436	0.000
G_6	2.95±0.96	4.92±0.41	28.946	0.000
G_7	2.94±0.98	4.91±0.42	29.573	0.000
G_8	2.70±0.88	4.90±0.44	36.352	0.000
G_9	2.71±0.88	4.91±0.42	35.560	0.000
G_{10}	2.91±0.97	4.90±0.44	29.912	0.000

1. 条目 G_1 的前后比较

干预前后尘肺病患者在条目 G_1 上的得分分别为 2.97±1.00 和 4.91±0.43,差异有统计学意义(t=30.365,P=0.000)。说明干预措施可以有效促使患者在病情加重时,有信心能够找到解决的办法。

2. 条目 G_2 的前后比较

干预前后尘肺病患者在条目 G_2 上的得分分别为 3.05±0.97 和 4.91±0.46,差异有统计学意义(t=27.343,P=0.000)。说明干预措施可以促使患者有信心可以按照医生的要求去做。

3. 条目 G_3 的前后比较

干预前后尘肺病患者在条目 G_3 上的得分分别为 2.92±0.97 和 4.90±0.46,差异有统计学意义(t=28.108,P=0.000)。说明干预措施可以促使患者有信心疾病带来的不适不会影响自己想做的事情。

4. 条目 G_4 的前后比较

干预前后尘肺病患者在条目 G_4 上的得分分别为 2.88±0.93 和 4.92±0.41,差异有统计学意义(t=30.763,P=0.000)。说明干预措施可以促使患者有信心进行相关的锻炼。

5.条目 G_5 的前后比较

干预前后尘肺病患者在条目 G_5 上的得分分别为 3.02±0.97 和 4.88±0.50,差异有统计学意义($t=27.436$,$P=0.000$)。说明干预措施可以促使患者有信心做到合理安排饮食。

6.条目 G_6 的前后比较

干预前后尘肺病患者在条目 G_6 上的得分分别为 2.95±0.96 和 4.92±0.41,差异有统计学意义($t=28.946$,$P=0.000$)。说明干预措施可以促使患者有信心杜绝不良嗜好。

7.条目 G_7 的前后比较

干预前后尘肺病患者在条目 G_7 上的得分分别为 2.94±0.98 和 4.91±0.42,差异有统计学意义($t=29.573$,$P=0.000$)。说明干预措施可以促使患者有信心在日常生活中照顾好自己,预防并发症。

8.条目 G_8 的前后比较

干预前后尘肺病患者在条目 G_8 上的得分分别为 2.70±0.88 和 4.90±0.44,差异有统计学意义($t=36.352$,$P=0.000$)。说明干预措施可以促使患者相信疾病带来的情绪压力不会影响自己的日常活动。

9.条目 G_9 的前后比较

干预前后尘肺病患者在条目 G_9 上的得分分别为 2.71±0.88 和 4.91±0.42,差异有统计学意义($t=35.560$,$P=0.000$)。说明干预措施可以促使患者有信心去做不同的事情和活动调节情绪。

10.条目 G_{10} 的前后比较

干预前后尘肺病患者在条目 G_{10} 上的得分分别为 2.91±0.97 和 4.90±0.44,差异有统计学意义($t=29.912$,$P=0.000$)。说明干预措施可以促使患者有信心做到乐观地看待尘肺病。

三、对照组的前后比较

(一)自我管理总水平

对照组患者前后自我管理总体测评分数分别为 120.62±23.97 和 121.17±23.45,前后差异无统计学意义($t=1.392$,$P=0.165$)。说明对照组患者的自我管理水平前后并未发生显著的变化。

(二)症状管理维度

对照组患者前后症状管理总体测评分数分别为 17.66±6.07 和 17.73±6.03,前后差异无统计学意义($t=1.408$,$P=0.160$)。说明对照组患者的症状管理水平前后并未发生显著的变化(见表 8-15)。

表 8-15　　症状管理维度及其条目的比较

项目	对照组(前)	对照组(后)	t 值	P 值
症状管理 A	17.66±6.07	17.73±6.03	1.408	0.160
A_1	2.96±1.11	2.97±1.10	1.344	0.180
A_2	2.98±1.16	2.99±1.15	1.266	0.207
A_3	2.84±1.14	2.86±1.14	1.344	0.180
A_4	2.95±1.11	2.96±1.10	1.344	0.180
A_5	3.01±1.08	3.02±1.07	1.344	0.180
A_6	2.92±1.14	2.93±1.13	1.000	0.318

1. 条目 A_1 的变化情况

对照组患者前后条目 A_1 的测评分数分别为 2.96±1.11 和 2.97±1.10，前后差异无统计学意义(t=1.344，P=0.180)。说明对照组患者在条目 A_1 方面前后并未发生显著的变化。

2. 条目 A_2 的变化情况

对照组患者前后条目 A_2 的测评分数分别为 2.98±1.16 和 2.99±1.15，前后差异无统计学意义(t=1.266，P=0.207)。说明对照组患者在条目 A_2 方面前后并未发生显著的变化。

3. 条目 A_3 的变化情况

对照组患者前后条目 A_3 的测评分数分别为 2.84±1.14 和 2.86±1.14，前后差异无统计学意义(t=1.344，P=0.180)。说明对照组患者在条目 A_3 方面前后并未发生显著的变化。

4. 条目 A_4 的变化情况

对照组患者前后条目 A_4 的测评分数分别为 2.95±1.11 和 2.96±1.10，前后差异无统计学意义(t=1.344，P=0.180)。说明对照组患者在条目 A_4 方面前后并未发生显著的变化。

5. 条目 A_5 的变化情况

对照组患者前后条目 A_5 的测评分数分别为 3.01±1.08 和 3.02±1.07，前后差异无统计学意义(t=1.344，P=0.180)。说明对照组患者在条目 A_5 方面前后并未发生显著的变化。

6. 条目 A_6 的变化情况

对照组患者前后条目 A_6 的测评分数分别为 2.92±1.14 和 2.93±1.13，前后差异无统计学意义(t=1.000，P=0.318)。说明对照组患者在条目 A_6 方面前后并未发生显著的变化。

（三）疾病知识管理维度

对照组患者前后疾病知识管理总体测评分数分别为8.41±2.17和8.44±2.16，前后差异无统计学意义（$t=1.403$，$P=0.162$）。说明对照组患者的疾病知识管理水平前后并未发生显著的变化（见表8-16）。

表8-16　　疾病知识管理维度及其条目的比较

项目	对照组（前）	对照组（后）	t值	P值
疾病知识管理B	8.41±2.17	8.44±2.16	1.403	0.162
B_1	2.85±1.14	2.85±1.14	1.000	0.318
B_2	2.85±1.12	2.86±1.12	1.000	0.318
B_3	2.72±1.06	2.73±1.05	1.344	0.180

1.条目B_1的变化情况

对照组患者前后条目B_1的测评分数分别为2.85±1.14和2.85±1.14，前后差异无统计学意义（$t=1.000$，$P=0.318$）。说明对照组患者在条目B_1方面前后并未发生显著的变化。

2.条目B_2的变化情况

对照组患者前后条目B_2的测评分数分别为2.85±1.12和2.86±1.12，前后差异无统计学意义（$t=1.000$，$P=0.318$）。说明对照组患者在条目B_2方面前后并未发生显著的变化。

3.条目B_3的变化情况

对照组患者前后条目B_3的测评分数分别为2.72±1.06和2.73±1.05，前后差异无统计学意义（$t=1.344$，$P=0.180$）。说明对照组患者在条目B_3方面前后并未发生显著的变化。

（四）不良嗜好管理维度

对照组患者前后疾病知识管理总体测评分数分别为8.21±2.12和8.25±2.09，前后差异无统计学意义（$t=1.389$，$P=0.166$）。说明对照组患者的疾病知识管理水平前后并未发生显著的变化（见表8-17）。

表8-17　　不良嗜好管理维度及其条目的比较

项目	对照组（前）	对照组（后）	t值	P值
不良嗜好管理C	8.21±2.12	8.25±2.09	1.389	0.166
C_1	2.72±1.03	2.73±1.03	1.344	0.180
C_2	2.74±1.05	2.75±1.05	1.417	0.158
C_3	2.75±1.09	2.76±1.08	1.344	0.180

1. 条目 C_1 的变化情况

对照组患者前后条目 C_1 的测评分数分别为 2.72±1.03 和 2.73±1.03，前后差异无统计学意义（$t=1.344$，$P=0.180$）。说明对照组患者在条目 C_1 方面前后并未发生显著的变化。

2. 条目 C_2 的变化情况

对照组患者前后条目 C_2 的测评分数分别为 2.74±1.05 和 2.75±1.05，前后差异无统计学意义（$t=1.417$，$P=0.158$）。说明对照组患者在条目 C_2 方面前后并未发生显著的变化。

3. 条目 C_3 的变化情况

对照组患者前后条目 C_3 的测评分数分别为 2.75±1.09 和 2.76±1.08，前后差异无统计学意义（$t=1.344$，$P=0.180$）。说明对照组患者在条目 C_3 方面前后并未发生显著的变化。

（五）依从性管理维度

对照组患者前后症状管理总体测评分数分别为 17.21±3.92 和 17.28±3.87，前后差异无统计学意义（$t=1.383$，$P=0.168$）。说明对照组患者的症状管理水平前后并未发生显著的变化（见表 8-18）。

表 8-18　依从性管理维度及其条目的比较

项目	对照组（前）	对照组（后）	t 值	P 值
依从性管理 D	17.21±3.92	17.28±3.87	1.383	0.168
D_1	2.80±1.07	2.82±1.06	1.344	0.180
D_2	2.80±1.12	2.82±1.12	1.266	0.207
D_3	2.96±1.07	2.98±1.06	1.344	0.180
D_4	2.89±1.14	2.89±1.13	1.000	0.318
D_5	2.95±1.06	2.97±1.05	1.266	0.207
D_6	2.80±1.09	2.81±1.08	1.346	0.179

1. 条目 D_1 的变化情况

对照组患者前后条目 D_1 的测评分数分别为 2.80±1.07 和 2.82±1.06，前后差异无统计学意义（$t=1.344$，$P=0.180$）。说明对照组患者在条目 D_1 方面前后并未发生显著的变化。

2. 条目 D_2 的变化情况

对照组患者前后条目 D_2 的测评分数分别为 2.80±1.12 和 2.82±1.12，前后差异无统计学意义（$t=1.266$，$P=0.207$）。说明对照组患者在条目 D_2 方面前后并未发生显著的变化。

3. 条目 D_3 的变化情况

对照组患者前后条目 D_3 的测评分数分别为 2.96±1.07 和 2.98±1.06，前后差异无统计学意义（$t=1.344, P=0.180$）。说明对照组患者在条目 D_3 方面前后并未发生显著的变化。

4. 条目 D_4 的变化情况

对照组患者前后条目 D_4 的测评分数分别为 2.89±1.14 和 2.89±1.13，前后差异无统计学意义（$t=1.000, P=0.318$）。说明对照组患者在条目 D_4 方面前后并未发生显著的变化。

5. 条目 D_5 的变化情况

对照组患者前后条目 D_5 的测评分数分别为 2.95±1.06 和 2.97±1.05，前后差异无统计学意义（$t=1.266, P=0.207$）。说明对照组患者在条目 D_5 方面前后并未发生显著的变化。

6. 条目 D_6 的变化情况

对照组患者前后条目 D_6 的测评分数分别为 2.80±1.09 和 2.81±1.08，前后差异无统计学意义（$t=1.346, P=0.179$）。说明对照组患者在条目 D_6 方面前后并未发生显著的变化。

（六）日常生活管理维度

对照组患者前后日常生活管理总体测评分数分别为 25.93±5.71 和 26.06±5.59，前后差异无统计学意义（$t=1.393, P=0.165$）。说明对照组患者的日常生活管理水平前后并未发生显著的变化（见表 8-19）。

表 8-19　　日常生活管理维度及其条目的比较

项目	对照组（前）	对照组（后）	t 值	P 值
日常生活管理 E	25.93±5.71	26.06±5.59	1.393	0.165
E_1	2.80±1.03	2.82±1.02	1.421	0.155
E_2	2.87±1.11	2.88±1.11	1.266	0.207
E_3	2.89±1.12	2.90±1.10	1.417	0.158
E_4	2.82±1.04	2.82±1.04	1.000	0.318
E_5	2.85±1.12	2.87±1.11	1.389	0.166
E_6	2.94±1.04	2.95±1.02	1.430	0.149
E_7	2.85±1.05	2.86±1.05	1.419	0.157
E_8	2.94±1.19	2.96±1.18	1.389	0.166
E_9	2.98±1.08	2.99±1.07	1.417	0.158

1. 条目 E_1 的变化情况

对照组患者前后条目 E_1 的测评分数分别为 2.80±1.03 和 2.82±1.02，前后差异无统计学意义（t=1.421，P=0.155）。说明对照组患者在条目 E_1 方面前后并未发生显著的变化。

2. 条目 E_2 的变化情况

对照组患者前后条目 E_2 的测评分数分别为 2.87±1.11 和 2.88±1.11，前后差异无统计学意义（t=1.266，P=0.207）。说明对照组患者在条目 E_2 方面前后并未发生显著的变化。

3. 条目 E_3 的变化情况

对照组患者前后条目 E_3 的测评分数分别为 2.89±1.12 和 2.90±1.10，前后差异无统计学意义（t=1.417，P=0.158）。说明对照组患者在条目 E_3 方面前后并未发生显著的变化。

4. 条目 E_4 的变化情况

对照组患者前后条目 E_4 的测评分数分别为 2.82±1.04 和 2.82±1.04，前后差异无统计学意义（t=1.000，P=0.318）。说明对照组患者在条目 E_4 方面前后并未发生显著的变化。

5. 条目 E_5 的变化情况

对照组患者前后条目 E_5 的测评分数分别为 2.85±1.12 和 2.87±1.11，前后差异无统计学意义（t=1.389，P=0.166）。说明对照组患者在条目 E_5 方面前后并未发生显著的变化。

6. 条目 E_6 的变化情况

对照组患者前后条目 E_6 的测评分数分别为 2.94±1.04 和 2.95±1.02，前后差异无统计学意义（t=1.430，P=0.149）。说明对照组患者在条目 E_6 方面前后并未发生显著的变化。

7. 条目 E_7 的变化情况

对照组患者前后条目 E_7 的测评分数分别为 2.85±1.05 和 2.86±1.05，前后差异无统计学意义（t=1.419，P=0.157）。说明对照组患者在条目 E_7 方面前后并未发生显著的变化。

8. 条目 E_8 的变化情况

对照组患者前后条目 E_8 的测评分数分别为 2.94±1.19 和 2.96±1.18，前后差异无统计学意义（t=1.389，P=0.166）。说明对照组患者在条目 E_8 方面前后并未发生显著的变化。

9. 条目 E_9 的变化情况

对照组患者前后条目 E_9 的测评分数分别为 2.98±1.08 和 2.99±1.07，前后差异无统计学意义（t=1.417，P=0.158）。说明对照组患者在条目 E_9 方面前后并未发生显著的变化。

（七）情绪管理维度

对照组患者前后情绪管理总体测评分数分别为14.30±3.46和14.36±3.41，前后差异无统计学意义（$t=1.395$，$P=0.164$）。说明对照组患者的情绪管理水平前后并未发生显著的变化（见表8-20）。

表8-20　　情绪管理维度及其条目的比较

项目	对照组(前)	对照组(后)	t值	P值
情绪管理F	14.30±3.46	14.36±3.41	1.395	0.164
F_1	2.83±1.15	2.84±1.14	1.417	0.158
F_2	2.87±1.06	2.88±1.06	1.340	0.178
F_3	2.87±1.06	2.88±1.05	1.344	0.180
F_4	2.89±1.14	2.91±1.13	1.417	0.158
F_5	2.83±1.03	2.84±1.03	1.339	0.183

1.条目F_1的变化情况

对照组患者前后条目F_1的测评分数分别为2.83±1.15和2.84±1.14，前后差异无统计学意义（$t=1.417$，$P=0.158$）。说明对照组患者在条目F_1方面前后并未发生显著的变化。

2.条目F_2的变化情况

对照组患者前后条目F_2的测评分数分别为2.87±1.06和2.88±1.06，前后差异无统计学意义（$t=1.340$，$P=0.178$）。说明对照组患者在条目F_2方面前后并未发生显著的变化。

3.条目F_3的变化情况

对照组患者前后条目F_3的测评分数分别为2.87±1.06和2.88±1.05，前后差异无统计学意义（$t=1.344$，$P=0.180$）。说明对照组患者在条目F_3方面前后并未发生显著的变化。

4.条目F_4的变化情况

对照组患者前后条目F_4的测评分数分别为2.89±1.14和2.91±1.13，前后差异无统计学意义（$t=1.417$，$P=0.158$）。说明对照组患者在条目F_4方面前后并未发生显著的变化。

5.条目F_5的变化情况

对照组患者前后条目F_5的测评分数分别为2.83±1.03和2.84±1.03，前后差异无统计学意义（$t=1.339$，$P=0.183$）。说明对照组患者在条目F_5方面前后并未发生显著的变化。

（八）自我管理效度维度

对照组患者前后自我管理效能总体测评分数分别为 28.90±7.45 和 29.05±7.32，前后差异无统计学意义（t=1.383，P=0.168）。说明对照组患者的自我管理效能水平前后并未发生显著的变化（见表 8-21）。

表 8-21　　自我管理效度维度及其条目的比较

项目	对照组（前）	对照组（后）	t 值	P 值
自我管理效能 G	28.90±7.45	29.05±7.32	1.383	0.168
G_1	2.90±1.08	2.91±1.07	1.342	0.181
G_2	2.97±1.15	2.98±1.14	1.417	0.158
G_3	2.83±1.05	2.85±1.04	1.389	0.166
G_4	2.96±1.05	2.98±1.04	1.344	0.180
G_5	2.99±1.14	3.00±1.13	1.348	0.177
G_6	2.88±1.10	2.90±1.09	1.389	0.166
G_7	2.84±1.06	2.86±1.05	1.344	0.180
G_8	2.77±1.06	2.79±1.05	1.417	0.158
G_9	2.78±1.00	2.80±1.00	1.344	0.180
G_{10}	2.97±1.02	2.98±1.01	1.346	0.179

1. 条目 G_1 的变化情况

对照组患者前后条目 G_1 的测评分数分别为 2.90±1.08 和 2.91±1.07，前后差异无统计学意义（t=1.342，P=0.181）。说明对照组患者在条目 G_1 方面前后并未发生显著的变化。

2. 条目 G_2 的变化情况

对照组患者前后条目 G_2 的测评分数分别为 2.97±1.15 和 2.98±1.14，前后差异无统计学意义（t=1.417，P=0.158）。说明对照组患者在条目 G_2 方面前后并未发生显著的变化。

3. 条目 G_3 的变化情况

对照组患者前后条目 G_3 的测评分数分别为 2.83±1.05 和 2.85±1.04，前后差异无统计学意义（t=1.389，P=0.166）。说明对照组患者在条目 G_3 方面前后并未发生显著的变化。

4. 条目 G_4 的变化情况

对照组患者前后条目 G_4 的测评分数分别为 2.96±1.05 和 2.98±1.04，前后差异无统计学意义（t=1.344，P=0.180）。说明对照组患者在条目 G_4 方面前后并未发生显著的变化。

5. 条目 G_5 的变化情况

对照组患者前后条目 G_5 的测评分数分别为 2.99±1.14 和 3.00±1.13，前后差异无统计学意义($t=1.348, P=0.177$)。说明对照组患者在条目 G_5 方面前后并未发生显著的变化。

6. 条目 G_6 的变化情况

对照组患者前后条目 G_6 的测评分数分别为 2.88±1.10 和 2.90±1.09，前后差异无统计学意义($t=1.389, P=0.166$)。说明对照组患者在条目 G_6 方面前后并未发生显著的变化。

7. 条目 G_7 的变化情况

对照组患者前后条目 G_7 的测评分数分别为 2.84±1.06 和 2.86±1.05，前后差异无统计学意义($t=1.344, P=0.180$)。说明对照组患者在条目 G_7 方面前后并未发生显著的变化。

8. 条目 G_8 的变化情况

对照组患者前后条目 G_8 的测评分数分别为 2.77±1.06 和 2.79±1.05，前后差异无统计学意义($t=1.417, P=0.158$)。说明对照组患者在条目 G_8 方面前后并未发生显著的变化。

9. 条目 G_9 的变化情况

对照组患者前后条目 G_9 的测评分数分别为 2.78±1.00 和 2.80±1.00，前后差异无统计学意义($t=1.344, P=0.180$)。说明对照组患者在条目 G_9 方面前后并未发生显著的变化。

10. 条目 G_{10} 的变化情况

对照组患者前后条目 G_{10} 的测评分数分别为 2.97±1.02 和 2.98±1.01，前后差异无统计学意义($t=1.346, P=0.179$)。说明对照组患者在条目 G_{10} 方面前后并未发生显著的变化。

第二节　自我管理干预效果

一、症状管理维度干预效果

干预措施使得干预组患者在症状管理维度上测评分数的纯增加值为 11.31，对应的纯增长率为 63.8%，说明干预措施使得患者的症状管理水平提高了 63.8%(详见表 8-22 和图 8-1)。

表 8-22　　症状管理维度及各条目变化情况

条目	对照组		干预组		纯增长值	纯增长率(%)
	干预前	干预后	干预前	干预后		
A	17.66	17.73	17.72	29.10	11.31	63.8
A_1	2.96	2.97	2.97	4.92	1.94	65.3
A_2	2.98	2.99	3.05	4.85	1.79	58.7
A_3	2.84	2.86	2.88	4.80	1.90	66.0
A_4	2.95	2.96	2.89	4.83	1.93	66.8
A_5	3.01	3.02	3.02	4.83	1.80	59.6
A_6	2.92	2.93	2.91	4.87	1.95	67.0

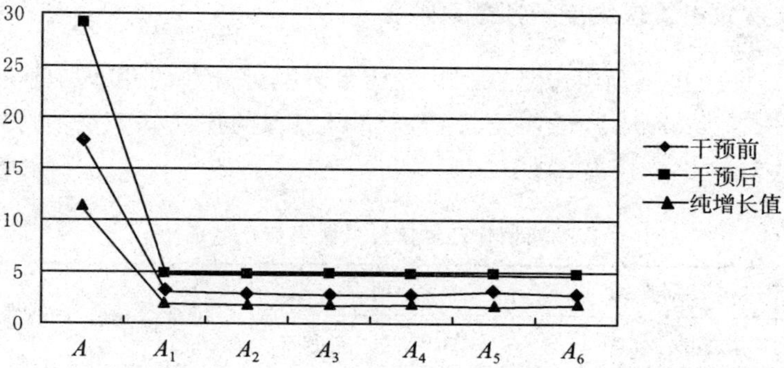

图 8-1　症状管理维度干预效果

(一)条目 A_1 的干预效果

干预措施使得干预组患者在条目 A_1 上测评分数的纯增加值为 1.94,对应的纯增长率为 65.3%,说明干预措施使得患者在条目 A_1 上的水平提高了 65.3%。

(二)条目 A_2 的干预效果

干预措施使得干预组患者在条目 A_2 上测评分数的纯增加值为 1.79,对应的纯增长率为 58.7%,说明干预措施使得患者在条目 A_2 上的水平提高了 58.7%。

(三)条目 A_3 的干预效果

干预措施使得干预组患者在条目 A_3 上测评分数的纯增加值为 1.90,对应的纯增长率为 66.0%,说明干预措施使得患者在条目 A_3 上的水平提高了 66.0%。

(四)条目 A_4 的干预效果

干预措施使得干预组患者在条目 A_4 上测评分数的纯增加值为 1.93,对应的纯增长率为 66.8%,说明干预措施使得患者在条目 A_4 上的水平提高了 66.8%。

(五)条目 A_5 的干预效果

干预措施使得干预组患者在条目 A_5 上测评分数的纯增加值为 1.80,对应的纯增长率为 59.6%,说明干预措施使得患者在条目 A_5 上的水平提高了 59.6%。

(六)条目 A_6 的干预效果

干预措施使得干预组患者在条目 A_6 上测评分数的纯增加值为 1.95,对应的纯增长率为 67.0%,说明干预措施使得患者在条目 A_6 上的水平提高了 67.0%。

二、疾病知识管理维度干预效果

干预措施使得干预组患者在疾病知识管理测评分数的纯增加值为 5.88,对应的纯增长率为 68.3%,说明干预措施使得患者的疾病知识管理水平提高了 68.3%(见表 8-23 和图 8-2)。

表 8-23　　疾病知识管理维度及各条目变化情况

条目	对照组		干预组		纯增长值	纯增长率(%)
	干预前	干预后	干预前	干预后		
B	8.41	8.44	8.61	14.52	5.88	68.3
B_1	2.85	2.85	2.87	4.80	1.93	67.2
B_2	2.85	2.86	2.87	4.85	1.97	68.6
B_3	2.72	2.73	2.87	4.88	2.00	69.7

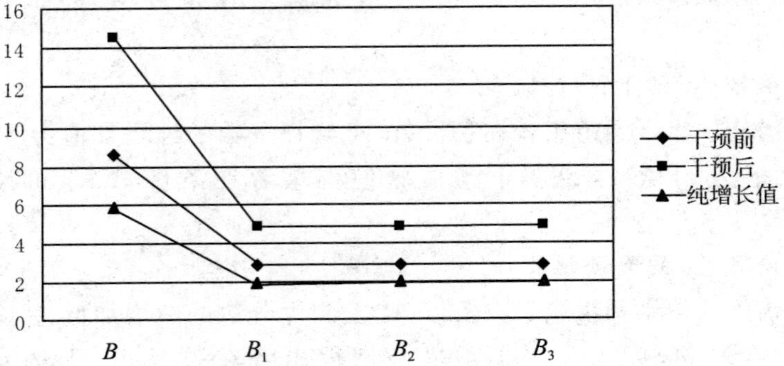

图 8-2　疾病知识管理维度干预效果

(一)条目 B_1 的干预效果

干预措施使得干预组患者在条目 B_1 上测评分数的纯增加值为 1.93，对应的纯增长率为 67.2%，说明干预措施使得患者在条目 B_1 上的水平提高了 67.2%。

(二)条目 B_2 的干预效果

干预措施使得干预组患者在条目 B_2 上测评分数的纯增加值为 1.97，对应的纯增长率为 68.6%，说明干预措施使得患者在条目 B_2 上的水平提高了 68.6%。

(三)条目 B_3 的干预效果

干预措施使得干预组患者在条目 B_3 上测评分数的纯增加值为 2.00，对应的纯增长率为 69.7%，说明干预措施使得患者在条目 B_3 上的水平提高了 69.7%。

三、不良嗜好管理维度干预效果

干预措施使得干预组患者在不良嗜好管理测评分数的纯增加值为 6.13，对应的纯增长率为 70.9%，说明干预措施使得患者的不良嗜好管理水平提高了 70.9%(见表 8-24 和图 8-3)。

表 8-24　　不良嗜好管理维度及各条目变化情况

条目	对照组		干预组		纯增长值	纯增长率(%)
	干预前	干预后	干预前	干预后		
C	8.21	8.25	8.65	14.82	6.13	70.9
C_1	2.72	2.73	2.87	4.93	2.05	71.4
C_2	2.74	2.75	2.86	4.95	2.08	72.7
C_3	2.75	2.76	2.91	4.95	2.03	69.8

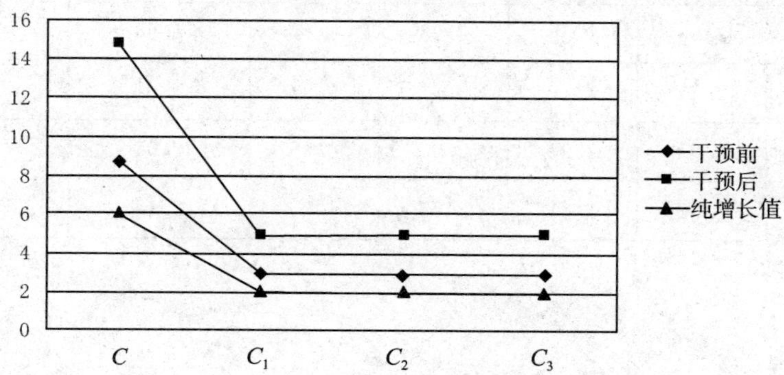

图 8-3　不良嗜好管理维度干预效果

(一)条目 C_1 的干预效果

干预措施使得干预组患者在条目 C_1 上测评分数的纯增加值为 2.05,对应的纯增长率为 71.4%,说明干预措施使得患者在条目 C_1 上的水平提高了 71.4%。

(二)条目 C_2 的干预效果

干预措施使得干预组患者在条目 C_2 上测评分数的纯增加值为 2.08,对应的纯增长率为 72.7%,说明干预措施使得患者在条目 C_2 上的水平提高了 72.7%。

(三)条目 C_3 的干预效果

干预措施使得干预组患者在条目 C_3 上测评分数的纯增加值为 2.03,对应的纯增长率为 69.8%,说明干预措施使得患者在条目 C_3 上的水平提高了 69.8%。

四、依从性管理维度干预效果

干预措施使得干预组患者在依从性管理测评分数的纯增加值为 12.28,对应的纯增长率为 71.1%,说明干预措施使得患者的依从性管理水平提高了 71.1%(见表 8-25 和图 8-4)。

表 8-25　　依从性管理维度及各条目变化情况

条目	对照组		干预组		纯增长值	纯增长率(%)
	干预前	干预后	干预前	干预后		
D	17.21	17.28	17.26	29.61	12.28	71.1
D_1	2.80	2.82	2.94	4.95	1.99	67.7
D_2	2.80	2.82	2.78	4.91	2.11	75.9
D_3	2.96	2.98	2.93	4.91	1.96	66.9
D_4	2.89	2.89	2.91	4.92	2.01	69.1
D_5	2.95	2.97	2.93	4.96	2.01	68.6
D_6	2.80	2.81	2.78	4.96	2.17	78.1

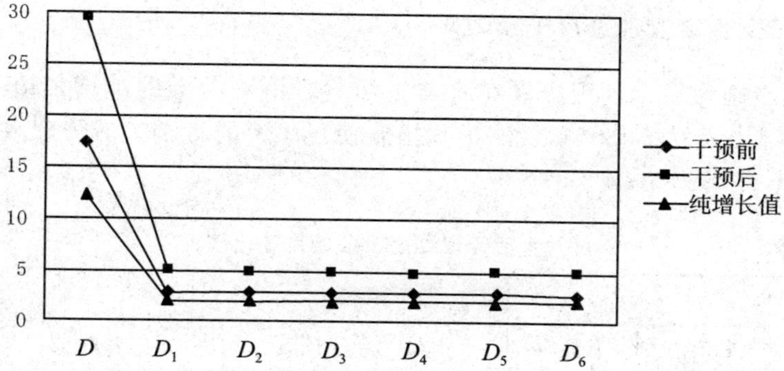

图 8-4　依从性管理维度干预效果

(一)条目 D_1 的干预效果

干预措施使得干预组患者在条目 D_1 上测评分数的纯增加值为 1.99，对应的纯增长率为 67.7%，说明干预措施使得患者在条目 D_1 上的水平提高了 67.7%。

(二)条目 D_2 的干预效果

干预措施使得干预组患者在条目 D_2 上测评分数的纯增加值为 2.11，对应的纯增长率为 75.9%，说明干预措施使得患者在条目 D_2 上的水平提高了 75.9%。

(三)条目 D_3 的干预效果

干预措施使得干预组患者在条目 D_3 上测评分数的纯增加值为 1.96，对应的纯增长率为 66.9%，说明干预措施使得患者在条目 D_3 上的水平提高了 66.9%。

(四)条目 D_4 的干预效果

干预措施使得干预组患者在条目 D_4 上测评分数的纯增加值为 2.01，对应的纯增长率为 69.1%，说明干预措施使得患者在条目 D_4 上的水平提高了 69.1%。

(五)条目 D_5 的干预效果

干预措施使得干预组患者在条目 D_5 上测评分数的纯增加值为 2.01，对应的纯增长率为 68.6%，说明干预措施使得患者在条目 D_5 上的水平提高了 68.6%。

(六)条目 D_6 的干预效果

干预措施使得干预组患者在条目 D_6 上测评分数的纯增加值为 2.17，对应的纯增长率为 78.1%，说明干预措施使得患者在条目 D_6 上的水平提高了 78.1%。

五、日常生活管理维度干预效果

干预措施使得干预组患者在日常生活管理测评分数的纯增加值为 18.23，对应的纯增长率为 70.0%，说明干预措施使得患者的日常生活管理水平提高了 70.0%（见表 8-26 和图 8-5）。

表 8-26　日常生活管理维度及各条目变化情况

条目	对照组		干预组		纯增长值	纯增长率(%)
	干预前	干预后	干预前	干预后		
E	25.93	26.06	26.04	44.40	18.23	70.0
E_1	2.80	2.82	2.79	4.92	2.11	75.6
E_2	2.87	2.88	2.91	4.92	2.00	68.7
E_3	2.89	2.90	2.94	4.92	1.97	67.0
E_4	2.82	2.82	2.78	4.97	2.19	78.8
E_5	2.85	2.87	2.91	4.97	2.04	70.1
E_6	2.94	2.95	2.94	4.97	2.02	68.7
E_7	2.85	2.86	2.92	4.92	1.99	68.2
E_8	2.94	2.96	2.92	4.92	1.98	67.8
E_9	2.98	2.99	2.94	4.86	1.91	65.0

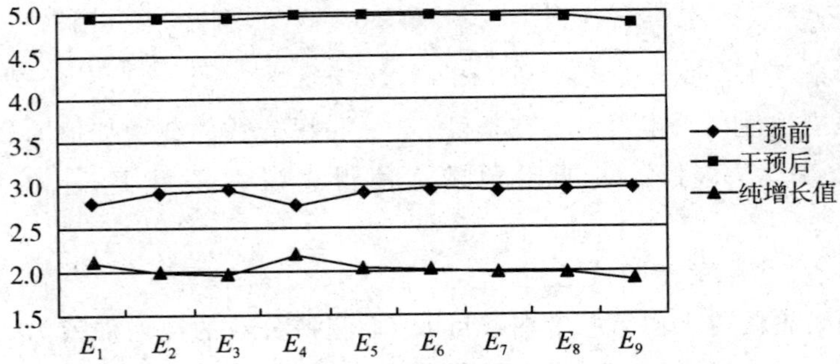

图 8-5　日常生活管理维度干预效果

（一）条目 E_1 的干预效果

干预措施使得干预组患者在条目 E_1 上测评分数的纯增加值为 2.11，对应的纯增长率为 75.6%，说明干预措施使得患者在条目 E_1 上的水平提高了 75.6%。

(二)条目 E_2 的干预效果

干预措施使得干预组患者在条目 E_2 上测评分数的纯增加值为 2.00,对应的纯增长率为 68.7%,说明干预措施使得患者在条目 E_2 上的水平提高了 68.7%。

(三)条目 E_3 的干预效果

干预措施使得干预组患者在条目 E_3 上测评分数的纯增加值为 1.97,对应的纯增长率为 67.0%,说明干预措施使得患者在条目 E_3 上的水平提高了 67.0%。

(四)条目 E_4 的干预效果

干预措施使得干预组患者在条目 E_4 上测评分数的纯增加值为 2.19,对应的纯增长率为 78.8%,说明干预措施使得患者在条目 E_4 上的水平提高了 78.8%。

(五)条目 E_5 的干预效果

干预措施使得干预组患者在条目 E_5 上测评分数的纯增加值为 2.04,对应的纯增长率为 70.1%,说明干预措施使得患者在条目 E_5 上的水平提高了 70.1%。

(六)条目 E_6 的干预效果

干预措施使得干预组患者在条目 E_6 上测评分数的纯增加值为 2.02,对应的纯增长率为 68.7%,说明干预措施使得患者在条目 E_6 上的水平提高了 68.7%。

(七)条目 E_7 的干预效果

干预措施使得干预组患者在条目 E_7 上测评分数的纯增加值为 1.99,对应的纯增长率为 68.2%,说明干预措施使得患者在条目 E_7 上的水平提高了 68.2%。

(八)条目 E_8 的干预效果

干预措施使得干预组患者在条目 E_8 上测评分数的纯增加值为 1.98,对应的纯增长率为 67.8%,说明干预措施使得患者在条目 E_8 上的水平提高了 67.8%。

(九)条目 E_9 的干预效果

干预措施使得干预组患者在条目 E_9 上测评分数的纯增加值为 1.91,对应的纯增长率为 65.0%,说明干预措施使得患者在条目 E_9 上的水平提高了 65.0%。

六、情绪管理维度干预效果

干预措施使得干预组患者在情绪管理测评分数的纯增加值为 10.19,对应的纯增长率为 71.6%，说明干预措施使得患者的情绪管理水平提高了 71.6%（见表 8-27 和图 8-6）。

表 8-27　　情绪管理维度及各条目变化情况

条目	对照组		干预组		纯增长值	纯增长率(%)
	干预前	干预后	干预前	干预后		
F	14.30	14.36	14.24	24.49	10.19	71.6
F_1	2.83	2.84	2.78	4.88	2.09	75.2
F_2	2.87	2.88	2.88	4.87	1.98	68.8
F_3	2.87	2.88	2.88	4.90	2.01	69.8
F_4	2.89	2.91	2.92	4.91	1.97	67.5
F_5	2.83	2.84	2.80	4.92	2.11	75.4

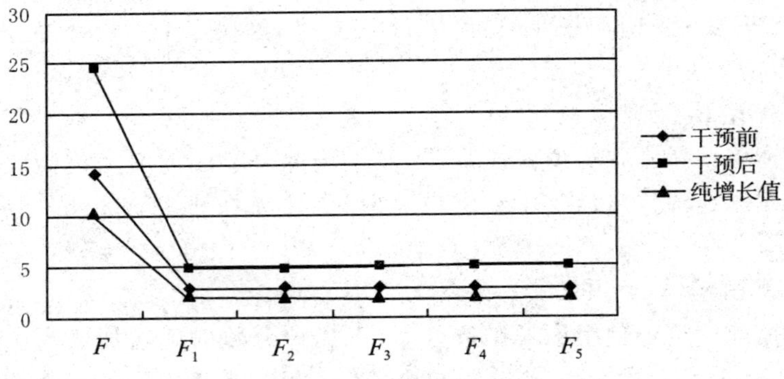

图 8-6　情绪管理维度干预效果

（一）条目 F_1 的干预效果

干预措施使得干预组患者在条目 F_1 上测评分数的纯增加值为 2.09，对应的纯增长率为 75.2%，说明干预措施使得患者在条目 F_1 上的水平提高了 75.2%。

（二）条目 F_2 的干预效果

干预措施使得干预组患者在条目 F_2 上测评分数的纯增加值为 1.98，对应的纯增长率为 68.8%，说明干预措施使得患者在条目 F_2 上的水平提高了 68.8%。

（三）条目 F_3 的干预效果

干预措施使得干预组患者在条目 F_3 上测评分数的纯增加值为 2.01，对应的纯增长率为 69.8%，说明干预措施使得患者在条目 F_3 上的水平提高了 69.8%。

（四）条目 F_4 的干预效果

干预措施使得干预组患者在条目 F_4 上测评分数的纯增加值为 1.97，对应的纯增长率为 67.5%，说明干预措施使得患者在条目 F_4 上的水平提高了 67.5%。

（五）条目 F_5 的干预效果

干预措施使得干预组患者在条目 F_5 上测评分数的纯增加值为 2.11，对应的纯增长率为 75.4%，说明干预措施使得患者在条目 F_5 上的水平提高了 75.4%。

七、自我管理效能干预效果

干预措施使得干预组患者在自我管理效能测评分数的纯增加值为 19.85，对应的纯增长率为 68.3%，说明干预措施使得患者的自我管理效能水平提高了 68.3%（见表 8-28）。

表 8-28　自我管理效能维度及各条目变化情况

条目	对照组		干预组		纯增长值	纯增长率(%)
	干预前	干预后	干预前	干预后		
G	28.90	29.05	29.05	49.05	19.85	68.3
G_1	2.90	2.91	2.97	4.91	1.93	65.0
G_2	2.97	2.98	3.05	4.91	1.85	60.7
G_3	2.83	2.85	2.92	4.90	1.96	67.1
G_4	2.96	2.98	2.88	4.92	2.02	70.1
G_5	2.99	3.00	3.02	4.88	1.85	61.3
G_6	2.88	2.90	2.95	4.92	1.95	66.1
G_7	2.84	2.86	2.94	4.91	1.95	66.3
G_8	2.77	2.79	2.70	4.90	2.18	80.7
G_9	2.78	2.80	2.71	4.91	2.18	80.4
G_{10}	2.97	2.98	2.91	4.90	1.98	68.0

（一）条目 G_1 的干预效果

干预措施使得干预组患者在条目 G_1 上测评分数的纯增加值为 1.93，对应的纯增长率为 65.0%，说明干预措施使得患者在条目 G_1 上的水平提高了 65.0%。

(二)条目 G_2 的干预效果

干预措施使得干预组患者在条目 G_2 上测评分数的纯增加值为 1.85,对应的纯增长率为 60.7%,说明干预措施使得患者在条目 G_2 上的水平提高了 60.7%。

(三)条目 G_3 的干预效果

干预措施使得干预组患者在条目 G_3 上测评分数的纯增加值为 1.96,对应的纯增长率为 67.1%,说明干预措施使得患者在条目 G_3 上的水平提高了 67.1%。

(四)条目 G_4 的干预效果

干预措施使得干预组患者在条目 G_4 上测评分数的纯增加值为 2.02,对应的纯增长率为 70.1%,说明干预措施使得患者在条目 G_4 上的水平提高了 70.1%。

(五)条目 G_5 的干预效果

干预措施使得干预组患者在条目 G_5 上测评分数的纯增加值为 1.85,对应的纯增长率为 61.3%,说明干预措施使得患者在条目 G_5 上的水平提高了 61.3%。

(六)条目 G_6 的干预效果

干预措施使得干预组患者在条目 G_6 上测评分数的纯增加值为 1.95,对应的纯增长率为 66.1%,说明干预措施使得患者在条目 G_6 上的水平提高了 66.1%。

(七)条目 G_7 的干预效果

干预措施使得干预组患者在条目 G_7 上测评分数的纯增加值为 1.95,对应的纯增长率为 66.3%,说明干预措施使得患者在条目 G_7 上的水平提高了 66.3%。

(八)条目 G_8 的干预效果

干预措施使得干预组患者在条目 G_8 上测评分数的纯增加值为 2.18,对应的纯增长率为 80.7%,说明干预措施使得患者在条目 G_8 上的水平提高了 80.7%。

(九)条目 G_9 的干预效果

干预措施使得干预组患者在条目 G_9 上测评分数的纯增加值为 2.18,对应的纯增长率为 80.4%,说明干预措施使得患者在条目 G_9 上的水平提高了 80.4%。

(十)条目 G_{10} 的干预效果

干预措施使得干预组患者在条目 G_{10} 上测评分数的纯增加值为 1.98,对应的纯增长率为 68.0%,说明干预措施使得患者在条目 G_{10} 上的水平提高了 68.0%。

第三篇

尘肺病患者自我管理干预效果的影响因素分析

第九章　干预效果影响因素分析

本章针对症状管理、疾病知识管理、不良嗜好管理、依从性管理、日常生活管理、情绪管理及自我管理效能等 7 个维度以及自我管理总体水平等，从性别、户口类型、年龄、婚姻状况、文化水平、收入水平、就诊地点、患者类型、患者分期、报销方式及并发症等方面，进行单因素和多因素分析，从而确定影响尘肺病患者自我管理干预效果的主要因素。

第一节　症状管理维度分析结果

现场试验在用来确定影响干预效果的影响因素时，以现况调查时确定的全部 500 名样本为受试对象。调查结果显示，有 336 名受试对象症状管理维度测评分数达到满分，即 67.2%的患者在症状管理维度干预有效。

一、单因素分析结果

（一）性别与干预效果

男性尘肺病患者在症状管理维度的干预有效率相对较高，为 70.4%，而女性尘肺病患者在症状管理维度的干预有效率则较低，为 51.2%。经检验，不同性别的尘肺病患者干预效果不同，差异有统计学意义（$\chi^2=11.740$，$P=0.001$）。详见表 9-1。

表 9-1　症状管理干预效果的单因素分析结果

项目	无效(%)	有效(%)	χ^2 值	P 值
性别			11.740	0.001
男性	123(29.6)	293(70.4)		
女性	41(48.8)	43(51.2)		

续表

项目	无效(%)	有效(%)	χ^2 值	P 值
户口类型			0.096	0.757
城镇户口	81(33.5)	161(66.5)		
农村户口	83(32.2)	175(67.8)		
患者年龄			8.478	0.037
0～34 岁	20(27.8)	52(72.2)		
35～49 岁	50(43.9)	64(56.1)		
50～64 岁	62(31.3)	136(68.7)		
65 岁及以上	32(27.6)	84(72.4)		
婚姻状况			6.194	0.045
未婚	31(27.2)	83(72.8)		
已婚	107(32.4)	223(67.6)		
离异/丧偶	26(46.4)	30(53.6)		
文化水平			0.674	0.730
初中及以下	112(31.8)	240(68.2)		
高中	46(34.8)	86(65.2)		
大专及以上	6(37.5)	10(62.5)		
患者月收入			0.016	1.000
0～2999 元	35(33.0)	71(67.0)		
3000～5999 元	82(32.8)	168(67.2)		
6000 元及以上	47(32.6)	97(67.4)		
就诊地点			4.918	0.027
门诊	53(27.0)	143(73.0)		
住院	111(36.5)	193(63.5)		
尘肺类型			11.268	0.001
硅肺	69(26.1)	195(73.9)		
其他尘肺	95(40.3)	141(59.7)		
尘肺分期			0.888	0.660
一期	77(34.7)	145(65.3)		

续表

项目	无效(%)	有效(%)	χ^2 值	P 值
二期	68(30.6)	154(69.4)		
三期	19(33.9)	37(66.1)		
报销方式			1.406	0.498
完全报销	95(33.9)	185(66.1)		
部分报销	61(32.8)	125(67.2)		
不报销	8(23.5)	26(76.5)		
并发症			2.110	0.146
有	41(38.7)	65(61.3)		
无	123(31.2)	271(68.8)		
病程长短			2.253	0.329
较短	29(26.9)	79(73.1)		
一般	39(35.1)	72(64.9)		
较长	96(34.2)	185(65.8)		

(二)户口类型与干预效果

农村户口的尘肺病患者在症状管理维度的干预有效率相对较高，为67.8%，而城镇户口的尘肺病患者在症状管理维度的干预有效率略低，为66.5%。但检验结果显示，不同户口类型的尘肺病患者干预效果并无统计学差异($\chi^2=0.096$，$P=0.757$)。

(三)年龄与干预效果

65岁及以上、35岁以下的尘肺病患者的干预有效率相对较高，分别为72.4%和72.2%，而35～49岁的尘肺病患者干预有效率则最低，为56.1%。经检验，不同年龄组的尘肺病患者干预效果也不同，差异有统计学意义($\chi^2=8.478$，$P=0.037$)。

(四)婚姻状况与干预效果

未婚的尘肺病患者的干预有效率相对较高，为72.8%，其次为已婚的尘肺病患者，为67.6%，而离异/丧偶的尘肺病患者的干预有效率最低，为53.6%。经检验，不同婚姻状况的尘肺病患者干预效果也不同，差异有统计学意义($\chi^2=6.194$，$P=0.045$)。

(五)文化水平与干预效果

文化水平越低的尘肺病患者，在症状管理维度上的干预有效率越高，其中，初中及以下文化水平的尘肺病患者干预有效率最高，为68.2%，而大专及以上文化水平尘肺病患者干预有效率最低，为62.5%。但检验结果显示，不同文化水平的尘肺病患者干预效果并无统计学差异（$\chi^2=0.674$，$P=0.730$）。

（六）患者收入与干预效果

收入水平越高的尘肺病患者，在症状管理维度上的干预有效率越高，其中，3000元以下月收入的尘肺病患者干预有效率最低，为67.0%，而6000元及以上月收入的尘肺病患者干预有效率最高，为67.4%。但检验结果显示，不同收入水平的尘肺病患者干预效果并无统计学差异（$\chi^2=0.016$，$P=1.000$）。

（七）就诊地点与干预效果

就诊地点为门诊的尘肺病患者，在症状管理维度上的干预有效率相对较高，为73.0%，而就诊地点为住院的尘肺病患者，在症状管理维度上的干预有效率则较低，为63.5%。经检验，就诊地点不同的尘肺病患者干预效果也不同，差异有统计学意义（$\chi^2=4.918$，$P=0.027$）。

（八）尘肺类型与干预效果

尘肺类型为硅肺的患者，在症状管理维度上的干预有效率相对较高，为73.9%，而其他类型的尘肺病患者，在症状管理维度上的干预有效率则较低，为59.7%。经检验，尘肺类型不同的尘肺病患者干预效果也不同，差异有统计学意义（$\chi^2=11.268$，$P=0.001$）。

（九）尘肺分期与干预效果

处于尘肺二期的患者，在症状管理维度上的干预有效率相对较高，为69.4%，其次为处于尘肺三期的患者，而处于尘肺一期的尘肺病患者，在症状管理维度上的干预有效率则较低，为65.3%。但检验结果显示，处于不同尘肺分期的患者干预效果并无统计学差异（$\chi^2=0.888$，$P=0.660$）。

（十）报销方式与干预效果

医疗费用完全自理的尘肺病患者，在症状管理维度上的干预有效率相对较高，为76.5%，其次为医疗费用部分报销的尘肺病患者，而医疗费用完全报销的尘肺病患者在症状管理维度上的干预有效率则较低，为66.1%。但检验结果显示，医疗费用报销方式不同的尘肺病患者干预效果并无统计学差异（$\chi^2=1.406$，$P=0.498$）。

（十一）并发症与干预效果

无并发症的尘肺病患者，在症状管理维度上的干预有效率相对较高，为68.8%，而有并发症的尘肺病患者，在症状管理维度上的干预有效率则较低，为61.3%。但检验结果显示，有并发症与无并发症的尘肺病患者干预效果并无统计学差异（$\chi^2=2.110$，$P=0.146$）。

（十二）病程长短与干预效果

病程较短的尘肺病患者，在症状管理维度上的干预有效率相对较高，为73.1%，而病程一般及较长的尘肺病患者，在症状管理维度上的干预有效率则相差无几，分别为64.9%和65.8%。但检验结果显示，病程长短不同的尘肺病患者干预效果并无统计学差异（$\chi^2=2.253$，$P=0.329$）。

综上所述，单因素分析初步确定了5个尘肺病患者症状管理维度干预效果的相关因素，分别为：性别、年龄、婚姻状况、就诊方式及尘肺类型。

二、多因素分析结果

（一）回归模型的构建

以尘肺病患者在症状管理维度的干预是否有效为因变量，以单因素分析中有统计学意义的5个因素为因变量，即性别、年龄、婚姻状况、就诊方式及尘肺类型，建立二分类 logistic 回归模型。详见表9-2。

表9-2　logistic 回归模型的因变量及自变量编码情况

项目	变量编码
因变量（干预有效性）	0＝干预无效；1＝干预有效
性别	1＝男性；2＝女性
患者年龄	1＝35岁以下；2＝35～49岁；3＝50～64岁；4＝65岁及以上
婚姻状况	1＝未婚；2＝已婚；3＝离异/丧偶
就诊方式	1＝门诊；2＝住院
尘肺类型	1＝门诊；2＝住院

（二）回归结果分析

分析结果显示，与尘肺病患者自我管理行为干预效果相关的因素为：患者性别、年龄、婚姻状况及尘肺类型。详见表9-3。

表9-3　症状管理干预效果的多因素分析结果

变量	*B*	S. E	Sig.	Exp (B)	95%CI	
					下限	上限
男性	0.943	0.266	0.000	2.568	1.526	4.323
患者年龄			0.051			
0～34岁	−0.069	0.348	0.843	0.933	0.472	1.847
35～49岁	−0.751	0.293	0.010	0.472	0.266	0.838

续表

变 量	B	S. E	Sig.	Exp (B)	95%CI	
					下限	上限
50～64 岁	−0.354	0.271	0.192	0.702	0.413	1.194
婚姻状况			0.049			
未婚	0.910	0.431	0.035	2.485	1.067	5.788
已婚	0.733	0.310	0.018	2.081	1.134	3.821
门诊	0.291	0.264	0.270	1.338	0.798	2.244
硅肺	0.658	0.200	0.001	1.930	1.304	2.859
常数	−0.840	0.426	0.049	0.432		

1. 患者性别与干预效果

与对照组即女性尘肺病患者相比，男性尘肺病患者在症状管理维度的干预效果相对较高，差异有统计学意义（$OR=2.568$，$P=0.000$）。

2. 患者年龄与干预效果

与对照组即 65 岁以上的尘肺病患者相比，35～49 岁的尘肺病患者在症状管理维度的干预效果较差，差异有统计学意义（$OR=0.472$，$P=0.010$）。

3. 患者婚姻状况与干预效果

与对照组即离异/丧偶的尘肺病患者相比，未婚及已婚的尘肺病患者在症状管理维度的干预效果相对较高，二者的 OR 值分别为 2.485 和 2.081，差异有统计学意义。说明在所有的尘肺病患者中，未婚的尘肺病患者干预效果最好，其次为已婚的尘肺病患者，而离异/丧偶的尘肺病患者干预效果最差。

4. 尘肺类型与干预效果

与其他类型的尘肺病患者相比，硅肺患者在症状管理维度的干预效果相对较高，差异有统计学意义（$OR=1.930$，$P=0.001$）。

综上所述，多因素分析结果显示，男性、硅肺是自我管理行为干预效果的保护因素，而 35～49 岁及离异/丧偶是自我管理行为干预效果的危险因素。

第二节　疾病知识管理维度分析结果

调查结果显示，有 408 名受试对象疾病知识管理维度测评分数达到满分，即 81.6%的患者在疾病知识管理维度干预有效。

一、单因素分析结果

(一)性别与干预效果

女性尘肺病患者在疾病知识管理维度的干预有效率相对较高，为90.5%，而男性尘肺病患者在疾病知识管理维度的干预有效率则较低，为79.8%。经检验，不同性别的尘肺病患者干预效果不同，差异有统计学意义($\chi^2=6.027$，$P=0.014$)。详见表9-4。

表9-4　疾病知识管理干预效果的单因素分析结果

项目	无效(%)	有效(%)	χ^2 值	P 值
性别			6.027	0.014
男性	84(20.2)	332(79.8)		
女性	8(9.5)	76(90.5)		
户口类型			1.597	0.206
城镇户口	50(20.7)	192(79.3)		
农村户口	42(16.3)	216(83.7)		
患者年龄			7.236	0.063
0～34岁	10(13.9)	62(86.1)		
35～49岁	31(27.2)	83(72.8)		
50～64岁	32(16.2)	166(83.8)		
65岁及以上	19(16.4)	97(83.6)		
婚姻状况			1.767	0.422
未婚	24(21.1)	90(78.9)		
已婚	61(18.5)	269(81.5)		
离异/丧偶	7(12.5)	49(87.5)		
文化水平			4.561	0.097
初中及以下	70(19.9)	282(80.1)		
高中	22(16.7)	110(83.3)		
大专及以上	0(0.0)	16(100.0)		
患者月收入			3.673	0.157
0～2999元	13(12.3)	93(87.7)		
3000～5999元	52(20.8)	198(79.2)		

续表

项目	无效(%)	有效(%)	χ^2 值	P 值
6000元及以上	27(18.8)	117(81.3)		
就诊地点			0.000	1.000
门诊	36(18.4)	160(81.6)		
住院	56(18.4)	248(81.6)		
尘肺类型			0.010	0.922
硅肺	49(18.6)	215(81.4)		
其他尘肺	43(18.2)	193(81.8)		
尘肺分期			13.240	0.001
一期	39(17.6)	183(82.4)		
二期	51(23.0)	171(77.0)		
三期	2(3.6)	54(96.4)		
报销方式			3.850	0.153
完全报销	60(21.4)	220(78.6)		
部分报销	28(15.1)	158(84.9)		
不报销	4(11.8)	30(88.2)		
并发症			9.671	0.002
无	31(29.2)	75(70.8)		
有	61(15.5)	333(84.5)		
病程长短			2.689	0.269
较短	19(17.6)	89(82.4)		
一般	15(13.5)	96(86.5)		
较长	58(20.6)	223(79.4)		

(二)户口类型与干预效果

农村户口的尘肺病患者在疾病知识管理维度的干预有效率相对较高,为83.7%,而城镇户口的尘肺病患者在疾病知识管理维度的干预有效率略低,为79.3%。但检验结果显示,不同户口类型的尘肺病患者干预效果并无统计学差异($\chi^2=1.597$,$P=0.206$)。

(三)年龄与干预效果

35岁以下的尘肺病患者的干预有效率相对较高,为86.1%,其次为50~64

岁的尘肺病患者，为 83.8%，而 35～49 岁的尘肺病患者干预有效率则最低，为 72.8%。经检验，不同年龄组的尘肺病患者干预效果并无统计学差异($\chi^2=7.236$，$P=0.063$)。

(四)婚姻状况与干预效果

未婚的尘肺病患者的干预有效率最低，为 78.9%，其次为已婚的尘肺病患者，为 81.5%，而离异/丧偶的尘肺病患者的干预有效率最高，为 87.5%。经检验，不同婚姻状况的尘肺病患者干预效果并无统计学差异($\chi^2=1.767$，$P=0.422$)。

(五)文化水平与干预效果

文化水平越低的尘肺病患者，在疾病知识管理维度上的干预有效率越低。其中，初中及以下文化水平的尘肺病患者干预有效率最低，为 80.1%，而大专及以上文化水平尘肺病患者干预有效率最高，为 100.0%。但检验结果显示，不同文化水平的尘肺病患者干预效果并无统计学差异($\chi^2=4.561$，$P=0.097$)。

(六)患者收入与干预效果

3000 元以下月收入的尘肺病患者在疾病知识管理维度上的干预有效率最高，为 87.7%，其次为 6000 元及以上月收入的尘肺病患者，而 3000～5999 元收入的患者干预有效率最低，为 79.2%。但检验结果显示，不同收入水平的尘肺病患者干预效果并无统计学差异($\chi^2=3.673$，$P=0.157$)。

(七)就诊地点与干预效果

就诊地点为门诊和住院的尘肺病患者，在疾病知识管理维度上的干预有效率基本一致，均为 81.6%。经检验，就诊地点不同的尘肺病患者干预效果无统计学差异($\chi^2=0.000$，$P=1.000$)。

(八)尘肺类型与干预效果

尘肺类型为硅肺或其他的患者，在疾病知识管理维度上的干预有效率相差无几，分别为 81.4%和 81.6%。经检验，尘肺类型不同的尘肺病患者干预效果并无统计学差异($\chi^2=0.010$，$P=0.922$)。

(九)尘肺分期与干预效果

处于尘肺三期的患者，在疾病知识管理维度上的干预有效率相对较高，为 96.4%，其次为处于尘肺一期的患者，而处于尘肺二期的尘肺病患者，在疾病知识管理维度上的干预有效率则较低，为 77.0%。但检验结果显示，处于不同尘肺分期的患者干预效果也不同，差异有统计学意义($\chi^2=13.240$，$P=0.001$)。

(十)报销方式与干预效果

医疗费用完全自理的尘肺病患者，在疾病知识管理维度上的干预有效率相对较高，为 88.2%，其次为医疗费用部分报销的尘肺病患者，而医疗费用完全报销的尘肺病患者在疾病知识管理维度上的干预有效率则较低，为 78.6%。但检验结果显示,医疗费用报销方式不同的尘肺病患者干预效果并无统计学差异($\chi^2=3.850$,$P=0.153$)。

(十一)并发症与干预效果

有并发症的尘肺病患者,在疾病知识管理维度上的干预有效率相对较高,为84.5%,而无并发症的尘肺病患者,在疾病知识管理维度上的干预有效率则较低,为70.8%。但检验结果显示,有并发症与无并发症的尘肺病患者干预效果也不同,差异有统计学意义($\chi^2=9.671$,$P=0.002$)。

(十二)病程长短与干预效果

病程一般的尘肺病患者干预有效率相对较高,为86.5%,其次为病程较短的患者,而病程较长的患者干预有效率则最低,为79.4%。经检验,病程不同的尘肺病患者干预效果并无统计学差异($\chi^2=2.689$,$P=0.269$)。

二、多因素分析结果

(一)回归模型的构建

以尘肺病患者在疾病知识管理维度干预是否有效为因变量,以单因素分析中有统计学意义的3个因素为因变量,即性别、尘肺分期及并发症,建立二分类logistic回归模型。详见表9-5。

表9-5　logistic回归模型的因变量及自变量编码情况

项目	变量编码
因变量(干预有效性)	0=干预无效;1=干预有效
性别	1=男性;2=女性
尘肺分期	1=一期;2=二期;3=三期
并发症	1=无;2=有

(二)回归结果分析

分析结果显示,与尘肺病患者疾病知识管理干预效果相关的因素为:性别、尘肺分期及并发症,详见表9-6。

表9-6　疾病知识管理干预效果的多因素分析结果

变量	*B*	S. E	Sig.	Exp (B)	95%CI	
					下限	上限
男性	−0.983	0.398	0.014	0.374	0.172	0.817
尘肺分期			0.008			

续表

变 量	*B*	S. E	Sig.	Exp (B)	95%CI	
					下限	上限
一期	－1.760	0.745	0.018	0.172	0.040	0.741
二期	－2.137	0.741	0.004	0.118	0.028	0.504
无并发症	－0.872	0.263	0.001	0.418	0.250	0.700
常数	4.401	0.821	0.000	81.515		

1.性别与干预效果

与对照组即女性尘肺病患者相比，男性尘肺病患者在疾病知识管理维度的干预效果较低，差异有统计学意义（$OR=0.374$，$P=0.014$）。

2.尘肺分期与干预效果

与对照组即处于三期的尘肺病患者相比，一期与二期尘肺病患者在疾病知识管理维度的干预效果较低，差异有统计学意义。二者的 *OR* 值分别为 0.172 和 0.118，说明在疾病知识管理维度，干预效果以三期尘肺病患者最好，其次为一期尘肺病患者，而二期尘肺病患者干预效果最差。

3.并发症与干预效果

与有并发症的尘肺病患者相比，无并发症的尘肺病患者在疾病知识管理维度的干预效果较低，差异有统计学意义（$OR=0.418$，$P=0.001$）。

第三节　不良嗜好管理维度分析结果

调查结果显示，有 463 名受试对象不良嗜好管理维度测评分数达到满分，即 92.6%的患者在不良嗜好管理维度干预有效。

一、单因素分析结果

（一）性别与干预效果

女性尘肺病患者在不良嗜好管理维度的干预有效率相对较高，为 98.8%，而男性尘肺病患者在不良嗜好管理维度的干预有效率则较低，为 91.3%。经检验，不同性别的尘肺病患者干预效果不同，前者高于后者，差异有统计学意义（$\chi^2=13.795$，$P=0.000$）。详见表 9-7。

表 9-7　　不良嗜好管理干预效果的单因素分析结果

项目	无效(%)	有效(%)	χ^2 值	P 值
性别			13.795	0.000
男性	36(8.7)	380(91.3)		
女性	1(1.2)	83(98.8)		
户口类型			0.244	0.622
城镇户口	16(6.6)	226(93.4)		
农村户口	20(7.8)	238(92.2)		
患者年龄			1.722	0.640
0～34 岁	4(5.6)	68(94.4)		
35～49 岁	11(9.6)	103(90.4)		
50～64 岁	12(6.1)	186(93.9)		
65 岁及以上	9(7.8)	107(92.2)		
婚姻状况			0.682	0.748
未婚	10(8.8)	104(91.2)		
已婚	23(7.0)	307(93.0)		
离异/丧偶	3(5.4)	53(94.6)		
文化水平			2.700	0.247
初中及以下	30(8.5)	322(91.5)		
高中	6(4.5)	126(95.5)		
大专及以上	1(6.3)	15(93.8)		
患者月收入			8.732	0.012
0～2999 元	9(8.5)	97(91.5)		
3000～5999 元	10(4.0)	240(96.0)		
6000 元及以上	17(11.8)	127(88.2)		
就诊地点			0.002	0.968
门诊	14(7.1)	182(92.9)		
住院	22(7.2)	282(92.8)		
尘肺类型			3.061	0.080
硅肺	24(9.1)	240(90.9)		

续表

项目	无效(%)	有效(%)	χ^2 值	P 值
其他尘肺	12(5.1)	224(94.9)		
尘肺分期			3.571	0.148
一期	19(8.6)	203(91.4)		
二期	11(5.0)	211(95.0)		
三期	6(10.7)	50(89.3)		
报销方式			0.837	0.675
完全报销	18(6.4)	262(93.6)		
部分报销	16(8.6)	170(91.4)		
不报销	2(5.9)	32(94.1)		
并发症			4.575	0.032
无	13(12.3)	93(87.7)		
有	23(5.8)	371(94.2)		
病程长短			3.670	0.154
较短	5(4.6)	103(95.4)		
一般	5(4.5)	106(95.5)		
较长	26(9.3)	255(90.7)		

(二)户口类型与干预效果

城镇户口的尘肺病患者在不良嗜好管理维度的干预有效率相对较高，为93.4%，而农村户口的尘肺病患者在不良嗜好管理维度的干预有效率略低，为92.2%。但检验结果显示，不同户口类型的尘肺病患者干预效果并无统计学差异($\chi^2=0.244$，$P=0.622$)。

(三)年龄与干预效果

35岁以下的尘肺病患者的干预有效率相对较高，为94.4%，其次为50～64岁的尘肺病患者，为93.9%，而35～49岁的尘肺病患者干预有效率则最低，为90.4%。但检验结果显示，不同年龄组的尘肺病患者干预效果并无统计学差异($\chi^2=1.722$，$P=0.640$)。

(四)婚姻状况与干预效果

未婚的尘肺病患者的干预有效率最低，为91.2%，其次为已婚的尘肺病患者，为93.0%，而离异/丧偶的尘肺病患者的干预有效率最高，为94.6%。经检验，不同婚姻状况的尘肺病患者干预效果并无统计学差异($\chi^2=0.682$，$P=$

0.748)。

(五)文化水平与干预效果

高中文化水平的尘肺病患者干预有效率最高，为95.5%，其次为大专及以上文化水平的尘肺病患者，而初中及以下文化水平的尘肺病患者干预有效率最低，为91.5%。但检验结果显示，不同文化水平的尘肺病患者干预效果并无统计学差异($\chi^2=2.700$，$P=0.247$)。

(六)患者收入与干预效果

3000～5999元月收入的尘肺病患者在不良嗜好管理维度上的干预有效率最高，为96.0%，其次为3000元以下月收入的尘肺病患者，而6000元及以上月收入的患者干预有效率最低，为88.2%。但检验结果显示，不同收入水平的尘肺病患者干预效果并无统计学差异($\chi^2=8.732$，$P=0.012$)。

(七)就诊地点与干预效果

就诊地点为门诊和住院的尘肺病患者，在不良嗜好管理维度上的干预有效率基本一致，分布为92.9%和92.8%。经检验，就诊地点不同的尘肺病患者干预效果无统计学差异($\chi^2=0.002$，$P=0.968$)。

(八)尘肺类型与干预效果

尘肺类型为硅肺的患者，在不良嗜好管理维度上的干预有效率相对较低，为90.9%，而其他类型的尘肺病患者干预有效率则较高，为94.9%。经检验，尘肺类型不同的尘肺病患者干预效果并无统计学差异($\chi^2=3.061$，$P=0.080$)。

(九)尘肺分期与干预效果

处于尘肺二期的患者，在不良嗜好管理维度上的干预有效率相对较高，为95.0%，其次为处于尘肺一期的患者，而处于尘肺三期的患者，在不良嗜好管理维度上的干预有效率则较低，为89.3%。但检验结果显示，处于不同尘肺分期的患者干预效果也不同，差异有统计学意义($\chi^2=3.571$，$P=0.148$)。

(十)报销方式与干预效果

医疗费用完全自理的尘肺病患者，在不良嗜好管理维度上的干预有效率相对较高，为94.1%，其次为医疗费用完全报销的尘肺病患者，而医疗费用部分报销的尘肺病患者在不良嗜好管理维度上的干预有效率则较低，为91.4%。但检验结果显示，医疗费用报销方式不同的尘肺病患者干预效果并无统计学差异($\chi^2=0.837$，$P=0.675$)。

(十一)并发症与干预效果

有并发症的尘肺病患者，在不良嗜好管理维度上的干预有效率相对较高，为94.2%，而无并发症的尘肺病患者，在不良嗜好管理维度上的干预有效率则较低，为87.7%。但检验结果显示，有并发症与无并发症的尘肺病患者干预效果也不同，差异有统计学意义($\chi^2=4.575$，$P=0.032$)。

（十二）病程与干预效果

病程较短、一般和较长的尘肺病患者，在不良嗜好管理维度上的干预有效率分别为95.4%、95.5%和90.7%。但检验结果显示，病程长短不同的尘肺病患者干预效果并无统计学意义（$\chi^2=3.670$，$P=0.154$）。

综上所述，单因素分析结果初步确定了与干预效果相关的因素：性别、收入水平及并发症。

二、多因素分析结果

（一）回归模型的构建

以尘肺病患者在不良嗜好管理维度干预是否有效为因变量，以单因素分析中有统计学意义的3个因素为因变量，即性别、收入水平及并发症，建立二分类logistic回归模型。详见表9-8。

表9-8　logistic回归模型的因变量及自变量编码情况

项目	变量编码
因变量（干预有效性）	0＝干预无效；1＝干预有效
性别	1＝男性；2＝女性
尘肺分期	1＝一期；2＝二期；3＝三期
并发症	1＝无；2＝有

（二）回归结果分析

分析结果显示，与尘肺病患者疾病知识管理干预效果相关的因素为：收入水平及并发症。详见表9-9。

表9-9　不良嗜好管理干预效果的多因素分析结果

变量	*B*	S.E	Sig.	Exp (B)	95%CI	
					下限	上限
男性	−0.012	0.359	0.973	0.988	0.488	1.998
患者月收入			0.034			
0～2999元	0.271	0.441	0.539	1.311	0.553	3.109
3000～5999元	1.090	0.425	0.010	2.975	1.293	6.842
无并发症	−0.769	0.382	0.044	0.463	0.219	0.979
常数	2.267	0.327	0.000	9.654		

1. 收入水平与干预效果

与对照组即6000元及以上的尘肺病患者相比，3000～5999元月收入的尘肺病患者疾病知识管理维度的干预效果相对较好，差异有统计学意义（$OR=2.975$，$P=0.010$）。

2. 并发症与干预效果

与对照组即有并发症的尘肺病患者相比，无并发症的尘肺病患者疾病知识管理维度的干预效果较差，差异有统计学意义（$OR=0.463$，$P=0.044$）。

第四节　依从性管理维度分析结果

调查结果显示，有448名受试对象依从性管理维度测评分数达到满分，即89.6%的患者在依从性管理维度干预有效。

一、单因素分析结果

（一）性别与干预效果

男性尘肺病患者在依从性管理维度的干预有效率相对较高，为89.9%，而女性尘肺病患者的干预有效率则较低，为88.1%。但检验结果显示，性别不同的尘肺病患者，在依从性管理维度上的干预效果并无统计学差异（$\chi^2=0.238$，$P=0.626$）。详见表9-10。

表9-10　依从性管理干预效果的单因素分析结果

项目	无效（%）	有效（%）	χ^2 值	P 值
性别			0.238	0.626
男性	42(10.1)	374(89.9)		
女性	10(11.9)	74(88.1)		
户口类型			2.010	0.156
城镇户口	30(12.4)	212(87.6)		
农村户口	22(8.5)	236(91.5)		
患者年龄			14.050	0.002
0～34岁	1(1.4)	71(98.6)		
35～49岁	15(13.2)	99(86.8)		
50～64岁	24(12.1)	174(87.9)		
65岁及以上	13(11.2)	103(88.8)		

续表

项目	无效(%)	有效(%)	χ^2 值	P 值
婚姻状况			3.039	0.223
未婚	16(14.0)	98(86.0)		
已婚	33(10.0)	297(90.0)		
离异/丧偶	3(5.4)	53(94.6)		
文化水平			0.349	0.840
初中及以下	36(10.2)	316(89.8)		
高中	14(10.6)	118(89.4)		
大专及以上	2(12.5)	14(87.5)		
患者月收入			22.706	0.000
0～2999 元	3(2.8)	103(97.2)		
3000～5999 元	42(16.8)	208(83.2)		
6000 元及以上	7(4.9)	137(95.1)		
就诊地点			1.160	0.282
门诊	24(12.2)	172(87.8)		
住院	28(9.2)	276(90.8)		
尘肺类型			6.191	0.013
硅肺	19(7.2)	245(92.8)		
其他尘肺	33(14.0)	203(86.0)		
尘肺分期			8.086	0.016
一期	23(10.4)	199(89.6)		
二期	17(7.7)	205(92.3)		
三期	12(21.4)	44(78.6)		
报销方式			1.961	0.412
完全报销	34(12.1)	246(87.9)		
部分报销	16(8.6)	170(91.4)		
不报销	2(5.9)	32(94.1)		
并发症			0.550	0.459
无	9(8.5)	97(91.5)		

续表

项目	无效(%)	有效(%)	χ^2 值	P 值
有	43(10.9)	351(89.1)		
病程长短			17.782	0.000
较短	2(1.9)	106(98.1)		
一般	8(7.2)	103(92.8)		
较长	42(14.9)	239(85.1)		

(二)户口类型与干预效果

农村户口的尘肺病患者在依从性管理维度的干预有效率相对较高,为91.5%,而城镇户口的尘肺病患者在依从性管理维度的干预有效率略低,为87.6%。但检验结果显示,不同户口类型的尘肺病患者,在依从性管理维度上的干预效果并无统计学差异($\chi^2=2.010, P=0.156$)。

(三)年龄与干预效果

35岁以下的尘肺病患者,在依从性管理维度的干预有效率相对较高,为98.6%,其次为65岁及以上的尘肺病患者,为88.8%,而35~49岁的尘肺病患者在依从性管理维度的干预有效率则最低,为86.8%。检验结果显示,不同年龄组的尘肺病患者,在依从性管理维度的干预效果也不同,差异有统计学意义($\chi^2=14.050, P=0.002$)。

(四)婚姻状况与干预效果

未婚的尘肺病患者的干预有效率最低,为86.0%,其次为已婚的尘肺病患者,为90.0%,而离异/丧偶的尘肺病患者的干预有效率最高,为94.6%。但检验结果显示,不同婚姻状况的尘肺病患者干预效果并无统计学差异($\chi^2=3.039, P=0.223$)。

(五)文化水平与干预效果

文化水平越高的尘肺病患者干预有效率越低。其中,初中及以下文化水平的尘肺病患者干预有效率最高,为89.8%,而大专及以上文化水平的尘肺病患者干预有效率最低,为87.5%,但检验结果显示,不同文化水平的尘肺病患者干预效果并无统计学差异($\chi^2=0.349, P=0.840$)。

(六)患者收入与干预效果

3000元以下月收入的尘肺病患者在依从性管理维度上的干预有效率最高,为97.2%,其次为6000元及以上月收入的尘肺病患者,而3000~5999元月收入的患者干预有效率最低,为83.2%。经检验,不同收入水平的尘肺病患者干预效果也不同,差异有统计学意义($\chi^2=22.706, P=0.000$)。

(七)就诊地点与干预效果

就诊地点为住院的尘肺病患者,在依从性管理维度上的干预有效率相对较高,为90.8%,而门诊的患者干预有效性则较低,为87.8%。经检验,就诊地点不同的尘肺病患者干预效果无统计学差异($\chi^2=1.160$,$P=0.282$)。

(八)尘肺类型与干预效果

尘肺类型为硅肺的患者,在依从性管理维度上的干预有效率相对较高,为92.8%,而其他类型的尘肺病患者干预有效率则较低,为86.0%。经检验,尘肺类型不同的患者干预效果也不同,差异有统计学意义($\chi^2=6.191$,$P=0.013$)。

(九)尘肺分期与干预效果

处于尘肺二期的患者,在依从性管理维度上的干预有效率相对较高,为92.3%,其次为处于尘肺一期的患者,而处于尘肺三期的患者,在依从性管理维度上的干预有效率则较低,为78.6%。检验结果显示,处于不同尘肺分期的患者干预效果也不同,差异有统计学意义($\chi^2=8.086$,$P=0.016$)。

(十)报销方式与干预效果

医疗费用完全自理的尘肺病患者,在依从性管理维度上的干预有效率相对较高,为94.1%,其次为医疗费用部分报销的尘肺病患者,而医疗费用完全报销的尘肺病患者在依从性管理维度上的干预有效率则较低,为87.9%。但检验结果显示,医疗费用报销方式不同的尘肺病患者干预效果并无统计学差异($\chi^2=1.961$,$P=0.412$)。

(十一)并发症与干预效果

有并发症的尘肺病患者,在依从性管理维度上的干预有效率相对较高,为91.5%,而无并发症的尘肺病患者,在依从性管理维度上的干预有效率则较低,为89.1%。但检验结果显示,有并发症与无并发症的尘肺病患者,在依从性管理维度上的干预效果并无统计学差异($\chi^2=0.550$,$P=0.459$)。

(十二)病程长短与干预效果

病程较短的尘肺病患者,在依从性管理维度上的干预有效率相对较高,为98.1%,其次为病程一般的尘肺病患者,而病程较长的尘肺病患者干预有效率则最低,为85.1%。检验结果显示,病程长短不同的尘肺病患者,在依从性管理维度上的干预效果也不同,差异有统计学意义($\chi^2=17.782$,$P=0.000$)。

综上所述,单因素分析初步确定了与依从性管理维度干预效果相关的5个因素,分别为患者年龄、收入水平、尘肺类型、尘肺分期及病程长短。

二、多因素分析结果

(一)回归模型的构建

以尘肺病患者在依从性管理维度干预是否有效为因变量,以单因素分析中有统计学意义的 5 个因素为因变量，即患者年龄、收入水平、尘肺类型、尘肺分期及病程长短，建立二分类 logistic 回归模型。详见表 9-11。

表 9-11　　logistic 回归模型的因变量及自变量编码情况

项目	变量编码
因变量(干预有效性)	0＝干预无效；1＝干预有效
患者年龄	1＝35 岁以下；2＝35～49 岁；3＝50～64 岁；4＝65 岁及以上
收入水平	1＝3000 元以下；2＝3000～5999 元；3＝6000 元及以上
尘肺类型	1＝硅肺；2＝其他尘肺
尘肺分期	1＝一期；2＝二期；3＝三期
病程长短	1＝较短；2＝一般；3＝较长

（二）回归结果分析

分析结果显示，在依从性管理维度，与尘肺病患者干预效果相关的因素为：收入水平及尘肺类型。详见表 9-12。

表 9-12　　依从性管理干预效果的多因素分析结果

变量	*B*	S. E	Sig.	Exp (B)	95%CI	
					下限	上限
患者年龄		0.751	0.861			
0～34 岁	1.894	0.000	0.997	6.646	0.000	.
35～49 岁	－0.214	0.226	0.634	0.808	0.335	1.948
50～64 岁	0.123	0.092	0.762	1.131	0.510	2.509
患者月收入		20.052	0.000			
0～2999 元	0.467	0.423	0.515	1.595	0.390	6.518
3000～5999 元	－1.569	12.493	0.000	0.208	0.087	0.497
硅肺	0.635	3.521	0.061	1.887	0.972	3.662
尘肺分期		1.949	0.377			
一期	0.369	0.690	0.406	1.446	0.606	3.452
二期	0.647	1.933	0.164	1.910	0.767	4.755
病程长短		14.068	0.001			
较短	2.264	9.124	0.003	9.622	2.214	41.813
一般	1.072	6.280	0.012	2.921	1.263	6.757
常数	1.769	8.146	0.004	5.864		

1. 收入水平与干预效果

在依从性管理维度上，与对照组即6000元以上月收入的尘肺病患者相比，3000～5999元月收入的尘肺病患者干预效果较差，差异有统计学意义（$OR=0.208$，$P=0.000$）。

2. 病程长短与干预效果

在依从性管理维度上，与对照组即病程较长的尘肺病患者相比，病程较短及一般的尘肺病患者的干预效果相对较好，差异有统计学意义。二者的OR值分别为9.622和2.921，说明病程越短的尘肺病患者，在依从性管理维度的干预效果越好。

第五节　日常生活管理维度分析结果

调查结果显示，有428名受试对象日常生活管理维度测评分数达到满分，即85.6%的患者在日常生活管理维度干预有效。

一、单因素分析结果

（一）性别与干预效果

女性尘肺病患者在日常生活管理维度的干预有效率相对较高，为89.3%，而男性尘肺病患者在日常生活管理维度的干预有效率则较低，为84.9%。但检验结果显示，男性与女性的尘肺病患者，在日常生活管理维度的干预效果并无统计学差异（$\chi^2=1.186$，$P=0.276$）。详见表9-13。

表9-13　　日常生活管理干预效果的单因素分析结果

项目	无效(%)	有效(%)	χ^2值	P值
性别			1.186	0.276
男性	63(15.1)	353(84.9)		
女性	9(10.7)	75(89.3)		
户口类型			0.301	0.583
城镇户口	37(15.3)	205(84.7)		
农村户口	35(13.6)	223(86.4)		
患者年龄			17.437	0.001
0～34岁	22(30.6)	50(69.4)		
35～49岁	14(12.3)	100(87.7)		
50～64岁	27(13.6)	171(86.4)		

续表

项目	无效(%)	有效(%)	χ^2 值	P 值
65岁及以上	9(7.8)	107(92.2)		
婚姻状况			3.851	0.153
未婚	12(10.5)	102(89.5)		
已婚	55(16.7)	275(83.3)		
离异/丧偶	5(8.9)	51(91.1)		
文化水平			2.290	0.319
初中及以下	47(13.4)	305(86.6)		
高中	21(15.9)	111(84.1)		
大专及以上	4(25.0)	12(75.0)		
患者月收入			10.136	0.006
0～2999元	26(24.5)	80(75.5)		
3000～5999元	29(11.6)	221(88.4)		
6000元及以上	17(11.8)	127(88.2)		
就诊地点			0.003	0.953
门诊	28(14.3)	168(85.7)		
住院	44(14.5)	260(85.5)		
尘肺类型			0.257	0.612
硅肺	40(15.2)	224(84.8)		
其他尘肺	32(13.6)	204(86.4)		
尘肺分期			5.947	0.044
一期	39(17.6)	183(82.4)		
二期	30(13.5)	192(86.5)		
三期	3(5.4)	53(94.6)		
报销方式			1.150	0.583
完全报销	44(15.7)	236(84.3)		
部分报销	25(13.4)	161(86.6)		
不报销	3(8.8)	31(91.2)		
并发症			4.092	0.043

续表

项目	无效(%)	有效(%)	χ^2 值	P 值
无	22(20.8)	84(79.2)		
有	50(12.7)	344(87.3)		
病程长短			0.809	0.677
较短	16(14.8)	92(85.2)		
一般	13(11.7)	98(88.3)		
较长	43(15.3)	238(84.7)		

(二)户口类型与干预效果

农村户口的尘肺病患者在日常生活管理维度的干预有效率相对较高，为86.4%，而城镇户口的尘肺病患者在日常生活管理维度的干预有效率略低，为84.7%。但检验结果显示，不同户口类型的尘肺病患者，在日常生活管理维度的干预效果并无统计学差异($\chi^2=0.301$，$P=0.583$)。

(三)年龄与干预效果

65岁及以上的尘肺病患者，在日常生活管理维度的干预有效率相对较高，为92.2%，其次为35～49岁的尘肺病患者，为87.7%，而35岁以下的尘肺病患者在日常生活管理维度的干预有效率则最低，为69.4%。检验结果显示，不同年龄组的尘肺病患者，在日常生活管理维度的干预效果也不同，差异有统计学意义($\chi^2=17.437$，$P=0.001$)。

(四)婚姻状况与干预效果

已婚的尘肺病患者的干预有效率最低，为83.3%，其次为未婚的尘肺病患者，为89.5%，而离异/丧偶的尘肺病患者的干预有效率最高，为91.1%。但检验结果显示，不同婚姻状况的尘肺病患者，在日常生活管理维度的干预效果并无统计学差异($\chi^2=3.851$，$P=0.153$)。

(五)文化水平与干预效果

文化水平越高的尘肺病患者干预有效率越低，其中，初中及以下文化水平的尘肺病患者干预有效率最高，为86.6%，而大专及以上文化水平的尘肺病患者干预有效率最低，为75.0%，但检验结果显示，不同文化水平的尘肺病患者干预效果并无统计学差异($\chi^2=2.290$，$P=0.319$)。

(六)患者收入与干预效果

3000～5999元月收入的尘肺病患者在日常生活管理维度上的干预有效率最高，为88.4%，其次为6000元及以上月收入的尘肺病患者，而3000元以下收入的患者干预有效率最低，为75.5%。经检验，不同收入水平的尘肺病患者干预效果也不同,差异有统计学意义($\chi^2=10.136$,$P=0.006$)。

(七)就诊地点与干预效果

就诊地点为门诊和住院的尘肺病患者,在日常生活管理维度上的干预有效率基本一致,分布为85.7%和85.5%。经检验,就诊地点不同的尘肺病患者干预效果无统计学差异($\chi^2=0.003$,$P=0.953$)。

(八)尘肺类型与干预效果

尘肺类型为硅肺的患者,在日常生活管理维度上的干预有效率相对较低,为84.8%,而其他类型的尘肺病患者干预有效率则较高,为86.4%。经检验,尘肺类型不同的尘肺病患者干预效果并无统计学差异($\chi^2=0.257$,$P=0.612$)。

(九)尘肺分期与干预效果

处于尘肺三期的患者,在日常生活管理维度上的干预有效率相对较高,为94.6%,其次为处于尘肺二期的患者,而处于尘肺一期的患者,在日常生活管理维度上的干预有效率则较低,为82.4%。检验结果显示,处于不同尘肺分期的尘肺病患者,在日常生活管理维度的干预效果也不同,差异有统计学意义($\chi^2=5.947$,$P=0.044$)。总体趋势为,病情越严重的尘肺病患者干预效果越好。

(十)报销方式与干预效果

医疗费用完全自理的尘肺病患者,在日常生活管理维度上的干预有效率相对较高,为91.2%,其次为医疗费用部分报销的尘肺病患者,为86.6%,而医疗费用完全报销的尘肺病患者在日常生活管理维度上的干预有效率则较低,为84.3%。但检验结果显示,医疗费用报销方式不同的尘肺病患者,在日常生活管理维度的干预效果并无统计学差异($\chi^2=1.150$,$P=0.583$)。

(十一)并发症与干预效果

有并发症的尘肺病患者,在日常生活管理维度上的干预有效率相对较高,为87.3%,而无并发症的尘肺病患者,在日常生活管理维度上的干预有效率则较低,为79.2%。但检验结果显示,有并发症与无并发症的尘肺病患者干预效果也不同,差异有统计学意义($\chi^2=4.092$,$P=0.043$)。

(十二)病程与干预效果

病程一般的尘肺病患者,在日常生活管理维度上的干预有效率相对较高,为88.3%,其次为病程较短的尘肺病患者,而病程较长的尘肺病患者干预有效率最低,为84.7%。但检验结果显示,病程长短不同的尘肺病患者,在日常生活管理维度上的干预效果并无统计学差异($\chi^2=0.809$,$P=0.677$)。

综上所述,单因素分析初步确定了与干预效果相关的因素:年龄、收入水平、尘肺分期及并发症。

二、多因素分析结果

(一)回归模型的构建

以尘肺病患者在日常生活管理维度干预是否有效为因变量，以单因素分析中有统计学意义的4个因素为因变量，即年龄、收入水平、尘肺分期及并发症，建立二分类logistic回归模型。详见表9-14。

表9-14　　logistic回归模型的因变量及自变量编码情况

项目	变量编码
因变量(干预有效性)	0＝干预无效；1＝干预有效
患者年龄	1＝35岁以下；2＝35～49岁；3＝50～64岁；4＝65岁及以上
收入水平	1＝3000元以下；2＝3000～5999元；3＝6000元及以上
尘肺分期	1＝一期；2＝二期；3＝三期
并发症	1＝无；2＝有

(二)回归结果分析

分析结果显示，在日常生活管理维度，与尘肺病患者干预效果相关的因素为：年龄、收入水平及并发症。详见表9-15。

表9-15　　日常生活管理干预效果的多因素分析结果

变量	B	S. E	Sig.	Exp (B)	95%CI	
					下限	上限
患者年龄			0.003			
0～34岁	－1.501	0.453	0.001	0.223	0.092	0.542
35～49岁	－0.408	0.470	0.385	0.665	0.265	1.670
50～64岁	－0.587	0.426	0.169	0.556	0.241	1.282
患者月收入			0.016			
0～2999元	－0.863	0.361	0.017	0.422	0.208	0.856
3000～5999元	－0.056	0.338	0.868	0.946	0.488	1.833
尘肺分期			.475			
一期	－0.778	0.638	0.223	0.459	0.132	1.604
二期	－0.716	0.642	0.265	0.489	0.139	1.720
无并发症	－0.643	0.300	0.032	0.526	0.292	0.946
常数	3.517	0.724	0.000	33.693		

1.年龄与干预效果

在日常生活管理维度，与对照组即65岁及以上的尘肺病患者相比，35岁以下的尘肺病患者干预效果较差，差异有统计学意义（$OR=0.223$，$P=0.001$）。

2.收入与干预效果

在日常生活管理维度，与对照组即6000元及以上收入的尘肺病患者相比，3000元以下收入的尘肺病患者干预效果较差，差异有统计学意义（$OR=0.422$，$P=0.017$）。

3.并发症与干预效果

在日常生活管理维度，与对照组即有并发症的尘肺病患者相比，无并发症的患者干预效果较差，差异有统计学意义（$OR=0.526$，$P=0.032$）。

综上所述，多因素分析结果显示，在日常生活管理维度，35岁以下、月收入3000元以下以及无并发症的尘肺病患者，干预效果较差。

第六节　情绪管理维度分析结果

调查结果显示，有428名受试对象在情绪管理维度上测评分数达到满分，即仅85.6%的患者在情绪管理维度上干预有效。

一、单因素分析结果

（一）性别与干预效果

女性尘肺病患者在情绪管理维度上的干预有效率相对较高，为89.3%，而男性尘肺病患者的干预有效率则较低，为84.9%。但检验结果显示，性别不同的尘肺病患者干预效果并无统计学差异（$\chi^2=1.186$，$P=0.276$）。详见表9-16。

表9-16　情绪管理干预效果单因素分析结果

项目	无效(%)	有效(%)	χ^2值	P值
性别			1.186	0.276
男性	63(15.1)	353(84.9)		
女性	9(10.7)	75(89.3)		
户口类型			0.047	0.829
城镇户口	34(14.0)	208(86.0)		
农村户口	38(14.7)	220(85.3)		
患者年龄			2.372	0.501
0～34岁	8(11.1)	64(88.9)		

续表

项目	无效(%)	有效(%)	χ^2值	*P*值
35～49岁	13(11.4)	101(88.6)		
50～64岁	31(15.7)	167(84.3)		
65岁及以上	20(17.2)	96(82.8)		
婚姻状况			0.157	0.943
未婚	16(14.0)	98(86.0)		
已婚	49(14.8)	281(85.2)		
离异/丧偶	7(12.5)	49(87.5)		
文化水平			0.533	0.822
初中及以下	51(14.5)	301(85.5)		
高中	18(13.6)	114(86.4)		
大专及以上	3(18.8)	13(81.2)		
患者月收入			0.528	0.768
0～2999元	14(13.2)	92(86.8)		
3000～5999元	39(15.6)	211(84.4)		
6000元及以上	19(13.2)	125(86.8)		
就诊地点			0.340	0.560
门诊	26(13.3)	170(86.7)		
住院	46(15.1)	258(84.9)		
尘肺类型			0.264	0.607
硅肺	36(13.6)	228(86.4)		
其他尘肺	36(15.3)	200(84.7)		
尘肺分期			1.430	0.510
一期	34(15.3)	188(84.7)		
二期	33(14.9)	189(85.1)		
三期	5(8.9)	51(91.1)		
报销方式			0.847	0.665
完全报销	37(13.2)	243(86.8)		
部分报销	30(16.1)	156(83.9)		

续表

项目	无效(%)	有效(%)	χ^2 值	P 值
不报销	5(14.7)	29(85.3)		
并发症			1.086	0.297
无	12(11.3)	94(88.7)		
有	60(15.2)	334(84.8)		
病程长短			7.710	0.021
较短	7(6.5)	101(93.5)		
一般	18(16.2)	93(83.8)		
较长	47(16.7)	234(83.3)		

(二)户口类型与干预效果

城镇户口的尘肺病患者在情绪管理维度上的干预有效率相对较高，为86.0%，而农村户口的尘肺病患者在情绪管理维度上的干预有效率略低，为85.3%。但检验结果显示，不同户口类型的尘肺病患者干预效果并无统计学差异($\chi^2=0.047$，$P=0.929$)。

(三)年龄与干预效果

在情绪管理维度，年龄越大的尘肺病患者，自我管理行为的干预有效率越低。其中，35岁以下的尘肺病患者，在情绪管理维度上的干预有效率相对较高，为88.9%，而65岁及以上的尘肺病患者在情绪管理维度上的干预有效率则最低，为82.8%。检验结果显示，不同年龄组的尘肺病患者，在情绪管理维度上的干预效果也不同，差异有统计学意义($\chi^2=2.372$，$P=0.501$)。

(四)婚姻状况与干预效果

在情绪管理维度，离异/丧偶的尘肺病患者的干预有效率最高，为87.5%，其次为未婚的尘肺病患者，而已婚的尘肺病患者的干预有效率最低，为85.2%。但检验结果显示，不同婚姻状况的尘肺病患者干预效果并无统计学差异($\chi^2=0.157$，$P=0.943$)。

(五)文化水平与干预效果

在情绪管理维度，高中文化水平的尘肺病患者干预有效率最高，为86.4%，其次为初中及以下文化水平的患者，而大专及以上文化水平的尘肺病患者干预有效率最低，为81.2%。但检验结果显示，不同文化水平的尘肺病患者干预效果并无统计学差异($\chi^2=0.533$，$P=0.822$)。

(六)患者收入与干预效果

3000～5999元月收入的尘肺病患者在情绪管理维度上的干预有效率最低，

为 84.4%，而 3000 元以下及 6000 元以上月收入的尘肺病患者，干预有效率均为 86.8%%。但检验结果显示，不同收入水平的尘肺病患者干预效果并无统计学差异（$\chi^2=0.528$，$P=0.768$）。

（七）就诊地点与干预效果

就诊地点为门诊的尘肺病患者，在情绪管理维度上的干预有效率相对较高，为 86.7%，而住院的患者干预有效性则较低，为 84.9%。经检验，就诊地点不同的尘肺病患者干预效果无统计学差异（$\chi^2=0.340$，$P=0.560$）。

（八）尘肺类型与干预效果

尘肺类型为硅肺的患者，在情绪管理维度上的干预有效率相对较高，为 86.4%，而其他类型的尘肺病患者干预有效率则较低，为 84.7%。经检验，尘肺类型不同的患者干预效果也不同，差异有统计学意义（$\chi^2=0.264$，$P=0.607$）。

（九）尘肺分期与干预效果

在情绪管理维度上，病情越严重的尘肺病患者，干预有效率越高。其中，处于尘肺三期的患者干预有效率较高，为 91.1%，而处于尘肺一期的患者，在情绪管理维度上的干预有效率则较低，为 84.7%。检验结果显示，处于不同尘肺分期的患者干预效果并无统计学差异（$\chi^2=1.430$，$P=0.510$）。

（十）报销方式与干预效果

医疗费用完全报销的尘肺病患者，在情绪管理维度上的干预有效率相对较高，为 86.8%，其次为医疗费用完全自理的尘肺病患者，而医疗费用部分报销的尘肺病患者在情绪管理维度上的干预有效率则较低，为 83.9%。但检验结果显示，医疗费用报销方式不同的尘肺病患者干预效果并无统计学差异（$\chi^2=0.847$，$P=0.665$）。

（十一）并发症与干预效果

有并发症的尘肺病患者，在情绪管理维度上的干预有效率相对较高，为 88.7%，而无并发症的尘肺病患者，在情绪管理维度上的干预有效率则较低，为 84.8%。但检验结果显示，有并发症与无并发症的尘肺病患者干预效果并无统计学差异（$\chi^2=1.086$，$P=0.297$）。

（十二）病程与干预效果

病程较短的尘肺病患者干预有效率较高，为 93.5%，而病程一般和较长的尘肺病患者干预有效率分别为 83.8% 和 83.3%。经检验，病程不同的尘肺病患者在情绪管理方面的干预效果也不同，差异有统计学意义（$\chi^2=7.710$，$P=0.021$）。

二、多因素分析

以干预是否有效为因变量，以单因素分析中有统计学意义的因素为自变量,建立 logistic 回归模型。分析结果显示,与情绪管理维度干预效果相关的因素为病程长短。详见表 9-17。

表 9-17　　情绪管理干预效果的多因素分析结果

变量	B	wald	Sig.	OR	95%CI	
					下限	上限
病程长短		6.501	0.039			
较短	1.064	6.350	0.012	2.898	1.267	6.630
一般	0.037	0.015	0.903	1.038	0.573	1.880
常数	1.605	100.844	0.000	4.979		

与对照组即病程较长的尘肺病患者相比,病程较短的尘肺病患者干预效果相对较好,差异有统计学意义($OR=2.898, P=0.012$)。

第七节　自我管理效能维度分析结果

调查结果显示,有 347 名受试对象在自我管理效能维度上测评分数达到满分,即仅 69.4%的患者在自我管理效能维度上干预有效。

一、单因素分析结果

(一)性别与干预效果

女性尘肺病患者在自我管理效能维度上的干预有效率相对较高,为 73.8%,而男性尘肺病患者的干预有效率则较低,为 68.5%。但检验结果显示,性别不同的尘肺病患者,干预效果并无统计学差异($\chi^2=0.946, P=0.331$)。详见表 9-18。

表 9-18　　自我管理效能干预效果单因素分析结果

项目	无效(%)	有效(%)	χ^2 值	P 值
性别			0.946	0.331
男性	131(31.5)	285(68.5)		
女性	22(26.2)	62(73.8)		
户口类型			0.351	0.553
城镇户口	71(29.3)	171(70.7)		
农村户口	82(31.8)	176(68.2)		

续表

项目	无效(%)	有效(%)	χ^2 值	P 值
患者年龄			14.337	0.002
0～34 岁	10(13.9)	62(86.1)		
35～49 岁	41(36.0)	73(64.0)		
50～64 岁	59(29.8)	139(70.2)		
65 岁及以上	43(37.1)	73(62.9)		
婚姻状况			1.976	0.381
未婚	29(25.4)	85(74.6)		
已婚	105(31.8)	225(68.2)		
离异/丧偶	19(33.9)	37(66.1)		
文化水平			4.991	0.080
初中及以下	112(31.8)	240(68.2)		
高中	40(30.3)	92(69.7)		
大专及以上	1(6.3)	15(93.8)		
患者月收入			0.824	0.653
0～2999 元	36(34.0)	70(66.0)		
3000～5999 元	73(29.2)	177(70.8)		
6000 元及以上	44(30.6)	100(69.4)		
就诊地点			3.223	0.073
门诊	51(26.0)	145(74.0)		
住院	102(33.6)	202(66.4)		
尘肺类型			9.415	0.002
硅肺	65(24.6)	199(75.4)		
其他尘肺	88(37.3)	148(62.7)		
尘肺分期			0.922	0.650
一期	65(29.3)	157(70.7)		
二期	68(30.6)	154(69.4)		
三期	20(35.7)	36(64.3)		
报销方式			4.593	0.101

续表

项目	无效(%)	有效(%)	χ^2 值	P 值
完全报销	75(26.8)	205(73.2)		
部分报销	65(34.9)	121(65.1)		
不报销	13(38.2)	21(61.8)		
并发症			0.117	0.732
无	31(29.2)	75(70.8)		
有	122(31.0)	272(69.0)		
病程长短				
较短	20(18.5)	88(81.5)	21.196	0.000
一般	52(46.8)	59(53.2)		
较长	81(28.8)	200(71.2)		

(二)户口类型与干预效果

城镇户口的尘肺病患者在自我管理效能维度上的干预有效率相对较高,为70.7%,而农村户口的尘肺病患者在自我管理效能维度上的干预有效率略低,为68.2%。但检验结果显示,不同户口类型的尘肺病患者,干预效果并无统计学差异($\chi^2=0.351, P=0.553$)。

(三)年龄与干预效果

35岁以下的尘肺病患者,在自我管理效能维度上的干预有效率相对较高,为86.1%,其次为50~64岁的尘肺病患者,为70.2%,而65岁及以上的尘肺病患者在自我管理效能维度上的干预有效率则最低,为62.9%。检验结果显示,不同年龄组的尘肺病患者,在自我管理效能维度上的干预效果也不同,差异有统计学意义($\chi^2=14.337, P=0.002$)。

(四)婚姻状况与干预效果

未婚的尘肺病患者的干预有效率最高,为74.6%,其次为已婚的尘肺病患者,为68.2%,而离异/丧偶的尘肺病患者的干预有效率最低,为66.1%。但检验结果显示,不同婚姻状况的尘肺病患者干预效果并无统计学差异($\chi^2=1.976, P=0.381$)。

(五)文化水平与干预效果

在自我管理效能维度,文化水平越高的尘肺病患者干预有效率越高。其中,初中及以下文化水平的尘肺病患者干预有效率最低,为68.2%,而大专及以上文化水平的尘肺病患者干预有效率最高,为93.8%。但检验结果显示,不同文化水平的尘肺病患者干预效果并无统计学差异($\chi^2=4.991, P=0.080$)。

(六)患者收入与干预效果

3000～5999 元月收入的尘肺病患者在自我管理效能维度上的干预有效率最高,为 70.8%,其次为 6000 元及以上月收入的尘肺病患者,而 3000 元以下月收入的患者干预有效率最低,为 66.0%。但检验结果显示,不同收入水平的尘肺病患者干预效果并无统计学差异($\chi^2=0.824, P=0.653$)。

(七)就诊地点与干预效果

就诊地点为门诊的尘肺病患者,在自我管理效能维度上的干预有效率相对较高,为 74.0%,而住院的患者干预有效性则较低,为 66.4%。经检验,就诊地点不同的尘肺病患者干预效果无统计学差异($\chi^2=3.223, P=0.073$)。

(八)尘肺类型与干预效果

尘肺类型为硅肺的患者,在自我管理效能维度上的干预有效率相对较高,为 75.4%,而其他类型的尘肺病患者干预有效率则较低,为 62.7%。经检验,尘肺类型不同的患者干预效果也不同,差异有统计学意义($\chi^2=9.415, P=0.002$)。

(九)尘肺分期与干预效果

在自我管理效能维度上,病情越严重的尘肺病患者,干预有效率越低。其中,处于尘肺一期的患者干预有效率相对较高,为 70.7%,而处于尘肺三期的患者,在自我管理效能维度上的干预有效率则较低,为 64.3%。检验结果显示,处于不同尘肺分期的患者干预效果并无统计学差异($\chi^2=0.922, P=0.650$)。

(十)报销方式与干预效果

医疗费用完全报销的尘肺病患者,在自我管理效能维度上的干预有效率相对较高,为 73.2%,其次为医疗费用部分报销的尘肺病患者,而医疗费用完全自理的尘肺病患者在自我管理效能维度上的干预有效率则较低,为 61.8%。但检验结果显示,医疗费用报销方式不同的尘肺病患者干预效果并无统计学差异($\chi^2=4.593, P=0.101$)。

(十一)并发症与干预效果

无并发症的尘肺病患者,在自我管理效能维度上的干预有效率相对较高,为 70.8%,而有并发症的尘肺病患者,在自我管理效能维度上的干预有效率则较低,为 69.0%。但检验结果显示,有并发症与无并发症的尘肺病患者干预效果并无统计学差异($\chi^2=0.117, P=0.732$)。

(十二)病程长短与干预效果

病程较短的尘肺病患者,在自我管理效能维度上的干预有效率相对较高,为 81.5%,其次为病程较长的患者,而病程一般的患者干预有效率则最低,为 53.2%。检验结果显示,病程长短不同的尘肺病患者,在自我管理效能维度上的干预效果也不同,差异有统计学意义($\chi^2=21.196, P=0.000$)。

二、多因素分析结果

(一)回归模型的构建

以尘肺病患者在自我管理效能维度的干预是否有效为因变量,以单因素分析中有统计学意义的2个因素为因变量,即患者年龄及尘肺类型,建立二分类logistic回归模型。详见表9-19。

表9-19　　logistic回归模型的因变量及自变量编码情况

项目	变量编码
因变量(干预有效性)	0=干预无效;1=干预有效
患者年龄	1=35岁以下;2=35~49岁;3=50~64岁;4=65岁及以上
尘肺类型	1=硅肺;2=其他尘肺
病程长短	1=较短;2=一般;3=较长

(二)回归结果分析

分析结果显示,在自我管理效能维度上,与尘肺病患者干预效果相关的因素为患者年龄、尘肺类型及病程长短,详见表9-20。

表9-20　　自我管理效能干预效果多因素分析结果

变量	*B*	wald	Sig.	*OR*	95%CI	
					下限	上限
患者年龄		10.813	0.013			
0~34岁	1.209	9.174	0.002	3.349	1.532	7.323
35~49岁	0.016	0.003	0.954	1.016	0.584	1.770
50~64岁	0.323	1.590	0.207	1.381	0.836	2.280
硅肺	0.488	5.630	0.018	1.629	1.089	2.437
病程长短		15.864	0.000			
较短	0.445	2.352	0.125	1.560	0.884	2.754
一般	−0.742	9.816	0.002	0.476	0.299	0.757
常数	0.407	2.800	0.094	1.502		

1. 年龄与干预效果

在自我管理效能维度上,与对照组即65岁及以上的尘肺病患者相比,35岁以下的尘肺病患者的干预效果相对较好,差异有统计学意义($OR=3.349$,$P=$

0.002)。

2.尘肺类型与干预效果

在自我管理效能维度上，与对照组即其他类型的尘肺病患者相比，硅肺患者的干预效果较好，差异有统计学意义($OR=1.629$，$P=0.018$)。

3.病程长短与干预效果

在自我管理效能维度上，与对照组即病程较长的尘肺病患者相比，病程一般的尘肺病患者干预效果相对较差，差异有统计学意义($OR=0.476$，$P=0.002$)。

第八节　自我管理行为干预效果影响因素

调查结果显示，有114名受试对象自我管理行为测评分数达到满分，即仅22.8%的患者自我管理行为干预有效。

一、单因素分析结果

(一)性别与干预效果

女性尘肺病患者自我管理行为的干预有效率相对较高，为25.0%，而男性尘肺病患者的干预有效率则较低，为22.4%。但检验结果显示，性别不同的尘肺病患者，干预效果并无统计学差异($\chi^2=0.273$，$P=0.601$)。详见表9-21。

表9-21　自我管理干预效果单因素分析结果

项目	无效(%)	有效(%)	χ^2值	P值
性别			0.273	0.601
男性	323(77.6)	93(22.4)		
女性	63(75.0)	21(25.0)		
户口类型			0.063	0.802
城镇户口	188(77.7)	54(22.3)		
农村户口	198(76.7)	60(23.3)		
患者年龄			10.871	0.012
0～34岁	47(65.3)	25(34.7)		
35～49岁	98(86.0)	16(14.0)		
50～64岁	153(77.3)	45(22.7)		
65岁及以上	88(75.9)	28(24.1)		

续表

项目	无效(%)	有效(%)	χ^2 值	P 值
婚姻状况			0.490	0.790
未婚	86(75.4)	28(24.6)		
已婚	255(77.3)	75(22.7)		
离异/丧偶	45(80.4)	11(19.6)		
文化水平			5.496	0.065
初中及以下	281(79.8)	71(20.2)		
高中	95(72.0)	37(28.0)		
大专及以上	10(62.5)	6(37.5)		
患者月收入			2.466	0.293
0～2999元	87(82.1)	19(17.9)		
3000～5999元	193(77.2)	57(22.8)		
6000元及以上	106(73.6)	38(26.4)		
就诊地点			1.334	0.248
门诊	146(74.5)	50(25.5)		
住院	240(78.9)	64(21.1)		
尘肺类型			10.162	0.001
硅肺	189(71.6)	75(28.4)		
其他尘肺	197(83.5)	39(16.5)		
尘肺分期			0.658	0.731
一期	175(78.8)	47(21.2)		
二期	168(75.7)	54(24.3)		
三期	43(76.8)	13(23.2)		
报销方式			0.555	0.763
完全报销	215(76.8)	65(23.2)		
部分报销	146(78.5)	40(21.5)		
不报销	25(73.5)	9(26.5)		
并发症			0.002	0.965
无	82(77.4)	24(22.6)		
有	304(77.2)	90(22.8)		

续表

项目	无效(%)	有效(%)	χ^2 值	P 值
病程长短			36.422	0.000
较短	59(54.6)	49(45.4)		
一般	90(81.1)	21(18.9)		
较长	237(84.3)	44(15.7)		

(二)户口类型与干预效果

农村户口的尘肺病患者自我管理行为的干预有效率相对较高,为 23.3%,而城镇户口的尘肺病患者自我管理行为的干预有效率略低,为 22.3%。但检验结果显示,不同户口类型的尘肺病患者,干预效果并无统计学差异($\chi^2=0.063$,$P=0.802$)。

(三)年龄与干预效果

35 岁以下的尘肺病患者,自我管理行为的干预有效率相对较高,为 34.7%,其次为 65 岁及以上的尘肺病患者,为 24.1%,而 35～49 岁的尘肺病患者自我管理行为的干预有效率则最低,为 14.0%。检验结果显示,不同年龄组的尘肺病患者,自我管理行为的干预效果也不同,差异有统计学意义($\chi^2=10.871$,$P=0.012$)。

(四)婚姻状况与干预效果

未婚的尘肺病患者的干预有效率最高,为 24.6%,其次为已婚的尘肺病患者,为 22.7%,而离异/丧偶的尘肺病患者的干预有效率最低,为 19.6%。但检验结果显示,不同婚姻状况的尘肺病患者干预效果并无统计学差异($\chi^2=0.490$,$P=0.790$)。

(五)文化水平与干预效果

文化水平越高的尘肺病患者干预有效率越高。其中,初中及以下文化水平的尘肺病患者干预有效率最低,为 20.2%,而大专及以上文化水平的尘肺病患者干预有效率最高,为 37.5%。但检验结果显示,不同文化水平的尘肺病患者干预效果并无统计学差异($\chi^2=5.496$,$P=0.065$)。

(六)患者收入与干预效果

收入越高的尘肺病患者干预有效率越高。其中,3000 元以下月收入的尘肺病患者自我管理行为的干预有效率最低,为 17.9%,而 6000 元及以上月收入的尘肺病患者干预有效率最高,为 26.4%。但检验结果显示,不同收入水平的尘肺病患者干预效果并无统计学差异($\chi^2=2.466$,$P=0.293$)。

(七)就诊地点与干预效果

就诊地点为门诊的尘肺病患者,自我管理行为的干预有效率相对较高,为

25.5%,而住院的患者干预有效性则较低,为21.1%。经检验,就诊地点不同的尘肺病患者干预效果无统计学差异($\chi^2=1.334,P=0.248$)。

(八)尘肺类型与干预效果

尘肺类型为硅肺的患者,自我管理行为的干预有效率相对较高,为28.4%,而其他类型的尘肺病患者干预有效率则较低,为16.5%。经检验,尘肺类型不同的患者干预效果也不同,差异有统计学意义($\chi^2=10.162,P=0.001$)。

(九)尘肺分期与干预效果

处于尘肺二期的患者,自我管理行为的干预有效率相对较高,为24.3%,其次为处于尘肺三期的患者,而处于尘肺一期的患者,自我管理行为上的干预有效率则较低,为21.2%。检验结果显示,处于不同尘肺分期的患者干预效果并无统计学差异($\chi^2=0.658,P=0.731$)。

(十)报销方式与干预效果

医疗费用完全自理的尘肺病患者,自我管理行为的干预有效率相对较高,为26.5%,其次为医疗费用完全报销的尘肺病患者,而医疗费用部分报销的尘肺病患者自我管理行为的干预有效率则较低,为21.5%。但检验结果显示,医疗费用报销方式不同的尘肺病患者干预效果并无统计学差异($\chi^2=0.555,P=0.763$)。

(十一)并发症与干预效果

有并发症的尘肺病患者,自我管理行为的干预有效率相对较高,为22.8%,而无并发症的尘肺病患者,自我管理行为的干预有效率则较低,为22.6%。但检验结果显示,有并发症与无并发症的尘肺病患者干预效果并无统计学差异($\chi^2=0.002,P=0.965$)。

(十二)病程长短与干预效果

病程较短的尘肺病患者,自我管理行为的干预有效率相对较高,为45.4%,其次为病程一般的患者,而病程较长的尘肺病患者,干预有效率则最低,为15.7%。检验结果显示,病程长短不同的尘肺病患者干预效果也不同,差异有统计学意义($\chi^2=36.422,P=0.000$)。

二、多因素分析结果

(一)回归模型的构建

以尘肺病患者自我管理行为干预是否有效为因变量,以单因素分析中有统计学意义的3个因素为因变量,即患者年龄、尘肺类型及病程长短,建立二分类logistic回归模型。详见表9-22。

表 9-22　　logistic 回归模型的因变量及自变量编码情况

项目	变量编码
因变量(干预有效性)	0＝干预无效;1＝干预有效
患者年龄	1＝35 岁以下;2＝35～49 岁;3＝50～64 岁;4＝65 岁及以上
尘肺类型	1＝硅肺;2＝其他尘肺
病程长短	1＝较短;2＝一般;3＝较长

(二)回归结果分析

分析结果显示,在自我管理行为总体水平上,与尘肺病患者干预效果相关的因素为尘肺类型及病程长短。详见表 9-23。

表 9-23　　自我管理干预效果多因素分析结果

变 量	*B*	wald	Sig.	*OR*	95%CI	
					下限	上限
患者年龄		8.920	0.030			
0～34 岁	0.473	1.841	0.175	1.605	0.810	3.179
35～49 岁	−0.661	3.347	0.067	0.516	0.254	1.048
50～64 岁	0.052	0.032	0.858	1.053	0.596	1.861
硅肺	0.460	3.845	0.047	1.585	1.065	2.514
病程长短		29.974	0.000			
较短	1.412	28.766	0.000	4.104	2.450	6.875
一般	0.258	0.749	0.387	1.294	0.722	2.320
常数	−1.902	39.984	0.000	0.149		

1.尘肺类型与干预效果

在自我管理总体水平上,与对照组即其他类型的尘肺病患者相比,硅肺患者的干预效果相对较好,差异有统计学意义($OR=1.585$,$P=0.047$)。

2.病程长短与干预效果

在自我管理总体水平上,与对照组即病程较长的尘肺病患者相比,病程较短的尘肺病患者干预效果相对较好,差异有统计学意义($OR=4.104$,$P=0.000$)。

附录

附录一 尘肺病患者自我管理调查问卷

一、患者的一般情况

1. 您的姓名：________

2. 性别：

(1)男；(2)女

3. 民族：

(1)汉族；(2)其他民族

4. 年龄：________

5. 您的户口是城镇的还是农村的：

(1)城市；(2)农村

6. 您目前的从业状态：

(1)退休；(2)病休；(3)在职

7. 您的文化程度：

(1)小学及以下；(2)初中；(3)高中；(4)大专及以上

8. 您得的是那种尘肺病：

(1)煤工尘肺；(2)硅肺

9. 初次确诊日期：________年________月________日

10. 当时尘肺病期别：

(1)一期尘肺；(2)二期尘肺；(3)三期尘肺

11. 当时在单位的工种是：

(1)煤矿混合工；(2)掘进工；(3)采煤工；(4)选煤工；(5)开拓；(6)其他

12. 您接尘的工龄：________

13. 这些年是否晋期：

(1)是；(2)否

若是，什么时候晋的期：________年________月________日

晋期后尘肺的期别:(1)一期尘肺;(2)二期尘肺;(3)三期尘肺

14.呼吸困难:

(1)一级;(2)二级;(3)三级;(4)四级

15.您目前的症状:

(1)气短;(2)胸痛;(3)胸闷;(4)咳嗽、咳痰;(5)心悸;(6)失眠;(7)消化功能减退;(8)咯血;(9)其他

16.您目前的合并症:

(1)有;(2)无

若有,为:

(1)肺心病;(2)支气管炎;(3)支气管性哮喘;(4)肺气(5)高血压;(6)高血脂;(7)糖尿病;(8)心律失常;(9)风湿;(10)其他

17.您的活动能力:

(1)重体力活动受限;(2)中体力活动受限;(3)轻体力活动受限

18.您的医疗费用支付形式:

(1)全部报销;(2)部分报销;(3)全部自费

19.您每月的总收入水平:________元

20.经济负担:

(1)无;(2)轻;(3)中;(4)重

21.您的居住方式:

(1)独居;(2)与老伴居住在一块;(3)与子女一起;(4)全家人一起

22.生活自理程度:

(1)完全能;(2)基本能;(3)基本不能;(4)完全不能

23.家庭成员对您的支持程度:

(1)无;(2)极少;(3)一般;(4)全力

24.您与家庭成员之间的关系:

(1)好;(2)一般;(3)差

25.您感觉受重视的程度:

(1)不受重视;(2)一般;(3)比较受重视;(4)非常受重视

附录二　尘肺病患者的访谈提纲

1. 您能简短地描述一下您的尘肺病是什么时候被诊断的吗?

2. 医生是如何向您解析您的疾病的,有什么样的症状?

3. 当症状发生时,您是如何照顾您自己的?

4. 尘肺病对您的运动和日常活动有什么影响?

5. 尘肺病是如何影响您的生理状态和情绪的?

6. 尘肺病对您和您的家人及朋友的关系有什么影响?

7. 您的家人或朋友是如何帮您处理您的日常生活问题的?

8. 在日常生活中,您采用哪些方法来保证您的健康?

9. 您有信心采取措施来维护您的健康吗?

10. 在日常生活中,当您在处理疾病时,能告诉我其他的一些经验吗?

附录三　尘肺病患者自我管理水平测评调查表

这份问卷主要用来帮助我们了解您对自己管理自己的信心及如何管理自己，以便更有效地指导我们的工作，让更多的尘肺病友从中获益。本次调查资料完全保密，数据仅作为了解尘肺病友生活情况并改进我们工作的依据，不涉及任何医疗问题，请您如实填写。

自我管理量表条目	没有	很少	有时	经常	总是
1. 无气促时，自行进行呼吸训练	1	2	3	4	5
2. 有气促时，按照医嘱服用激素，吸入支气管舒张剂等药物	1	2	3	4	5
3. 气促较明显时，进行氧疗	1	2	3	4	5
4. 突然出现剧烈的咳嗽、咳痰、体温升高、胸痛、胸闷、呼吸困难、明显气促等，及时就医	1	2	3	4	5
5. 咳嗽咳痰时，使用有效的方法清除呼吸道痰液	1	2	3	4	5
6. 身体无浮肿，痰较多、较稠时多喝水	1	2	3	4	5
7. 关注药物的副作用、效果、剂量	1	2	3	4	5
8. 通过各种方式学习尘肺病相关知识	1	2	3	4	5
9. 与其他尘肺患者交流疾病相关知识	1	2	3	4	5
10. 严格执行戒烟的规定	1	2	3	4	5
11. 严格执行限酒的规定	1	2	3	4	5
12. 饮食时严格执行限盐的规定	1	2	3	4	5
13. 自觉遵医嘱，按时按量服药	1	2	3	4	5
14. 按照规定定期复查	1	2	3	4	5
15. 避免粉尘、烟雾和其他有害气体的吸入	1	2	3	4	5

续表

自我管理量表条目	没有	很少	有时	经常	总是
16. 避免过度劳累	1	2	3	4	5
17. 流感期间，避免去公共场所	1	2	3	4	5
18. 避免吃过冷、硬、油腻及辛辣刺激性食品	1	2	3	4	5
19. 饮食中增加新鲜蔬菜水果的摄入	1	2	3	4	5
20. 增加维生素 A 的摄入（如动物肝、肾、蛋黄）	1	2	3	4	5
21. 增加奶制品、瘦肉、豆制品和其他优质蛋白质的摄入	1	2	3	4	5
22. 根据身体状况，调节运动	1	2	3	4	5
23. 进行全身康复锻炼（如散步、踏车、太极拳等）	1	2	3	4	5
24. 根据天气变化，及时增减衣服，预防感冒	1	2	3	4	5
25. 天冷时使用保暖设施提高温度	1	2	3	4	5
26. 经常开窗通风，避免对着风吹	1	2	3	4	5
27. 培养良好睡眠习惯	1	2	3	4	5
28. 心情不好时，将注意力转移到其他想做的事情上	1	2	3	4	5
29. 有烦恼的事情向亲属或朋友倾诉，寻求帮助	1	2	3	4	5
30. 保持良好的情绪和乐观的精神状态	1	2	3	4	5
31. 从事自己喜欢的休闲娱乐	1	2	3	4	5
32. 控制自己不向别人发脾气	1	2	3	4	5
33. 当疾病加重时，您有多大信心可以找到解决的办法	1	2	3	4	5
34. 您有多大信心，可以按照医生要求去做	1	2	3	4	5
35. 您有多大信心，疾病带来的不适不影响您想做的事情	1	2	3	4	5
36. 您有多大信心，进行有效的相关锻炼	1	2	3	4	5
37. 您有多大信心，可以合理安排饮食	1	2	3	4	5
38. 您有多大信心，可以杜绝不良嗜好	1	2	3	4	5
39. 您有多大信心，在日常生活中照顾好自己，预防并发症	1	2	3	4	5
40. 您有多大信心，疾病带来的情绪压力不影响您的日常活动	1	2	3	4	5
41. 您有多大信心，可以做不同的事情和活动调节情绪	1	2	3	4	5
42. 您有多大信心，可以乐观地看待尘肺病	1	2	3	4	5

附录四　尘肺病患者自我管理测评量表的检验

一、量表的信度评价

信度主要用于评价量表的稳定性和一致性。本研究用三种常用方法检测量表的信度，分别为内部一致性信度、分半信度和重测信度。

（一）内部一致性信度检测

内部一致性信度用于检验量表间条目的一致性。总量表的克朗巴赫 α 系数为 0.872，7 个因子的克朗巴赫 α 系数在 0.703～0.804 之间。详见表 1。

表 1　量表及各维度信度检验结果

项目	克朗巴赫 α 系数	分半信度
症状管理维度	0.704	0.818
疾病知识管理维度	0.703	0.829
不良嗜好管理维度	0.734	0.852
依从性管理	0.713	0.824
日常生活管理维度	0.804	0.848
情绪管理维度	0.722	0.801
自我管理效能维度	0.793	0.812
量表总分	0.872	0.911

（二）分半信度检测

各因子分半信度在 0.801～0.852 之间，总量表分半信度为 0.911。

（三）重测信度

在完成第一次测试后 14 天，调查组对 40 位尘肺患者再次进行测量，计算各维度与总量表的重测信度系数，各维度前后两次得分的重测信度系数为 0.726～0.923。总量表的重测信度为 0.931，均具有统计学意义（$P<001$），表

明量表测量结果具有较好的跨时间稳定性。详见表 2。

表 2　　量表及各维度重测信度检验结果

项目	重测信度	P 值
症状管理维度	0.798	<0.01
疾病知识管理维度	0.897	<0.01
不良嗜好管理维度	0.923	<0.01
依从性管理	0.814	<0.01
日常生活管理维度	0.811	<0.01
情绪管理维度	0.833	<0.01
自我管理效能维度	0.726	<0.01
量表总分	0.931	<0.01

二、效度检验结果

(一)结构效度检验

1. 因子分析的适宜性检验

采用主成分法提取共同的因子，对 42 个条目进行探索性因子分析，从而探索量表间潜在的结构。在运用探索性因子分析前，首先对因子分析的适宜性做 KMO 与 Bartlett's 球形检验。KMO 值越接近于 1，表示变量间共同因素越多，变量间相关系数越低，越适合做因子分析。一般认为，$KMO>0.9$，做因子分析效果最理想；$0.8<KMO<0.9$，适合做因子分析；$0.7<KMO<0.8$，一般适合做因子分析；$0.6<KMO<0.7$，不太适合做因子分析；$KMO<0.5$，不宜做因子分析。本问卷 KMO 检验值为 0.864，Bartlett 检验有统计学意义，说明该组适合做因子分析。详见表 3。

表 3　　因子分析的适宜性检测结果

KMO	取适当的值	0.864
Bartlett 球形检验	近似 χ^2 检验	8468.215
	自由度	861
	显著性	0.000

2. 第一次因子分析结果

共同性检验结果显示，42 个条目的共同度均高于 0.20，因此因子载荷量均高于 0.45，表示各条目与共同因子间的关系较密切。详见表 4。

表 4　　第一次因子分析共同性检验结果

条目	共同度	条目	共同度
A_1	0.909	E_4	0.647
A_2	0.831	E_5	0.418
A_3	0.846	E_6	0.793
A_4	0.712	E_7	0.333
A_5	0.799	E_8	0.388
A_6	0.727	E_9	0.410
B_1	0.836	F_1	0.368
B_2	0.602	F_2	0.499
B_3	0.529	F_3	0.810
C_1	0.684	F_4	0.560
C_2	0.555	F_5	0.519
C_3	0.530	G_1	0.797
D_1	0.558	G_2	0.782
D_2	0.753	G_3	0.744
D_3	0.517	G_4	0.659
D_4	0.485	G_5	0.723
D_5	0.527	G_6	0.671
D_6	0.478	G_7	0.381
E_1	0.602	G_8	0.512
E_2	0.339	G_9	0.405
E_3	0.508	G_{10}	0.380

对 42 个条目采用主成分分析提取共同因子，条目间的相关系数大部分处于 0.5 左右，表明因子间的方差重叠 10%以上，宜采用斜交转轴进行因子分析。该法允许因子间相关，用于大型数据的处理，正交转轴不能限制因子间彼此有相关存在的可能性。所以，本研究应用斜交转轴法加以旋转，在没有限定因子个数的条件下进行因子提取，获取 11 个特征值大于 1 的因子，解释了 59.828%的变异(见表 5)。同时，进行碎石检验，曲线开始变平前的一点认为是提取的最大因子个数。从图 1 中可以看出，从第 7 个因子后坡度趋于平坦。这和最初的理论构想一致，提取 7 个因子进行主成分分析，累计方差贡献率为 49.396%，每

个因子的最大载荷量均不小于 0.4，且每个因子都至少包含 3 个条目(见表 6)。

表 5　　第一次因子分析抽取特征值大于 1 的因子解释总变异量

成分	初始特征值			转轴平方和负荷量		
	特征值	载荷量	累计载荷量	特征值	载荷量	累计载荷量
1	8.313	19.792	19.792	5.418	12.900	12.900
2	3.691	8.787	28.579	4.500	10.713	23.613
3	2.688	6.399	34.978	2.046	4.871	28.485
4	1.889	4.498	39.476	1.928	4.590	33.075
5	1.521	3.621	43.097	1.716	4.086	37.161
6	1.345	3.202	46.299	1.713	4.078	41.239
7	1.301	3.097	49.396	1.660	3.952	45.191
8	1.149	2.737	52.133	1.659	3.950	49.142
9	1.123	2.674	54.806	1.618	3.852	52.994
10	1.091	2.597	57.404	1.618	3.852	56.846
11	1.018	2.424	59.828	1.252	2.982	59.828

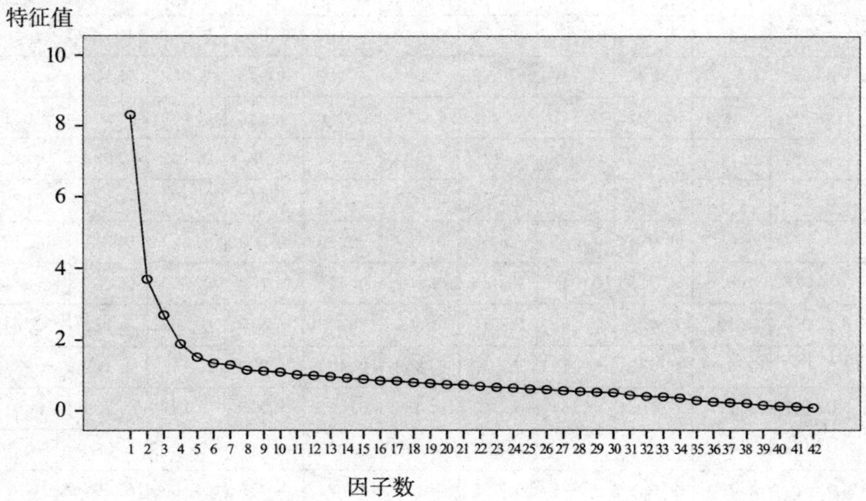

图 1　第一次碎石检验

表 6　　第一次因子分析旋转后的结构矩阵

条目	主成分										
	1	2	3	4	5	6	7	8	9	10	11
A_1	0.948	0.071	0.022	−0.009	0.050	−0.033	0.002	0.001	0.028	0.007	−0.035
A_2	0.894	0.131	0.067	0.054	0.031	0.042	0.012	0.050	0.045	0.017	0.026
A_3	0.902	0.085	0.094	0.021	0.027	0.005	0.079	0.011	0.042	0.073	−0.020
A_4	0.800	0.088	0.116	0.086	0.116	0.136	−0.001	0.013	0.091	0.053	0.031
A_5	0.884	0.072	−0.037	−0.031	0.032	−0.055	0.018	0.058	0.045	0.007	0.010
A_6	0.833	0.055	0.075	0.042	0.018	0.034	0.088	0.033	0.062	0.094	−0.012
B_1	0.139	0.125	0.208	0.840	0.061	0.096	0.101	0.078	0.149	0.002	0.027
B_2	0.186	0.165	0.229	−0.187	0.197	−0.064	0.066	0.083	0.071	0.617	0.113
B_3	0.097	0.081	−0.028	0.125	0.022	0.645	0.133	0.058	0.069	−0.227	−0.052
C_1	0.019	−0.008	−0.013	−0.004	−0.013	−0.011	0.071	0.083	−0.009	0.127	0.810
C_2	0.136	−0.010	0.108	0.040	−0.261	0.604	0.065	0.039	0.056	0.182	−0.222
C_3	−0.251	0.054	−0.023	−0.010	0.179	0.547	0.149	−0.050	0.002	0.054	0.323
D_1	0.044	0.002	0.170	−0.017	0.239	0.573	−0.312	−0.050	0.004	0.192	0.068
D_2	0.140	0.102	0.146	0.088	0.095	0.055	0.246	0.783	0.057	0.047	0.058
D_3	0.142	0.075	0.267	0.085	0.626	−0.005	0.011	0.101	0.025	0.042	0.085
D_4	0.135	0.083	0.437	−0.143	0.159	0.070	0.352	0.066	0.276	−0.079	−0.092
D_5	0.077	0.153	0.083	−0.022	0.673	0.042	0.127	0.076	0.042	0.109	−0.001
D_6	0.390	0.105	0.493	0.116	−0.158	0.009	0.129	0.045	0.052	0.105	0.030
E_1	0.074	0.086	−0.317	0.147	0.432	0.113	0.256	0.046	0.230	0.356	−0.144
E_2	0.281	0.036	0.433	0.093	0.156	−0.053	0.074	0.037	0.142	0.039	0.189
E_3	0.128	0.188	0.146	0.074	0.098	0.027	0.564	0.012	0.177	−0.022	0.263
E_4	0.174	0.093	0.078	0.045	−0.033	0.121	−0.237	−0.033	0.672	0.214	0.173
E_5	0.173	0.036	0.245	0.045	0.081	0.102	0.415	0.189	0.003	0.280	−0.188
E_6	0.071	0.127	0.059	0.068	0.151	−0.017	−0.039	0.847	0.068	0.121	0.040
E_7	0.160	0.074	0.083	−0.191	0.070	0.063	0.401	0.230	0.155	0.169	−0.100
E_8	0.087	0.125	0.495	0.161	0.045	0.086	0.059	0.016	0.157	0.235	0.019
E_9	0.039	0.091	0.578	0.172	0.156	0.032	0.007	0.017	−0.005	0.090	−0.047
F_1	0.119	0.147	0.062	0.225	0.083	0.161	0.284	0.035	0.135	0.406	−0.095
F_2	0.152	0.072	0.407	−0.358	0.319	−0.008	0.113	0.210	0.133	0.006	0.014
F_3	0.123	0.127	0.153	0.851	0.045	0.050	0.084	0.090	0.101	0.012	−0.005
F_4	0.161	0.132	0.208	0.103	0.041	0.065	0.042	0.091	0.034	0.641	0.188

续表

条目	主成分										
	1	2	3	4	5	6	7	8	9	10	11
F_5	0.071	0.043	0.110	0.098	0.054	0.042	0.679	0.069	−0.089	0.099	0.048
G_1	0.030	0.889	−0.021	0.017	0.026	0.002	−0.004	−0.002	0.066	−0.001	−0.012
G_2	0.091	0.857	0.133	0.072	0.097	0.051	0.010	0.030	0.011	0.017	0.051
G_3	0.063	0.853	0.038	−0.009	−0.008	0.005	0.031	0.002	−0.027	0.093	0.030
G_4	0.143	0.765	0.008	0.039	0.153	0.014	0.036	0.090	0.124	−0.047	−0.044
G_5	0.100	0.828	0.081	0.102	0.069	0.004	0.058	0.009	0.023	0.043	−0.013
G_6	0.109	0.769	0.086	−0.021	−0.064	0.051	0.084	0.089	0.144	0.133	−0.006
G_7	0.136	0.087	0.048	0.014	0.231	0.236	−0.030	0.168	0.411	0.050	−0.243
G_8	0.175	0.184	0.128	0.096	−0.027	−0.031	0.085	0.083	0.625	0.103	−0.069
G_9	0.059	0.103	0.082	0.088	0.204	0.033	0.188	0.040	0.535	−0.106	−0.004
G_{10}	0.191	0.128	0.403	−0.103	−0.002	0.150	0.101	0.235	−0.020	−0.271	0.161

3. 第二次因子分析结果

根据上述分析，限定主成分数目为 7 进行第二次因子分析，提取的 7 个主成分能解释 49.396％的变异，详见表 7 和图 2。其中，第一主成分包含 $A_1 \sim A_6$ 几个条目，可以被命名为“症状管理”；第二主成分包含 $B_1 \sim B_3$ 几个条目，可以被命名为“疾病知识管理”；第三主成分包含 $C_1 \sim C_3$ 几个条目，可以被命名为“不良嗜好管理”；第四主成分包含 $D_1 \sim D_6$ 几个条目，可以被命名为“依从性管理”；第五主成分包含 $E_1 \sim E_6$ 几个条目，可以被命名为“日常生活管理”；第六主成分包含 $F_1 \sim F_5$ 几个条目，可以被命名为“情绪管理”；第七主成分包含 $G_1 \sim G_{10}$ 几个条目，可以被命名为“自我管理效能”。详见表 8。

表 7　　第二次因子分析抽取特征值大于 1 的因子解释总变异量

成分	初始特征值			转轴平方和负荷量		
	特征值	载荷量	累计载荷量	特征值	载荷量	累计载荷量
1	8.313	19.792	19.792	5.126	12.205	12.205
2	3.691	8.787	28.579	4.314	10.272	22.477
3	2.688	6.399	34.978	3.994	9.509	31.986
4	1.889	4.498	39.476	2.008	4.781	36.767
5	1.521	3.621	43.097	1.892	4.506	41.272
6	1.345	3.202	46.299	1.738	4.138	45.410
7	1.301	3.097	49.396	1.674	3.986	49.396

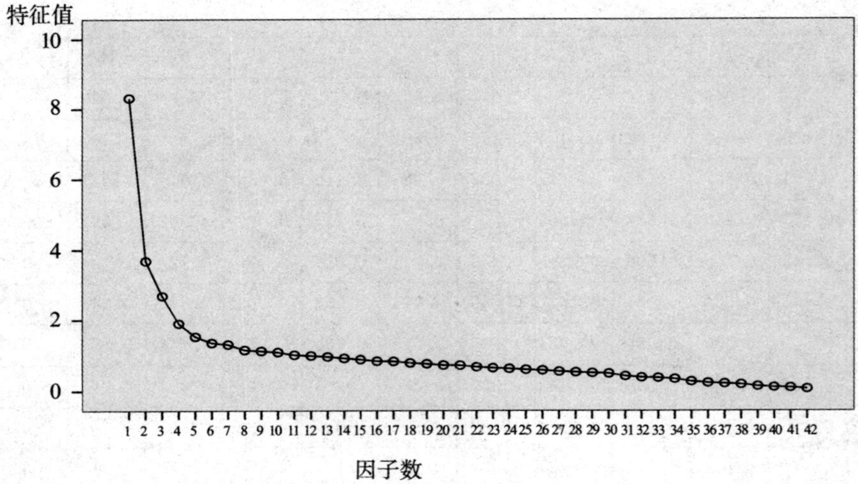

图 2　第二次碎石检验

表 8　　第二次因子分析旋转后的结构矩阵

条目	主成分						
	1	2	3	4	5	6	7
A_1	0.837						
A_2	0.776						
A_3	0.688						
A_4	0.679						
A_5	0.668						
A_6	0.716						
B_1		0.573					
B_2		0.624					
B_3		0.731					
C_1			0.655				
C_2			0.489				
C_3			0.564				
D_1				0.644			
D_2				0.569			

续表

条目	主成分						
	1	2	3	4	5	6	7
D_3				0.713			
D_4				0.538			
D_5				0.614			
D_6				0.702			
E_1					0.611		
E_2					0.537		
E_3					0.708		
E_4					0.638		
E_5					0.589		
E_6					0.673		
E_7					0.644		
E_8					0.682		
E_9					0.578		
F_1						0.625	
F_2						0.701	
F_3						0.589	
F_4						0.644	
F_5						0.639	
G_1							0.633
G_2							0.709
G_3							0.622
G_4							0.652
G_5							0.613
G_6							0.583
G_7							0.647
G_8							0.573
G_9							0.690
G_{10}							0.518

4. 相关分析结果

各因子间及因子与总量表的相关性分析结果显示，各因子间 Pearson 相关系数为 0.304～0.677，表示中低度相关；各因子与总分的相关系数为 0.654～0.821，均具有统计学意义($P<0.01$)，为中高度相关。表明各因子与总体概念一致，7 个因子既方向一致，又有所差异，因而不可互相替代。详见表 9。

表 9　　量表各因子与总分的相关矩阵

项目	症状管理	疾病知识管理	不良嗜好管理	依从性管理	日常生活管理	情绪管理	自我管理效能	量表总分
症状管理	1							
疾病知识管理	0.309	1						
不良嗜好管理	0.389	0.333	1					
依从性管理	0.379	0.471	0.316	1				
日常生活管理	0.386	0.539	0.304	0.632	1			
情绪管理	0.324	0.548	0.330	0.531	0.677	1		
自我管理效能	0.397	0.389	0.389	0.411	0.462	0.405	1	
量表总分	0.654	0.657	0.677	0.751	0.821	0.722	0.734	1

(二)效标关联效度

1. 尘肺患者自我管理量表与慢性病自我效能量表的相关性

对慢性病自我效能量表与尘肺患者自我管理量表做 Pearson 相关分析，各因子相关系数在 0.254～0.696 之间。其中，自我管理效能因子显著相关，相关系数为 0.696；总分之间的相关系数为 0.556，呈现高相关性，且均具有统计学意义($P<0.05$)。详见表 10。

表 10　　尘肺患者自我管理量表与慢性病自我效能量表的相关性

项目	相关系数	P 值
症状管理维度	0.445	<0.05
疾病知识管理维度	0.254	<0.05
不良嗜好管理维度	0.517	<0.05
依从性管理	0.462	<0.05
日常生活管理维度	0.478	<0.05
情绪管理维度	0.528	<0.05
自我管理效能维度	0.696	<0.05
量表总分	0.556	<0.05

2.慢性病自我管理行为量表与尘肺患者自我管理量表的相关性

慢性病自我管理行为量表与尘肺患者自我管理量表各因子总分的相关系数在0.362～0.622之间，自我管理行为总分与量表的总分相关系数为0.641，均具有统计学意义(P<0.05)。详见表11。

表11　　慢性病自我管理行为量表与尘肺患者自我管理量表的相关性

项目	运动锻炼	认知性症状管理实践	与医生沟通	量表总分
症状管理维度	0.362	0.423	0.512	0.489
疾病知识管理维度	0.397	0.476	0.601	0.521
不良嗜好管理维度	0.423	0.392	0.437	0.556
依从性管理	0.501	0.437	0.449	0.534
日常生活管理维度	0.445	0.501	0.456	0.537
情绪管理维度	0.428	0.544	0.398	0.543
自我管理效能维度	0.528	0.576	0.448	0.589
量表总分	0.576	0.572	0.507	0.641

五、量表的可接受性

可行性分析主要考察量表是否容易被人接受和调查对象完成量表的质量问题，常用量表的接受率、完成时间及完成率来衡量。本研究发放问卷500份，回收480份，回收率为96.0%，可见量表的接受率较好。完成率为调查对象完成量表的比例，通常要求大于85%。本研究所有问卷是调查者以面对面的形式调查的，医生给予支持，患者配合度较高，完成率为100%。一般调查对象完成问卷的时间控制在20分钟以内较易被人接受，本次尘肺患者完成量表的平均时间为18分钟，量表的可接受性较好。

附录五　中华人民共和国尘肺病防治条例

（1987年12月3日，国发〔1987〕105号）

目　录

第一章　总　则

第一条　为保护职工健康，消除粉尘危害，防止发生尘肺病，促进生产发展，制定本条例。

第二条　本条例适用于所有有粉尘作业的企业、事业单位。

第三条　尘肺病系指在生产活动中吸入粉尘而发生的肺组织纤维化为主的疾病。

第四条　地方各级人民政府要加强对尘肺病防治工作的领导。在制定本地区国民经济和社会发展计划时，要统筹安排尘肺病防治工作。

第五条　企业、事业单位的主管部门应当根据国家卫生等有关标准，结合实际情况，制定所属企业的尘肺病防治规划，并督促其施行。

乡镇企业主管部门，必须指定专人负责乡镇企业尘肺病的防治工作，建立监督检查制度，并指导乡镇企业对尘肺病的防治工作。

第六条　企业、事业单位的负责人，对本单位的尘肺病防治工作负有直接责任，应采取有效措施使本单位的粉尘作业场所达到国家卫生标准。

第二章　防　尘

第七条　凡有粉尘作业的企业、事业单位应采取综合防尘措施和无尘或低尘的新技术、新工艺、新设备，使作业场所的粉尘浓度不超过国家卫生标准。

第八条　尘肺病诊断标准由卫生行政部门制定，粉尘浓度卫生标准由卫生行政部门会同劳动等有关部门联合制定。

第九条　防尘设施的鉴定和定型制度，由劳动部门会同卫生行政部门制定。任何企业、事业单位除特殊情况外，未经上级主管部门批准，不得停止运行或者拆除防尘设施。

第十条　防尘经费应当纳入基本建设和技术改造经费计划，专款专用，不得挪用。

第十一条　严禁任何企业、事业单位将粉尘作业转嫁、外包或以联营的形式给没有防尘设施的乡镇、街道企业或个体工商户。

中、小学校各类校办的实习工厂或车间，禁止从事有粉尘的作业。

第十二条　职工使用的防止粉尘危害的防护用品，必须符合国家的有关标准。企业、事业单位应当建立严格的管理制度，并教育职工按规定和要求使用。

对初次从事粉尘作业的职工，由其所在单位进行防尘知识教育和考核，考试合格后方可从事粉尘作业。

不满十八周岁的未成年人，禁止从事粉尘作业。

第十三条　新建、改建、扩建、续建有粉尘作业的工程项目，防尘设施必须与主体工程同时设计、同时施工、同时投产。设计任务书，必须经当地卫生行政部门、劳动部门和工会组织审查同意后，方可施工。竣工验收，应由当地卫生行政部门、劳动部门和工会组织参加，凡不符合要求的，不得投产。

第十四条　作业场所的粉尘浓度超过国家卫生标准，又未积极治理，严重影响职工安全健康时，职工有权拒绝操作。

第三章　监督和监测

第十五条　卫生行政部门、劳动部门和工会组织分工协作，互相配合，对企业、事业单位的尘肺病防治工作进行监督。

第十六条　卫生行政部门负责卫生标准的监测；劳动部门负责劳动卫生工程技术标准的监测。

工会组织负责组织职工群众对本单位的尘肺病防治工作进行监督，并教育职工遵守操作规程与防尘制度。

第十七条　凡有粉尘作业的企业、事业单位，必须定期测定作业场所的粉尘浓度。测尘结果必须向主管部门和当地卫生行政部门、劳动部门和工会组织报告，并定期向职工公布。

从事粉尘作业的单位必须建立测尘资料档案。

第十八条　卫生行政部门和劳动部门，要对从事粉尘作业的企业、事业单位的测尘机构加强业务指导，并对测尘人员加强业务指导和技术培训。

第四章　健康管理

第十九条　各企业、事业单位对新从事粉尘作业的职工，必须进行健康检查。对在职和离职的从事粉尘作业的职工，必须定期进行健康检查。检查的内容、期限和尘肺病诊断标准，按卫生行政部门有关职业病管理的规定执行。

第二十条　各企业、事业单位必须贯彻执行职业病报告制度，按期向当地卫生行政部门、劳动部门、工会组织和本单位的主管部门报告职工尘肺病发生和死亡情况。

第二十一条　各企业、事业单位对已确诊为尘肺病的职工，必须调离粉尘作业岗位，并给予治疗或疗养。尘肺病患者的社会保险待遇，按国家有关规定办理。

第五章　奖励和处罚

第二十二条　对在尘肺病防治工作中做出显著成绩的单位和个人，由其上级主管部门给予奖励。

第二十三条　凡违反本条例规定，有下列行为之一的，卫生行政部门和劳动部门，可视其情节轻重，给予警告、限期治理、罚款和停业整顿的处罚。但停业整顿的处罚，需经当地人民政府同意。

（一）作业场所粉尘浓度超过国家卫生标准，逾期不采取措施的；

（二）任意拆除防尘设施，致使粉尘危害严重的；

（三）挪用防尘措施经费的；

（四）工程设计和竣工验收未经卫生行政部门、劳动部门和工会组织审查同意，擅自施工、投产的；

（五）将粉尘作业转嫁、外包或以联营的形式给没有防尘设施的乡镇、街道企业或个体工商户的；

（六）不执行健康检查制度和测尘制度的；

(七)强令尘肺病患者继续从事粉尘作业的;

(八)假报测尘结果或尘肺病诊断结果的;

(九)安排未成年人从事粉尘作业的。

第二十四条　当事人对处罚不服的,可在接到处罚通知之日起十五日内,向作出处理的部门的上级机关申请复议。但是,对停业整顿的决定应当立即执行。上级机关应当在接到申请之日起三十日内作出答复。对答复不服的,可以在接到答复之日起十五日内,向人民法院起诉。

第二十五条　企业、事业单位负责人和监督、监测人员玩忽职守,致使公共财产、国家和人民利益遭受损失,情节轻微的,由其主管部门给予行政处分;造成重大损失,构成犯罪的,由司法机关依法追究直接责任人员的刑事责任。

第六章　附　则

第二十六条　本条例由国务院卫生行政部门和劳动部门联合进行解释。

第二十七条　各省、自治区、直辖市人民政府应当结合当地实际情况,制定本条例的实施办法。

第二十八条　本条例自发布之日起施行。

附录六　中华人民共和国职业病防治法（2016 年修订）

根据 2011 年 12 月 31 日第十一届全国人民代表大会常务委员会第二十四次会议《关于修改〈中华人民共和国职业病防治法〉的决定》第一次修正；根据 2016 年 7 月 2 日第十二届全国人民代表大会常务委员会第二十一次会议《关于修改〈中华人民共和国节约能源法〉等六部法律的决定》第二次修正。

第一章　总　则

第一条　为了预防、控制和消除职业病危害，防治职业病，保护劳动者健康及其相关权益，促进经济社会发展，根据宪法，制定本法。

第二条　本法适用于中华人民共和国领域内的职业病防治活动。

本法所称职业病，是指企业、事业单位和个体经济组织等用人单位的劳动者在职业活动中，因接触粉尘、放射性物质和其他有毒、有害因素而引起的疾病。

职业病的分类和目录由国务院卫生行政部门会同国务院安全生产监督管理部门、劳动保障行政部门制定、调整并公布。

第三条　职业病防治工作坚持预防为主、防治结合的方针，建立用人单位负责、行政机关监管、行业自律、职工参与和社会监督的机制，实行分类管理、综合治理。

第四条　劳动者依法享有职业卫生保护的权利。

用人单位应当为劳动者创造符合国家职业卫生标准和卫生要求的工作环境和条件，并采取措施保障劳动者获得职业卫生保护。

工会组织依法对职业病防治工作进行监督，维护劳动者的合法权益。用人单位制定或者修改有关职业病防治的规章制度，应当听取工会组织的意见。

第五条　用人单位应当建立、健全职业病防治责任制，加强对职业病防治的管理，提高职业病防治水平，对本单位产生的职业病危害承担责任。

第六条　用人单位的主要负责人对本单位的职业病防治工作全面负责。

第七条　用人单位必须依法参加工伤保险。

国务院和县级以上地方人民政府劳动保障行政部门应当加强对工伤保险的监督管理，确保劳动者依法享受工伤保险待遇。

第八条　国家鼓励和支持研制、开发、推广、应用有利于职业病防治和保护劳动者健康的新技术、新工艺、新设备、新材料，加强对职业病的机理和发生规律的基础研究，提高职业病防治科学技术水平；积极采用有效的职业病防治技术、工艺、设备、材料；限制使用或者淘汰职业病危害严重的技术、工艺、设备、材料。

国家鼓励和支持职业病医疗康复机构的建设。

第九条　国家实行职业卫生监督制度。

国务院安全生产监督管理部门、卫生行政部门、劳动保障行政部门依照本法和国务院确定的职责，负责全国职业病防治的监督管理工作。国务院有关部门在各自的职责范围内负责职业病防治的有关监督管理工作。

县级以上地方人民政府安全生产监督管理部门、卫生行政部门、劳动保障行政部门依据各自职责，负责本行政区域内职业病防治的监督管理工作。县级以上地方人民政府有关部门在各自的职责范围内负责职业病防治的有关监督管理工作。

县级以上人民政府安全生产监督管理部门、卫生行政部门、劳动保障行政部门（以下统称职业卫生监督管理部门）应当加强沟通，密切配合，按照各自职责分工，依法行使职权，承担责任。

第十条　国务院和县级以上地方人民政府应当制定职业病防治规划，将其纳入国民经济和社会发展计划，并组织实施。

县级以上地方人民政府统一负责、领导、组织、协调本行政区域的职业病防治工作，建立健全职业病防治工作体制、机制，统一领导、指挥职业卫生突发事件应对工作；加强职业病防治能力建设和服务体系建设，完善、落实职业病防治工作责任制。

乡、民族乡、镇的人民政府应当认真执行本法，支持职业卫生监督管理部门依法履行职责。

第十一条　县级以上人民政府职业卫生监督管理部门应当加强对职业病防治的宣传教育，普及职业病防治的知识，增强用人单位的职业病防治观念，提高劳动者的职业健康意识、自我保护意识和行使职业卫生保护权利的能力。

第十二条　有关防治职业病的国家职业卫生标准，由国务院卫生行政部门组织制定并公布。

国务院卫生行政部门应当组织开展重点职业病监测和专项调查，对职业健康风险进行评估，为制定职业卫生标准和职业病防治政策提供科学依据。

县级以上地方人民政府卫生行政部门应当定期对本行政区域的职业病防治情况进行统计和调查分析。

第十三条　任何单位和个人有权对违反本法的行为进行检举和控告。有关部门收到相关的检举和控告后，应当及时处理。

对防治职业病成绩显著的单位和个人，给予奖励。

第二章　前期预防

第十四条　用人单位应当依照法律、法规要求，严格遵守国家职业卫生标准，落实职业病预防措施，从源头上控制和消除职业病危害。

第十五条　产生职业病危害的用人单位的设立除应当符合法律、行政法规规定的设立条件外，其工作场所还应当符合下列职业卫生要求：

（一）职业病危害因素的强度或者浓度符合国家职业卫生标准；

（二）有与职业病危害防护相适应的设施；

（三）生产布局合理，符合有害与无害作业分开的原则；

（四）有配套的更衣间、洗浴间、孕妇休息间等卫生设施；

（五）设备、工具、用具等设施符合保护劳动者生理、心理健康的要求；

（六）法律、行政法规和国务院卫生行政部门、安全生产监督管理部门关于保护劳动者健康的其他要求。

第十六条　国家建立职业病危害项目申报制度。

用人单位工作场所存在职业病目录所列职业病的危害因素的，应当及时、如实向所在地安全生产监督管理部门申报危害项目，接受监督。

职业病危害因素分类目录由国务院卫生行政部门会同国务院安全生产监督管理部门制定、调整并公布。职业病危害项目申报的具体办法由国务院安全生产监督管理部门制定。

第十七条　新建、扩建、改建建设项目和技术改造、技术引进项目（以下统称建设项目）可能产生职业病危害的，建设单位在可行性论证阶段应当进行职业病危害预评价。

医疗机构建设项目可能产生放射性职业病危害的，建设单位应当向卫生行政部门提交放射性职业病危害预评价报告。卫生行政部门应当自收到预评价报告之日起三十日内，作出审核决定并书面通知建设单位。未提交预评价报告或者预评价报告未经卫生行政部门审核同意的，不得开工建设。

职业病危害预评价报告应当对建设项目可能产生的职业病危害因素及其

对工作场所和劳动者健康的影响作出评价，确定危害类别和职业病防护措施。

建设项目职业病危害分类管理办法由国务院安全生产监督管理部门制定。

第十八条　建设项目的职业病防护设施所需费用应当纳入建设项目工程预算，并与主体工程同时设计，同时施工，同时投入生产和使用。

建设项目的职业病防护设施设计应当符合国家职业卫生标准和卫生要求；其中，医疗机构放射性职业病危害严重的建设项目的防护设施设计，应当经卫生行政部门审查同意后，方可施工。

建设项目在竣工验收前，建设单位应当进行职业病危害控制效果评价。

医疗机构可能产生放射性职业病危害的建设项目竣工验收时，其放射性职业病防护设施经卫生行政部门验收合格后，方可投入使用；其他建设项目的职业病防护设施应当由建设单位负责依法组织验收，验收合格后，方可投入生产和使用。安全生产监督管理部门应当加强对建设单位组织的验收活动和验收结果的监督核查。

第十九条　国家对从事放射性、高毒、高危粉尘等作业实行特殊管理。具体管理办法由国务院制定。

第三章　劳动过程中的防护与管理

第二十条　用人单位应当采取下列职业病防治管理措施：

（一）设置或者指定职业卫生管理机构或者组织，配备专职或者兼职的职业卫生管理人员，负责本单位的职业病防治工作；

（二）制定职业病防治计划和实施方案；

（三）建立、健全职业卫生管理制度和操作规程；

（四）建立、健全职业卫生档案和劳动者健康监护档案；

（五）建立、健全工作场所职业病危害因素监测及评价制度；

（六）建立、健全职业病危害事故应急救援预案。

第二十一条　用人单位应当保障职业病防治所需的资金投入，不得挤占、挪用，并对因资金投入不足导致的后果承担责任。

第二十二条　用人单位必须采用有效的职业病防护设施，并为劳动者提供个人使用的职业病防护用品。

用人单位为劳动者个人提供的职业病防护用品必须符合防治职业病的要求；不符合要求的，不得使用。

第二十三条　用人单位应当优先采用有利于防治职业病和保护劳动者健康的新技术、新工艺、新设备、新材料，逐步替代职业病危害严重的技术、工艺、设备、材料。

第二十四条　产生职业病危害的用人单位，应当在醒目位置设置公告栏，公布有关职业病防治的规章制度、操作规程、职业病危害事故应急救援措施和工作场所职业病危害因素检测结果。

对产生严重职业病危害的作业岗位，应当在其醒目位置，设置警示标识和中文警示说明。警示说明应当载明产生职业病危害的种类、后果、预防以及应急救治措施等内容。

第二十五条　对可能发生急性职业损伤的有毒、有害工作场所，用人单位应当设置报警装置，配置现场急救用品、冲洗设备、应急撤离通道和必要的泄险区。

对放射工作场所和放射性同位素的运输、贮存，用人单位必须配置防护设备和报警装置，保证接触放射线的工作人员佩戴个人剂量计。

对职业病防护设备、应急救援设施和个人使用的职业病防护用品，用人单位应当进行经常性的维护、检修，定期检测其性能和效果，确保其处于正常状态，不得擅自拆除或者停止使用。

第二十六条　用人单位应当实施由专人负责的职业病危害因素日常监测，并确保监测系统处于正常运行状态。

用人单位应当按照国务院安全生产监督管理部门的规定，定期对工作场所进行职业病危害因素检测、评价。检测、评价结果存入用人单位职业卫生档案，定期向所在地安全生产监督管理部门报告并向劳动者公布。

职业病危害因素检测、评价由依法设立的取得国务院安全生产监督管理部门或者设区的市级以上地方人民政府安全生产监督管理部门按照职责分工给予资质认可的职业卫生技术服务机构进行。职业卫生技术服务机构所作检测、评价应当客观、真实。

发现工作场所职业病危害因素不符合国家职业卫生标准和卫生要求时，用人单位应当立即采取相应治理措施，仍然达不到国家职业卫生标准和卫生要求的，必须停止存在职业病危害因素的作业；职业病危害因素经治理后，符合国家职业卫生标准和卫生要求的，方可重新作业。

第二十七条　职业卫生技术服务机构依法从事职业病危害因素检测、评价工作，接受安全生产监督管理部门的监督检查。安全生产监督管理部门应当依法履行监督职责。

第二十八条　向用人单位提供可能产生职业病危害的设备的，应当提供中文说明书，并在设备的醒目位置设置警示标识和中文警示说明。警示说明应当载明设备性能、可能产生的职业病危害、安全操作和维护注意事项、职业病防护以及应急救治措施等内容。

第二十九条　向用人单位提供可能产生职业病危害的化学品、放射性同位素和含有放射性物质的材料的，应当提供中文说明书。说明书应当载明产品特性、主要成分、存在的有害因素、可能产生的危害后果、安全使用注意事项、职业病防护以及应急救治措施等内容。产品包装应当有醒目的警示标识和中文警示说明。贮存上述材料的场所应当在规定的部位设置危险物品标识或者放射性警示标识。

国内首次使用或者首次进口与职业病危害有关的化学材料，使用单位或者进口单位按照国家规定经国务院有关部门批准后，应当向国务院卫生行政部门、安全生产监督管理部门报送该化学材料的毒性鉴定以及经有关部门登记注册或者批准进口的文件等资料。

进口放射性同位素、射线装置和含有放射性物质的物品的，按照国家有关规定办理。

第三十条　任何单位和个人不得生产、经营、进口和使用国家明令禁止使用的可能产生职业病危害的设备或者材料。

第三十一条　任何单位和个人不得将产生职业病危害的作业转移给不具备职业病防护条件的单位和个人。不具备职业病防护条件的单位和个人不得接受产生职业病危害的作业。

第三十二条　用人单位对采用的技术、工艺、设备、材料，应当知悉其产生的职业病危害，对有职业病危害的技术、工艺、设备、材料隐瞒其危害而采用的，对所造成的职业病危害后果承担责任。

第三十三条　用人单位与劳动者订立劳动合同（含聘用合同，下同）时，应当将工作过程中可能产生的职业病危害及其后果、职业病防护措施和待遇等如实告知劳动者，并在劳动合同中写明，不得隐瞒或者欺骗。

劳动者在已订立劳动合同期间因工作岗位或者工作内容变更，从事与所订立劳动合同中未告知的存在职业病危害的作业时，用人单位应当依照前款规定，向劳动者履行如实告知的义务，并协商变更原劳动合同相关条款。

用人单位违反前两款规定的，劳动者有权拒绝从事存在职业病危害的作业，用人单位不得因此解除与劳动者所订立的劳动合同。

第三十四条　用人单位的主要负责人和职业卫生管理人员应当接受职业卫生培训，遵守职业病防治法律、法规，依法组织本单位的职业病防治工作。

用人单位应当对劳动者进行上岗前的职业卫生培训和在岗期间的定期职业卫生培训，普及职业卫生知识，督促劳动者遵守职业病防治法律、法规、规章和操作规程，指导劳动者正确使用职业病防护设备和个人使用的职业病防护用品。

劳动者应当学习和掌握相关的职业卫生知识，增强职业病防范意识，遵守职业病防治法律、法规、规章和操作规程，正确使用、维护职业病防护设备和个人使用的职业病防护用品，发现职业病危害事故隐患应当及时报告。

劳动者不履行前款规定义务的，用人单位应当对其进行教育。

第三十五条　对从事接触职业病危害的作业的劳动者，用人单位应当按照国务院安全生产监督管理部门、卫生行政部门的规定组织上岗前、在岗期间和离岗时的职业健康检查，并将检查结果书面告知劳动者。职业健康检查费用由用人单位承担。

用人单位不得安排未经上岗前职业健康检查的劳动者从事接触职业病危害的作业；不得安排有职业禁忌的劳动者从事其所禁忌的作业；对在职业健康检查中发现有与所从事的职业相关的健康损害的劳动者，应当调离原工作岗位，并妥善安置；对未进行离岗前职业健康检查的劳动者不得解除或者终止与其订立的劳动合同。

职业健康检查应当由省级以上人民政府卫生行政部门批准的医疗卫生机构承担。

第三十六条　用人单位应当为劳动者建立职业健康监护档案，并按照规定的期限妥善保存。

职业健康监护档案应当包括劳动者的职业史、职业病危害接触史、职业健康检查结果和职业病诊疗等有关个人健康资料。

劳动者离开用人单位时，有权索取本人职业健康监护档案复印件，用人单位应当如实、无偿提供，并在所提供的复印件上签章。

第三十七条　发生或者可能发生急性职业病危害事故时，用人单位应当立即采取应急救援和控制措施，并及时报告所在地安全生产监督管理部门和有关部门。安全生产监督管理部门接到报告后，应当及时会同有关部门组织调查处理；必要时，可以采取临时控制措施。卫生行政部门应当组织做好医疗救治工作。

对遭受或者可能遭受急性职业病危害的劳动者，用人单位应当及时组织救治、进行健康检查和医学观察，所需费用由用人单位承担。

第三十八条　用人单位不得安排未成年工从事接触职业病危害的作业；不得安排孕期、哺乳期的女职工从事对本人和胎儿、婴儿有危害的作业。

第三十九条　劳动者享有下列职业卫生保护权利：

（一）获得职业卫生教育、培训；

（二）获得职业健康检查、职业病诊疗、康复等职业病防治服务；

（三）了解工作场所产生或者可能产生的职业病危害因素、危害后果和应当采取的职业病防护措施；

（四）要求用人单位提供符合防治职业病要求的职业病防护设施和个人使用的职业病防护用品，改善工作条件；

(五)对违反职业病防治法律、法规以及危及生命健康的行为提出批评、检举和控告；

(六)拒绝违章指挥和强令进行没有职业病防护措施的作业；

(七)参与用人单位职业卫生工作的民主管理，对职业病防治工作提出意见和建议。

用人单位应当保障劳动者行使前款所列权利。因劳动者依法行使正当权利而降低其工资、福利等待遇或者解除、终止与其订立的劳动合同的，其行为无效。

第四十条　工会组织应当督促并协助用人单位开展职业卫生宣传教育和培训，有权对用人单位的职业病防治工作提出意见和建议，依法代表劳动者与用人单位签订劳动安全卫生专项集体合同，与用人单位就劳动者反映的有关职业病防治的问题进行协调并督促解决。

工会组织对用人单位违反职业病防治法律、法规，侵犯劳动者合法权益的行为，有权要求纠正；产生严重职业病危害时，有权要求采取防护措施，或者向政府有关部门建议采取强制性措施；发生职业病危害事故时，有权参与事故调查处理；发现危及劳动者生命健康的情形时，有权向用人单位建议组织劳动者撤离危险现场，用人单位应当立即作出处理。

第四十一条　用人单位按照职业病防治要求，用于预防和治理职业病危害、工作场所卫生检测、健康监护和职业卫生培训等费用，按照国家有关规定，在生产成本中据实列支。

第四十二条　职业卫生监督管理部门应当按照职责分工，加强对用人单位落实职业病防护管理措施情况的监督检查，依法行使职权，承担责任。

第四章　职业病诊断与职业病病人保障

第四十三条　医疗卫生机构承担职业病诊断，应当经省、自治区、直辖市人民政府卫生行政部门批准。省、自治区、直辖市人民政府卫生行政部门应当向社会公布本行政区域内承担职业病诊断的医疗卫生机构的名单。

承担职业病诊断的医疗卫生机构应当具备下列条件：

(一)持有《医疗机构执业许可证》；

(二)具有与开展职业病诊断相适应的医疗卫生技术人员；

(三)具有与开展职业病诊断相适应的仪器、设备；

(四)具有健全的职业病诊断质量管理制度。

承担职业病诊断的医疗卫生机构不得拒绝劳动者进行职业病诊断的要求。

第四十四条　劳动者可以在用人单位所在地、本人户籍所在地或者经常居住地依法承担职业病诊断的医疗卫生机构进行职业病诊断。

第四十五条　职业病诊断标准和职业病诊断、鉴定办法由国务院卫生行政部门制定。职业病伤残等级的鉴定办法由国务院劳动保障行政部门会同国务院卫生行政部门制定。

第四十六条　职业病诊断，应当综合分析下列因素：

(一)病人的职业史；

(二)职业病危害接触史和工作场所职业病危害因素情况；

(三)临床表现以及辅助检查结果等。

没有证据否定职业病危害因素与病人临床表现之间的必然联系的，应当诊断为职业病。

承担职业病诊断的医疗卫生机构在进行职业病诊断时，应当组织三名以上取得职业病诊断资格的执业医师集体诊断。

职业病诊断证明书应当由参与诊断的医师共同签署，并经承担职业病诊断的医疗卫生机构审核盖章。

第四十七条　用人单位应当如实提供职业病诊断、鉴定所需的劳动者职业史和职业病危害接触史、工作场所职业病危害因素检测结果等资料；安全生产监督管理部门应当监督检查和督促用人单位提供上述资料；劳动者和有关机构也应当提供与职业病诊断、鉴定有关的资料。

职业病诊断、鉴定机构需要了解工作场所职业病危害因素情况时，可以对工作场所进行现场调查，也可以向安全生产监督管理部门提出，安全生产监督管理部门应当在十日内组织现场调查。用人单位不得拒绝、阻挠。

第四十八条　职业病诊断、鉴定过程中，用人单位不提供工作场所职业病危害因素检测结果等资料的，诊断、鉴定机构应当结合劳动者的临床表现、辅助检查结果和劳动者的职业史、职业病危害接触史，并参考劳动者的自述、安全生产监督管理部门提供的日常监督检查信息等，作出职业病诊断、鉴定结论。

劳动者对用人单位提供的工作场所职业病危害因素检测结果等资料有异议，或者因劳动者的用人单位解散、破产，无用人单位提供上述资料的，诊断、鉴定机构应当提请安全生产监督管理部门进行调查，安全生产监督管理部门应当自接到申请之日起三十日内对存在异议的资料或者工作场所职业病危害因素情况作出判定；有关部门应当配合。

第四十九条　职业病诊断、鉴定过程中，在确认劳动者职业史、职业病危害接触史时，当事人对劳动关系、工种、工作岗位或者在岗时间有争议的，可以向当地的劳动人事争议仲裁委员会申请仲裁；接到申请的劳动人事争议仲裁委员会应当受理，并在三十日内作出裁决。

当事人在仲裁过程中对自己提出的主张，有责任提供证据。劳动者无法提供由用人单位掌握管理的与仲裁主张有关的证据的，仲裁庭应当要求用人单位在指定期限内提供；用人单位在指定期限内不提供的，应当承担不利后果。

劳动者对仲裁裁决不服的，可以依法向人民法院提起诉讼。

用人单位对仲裁裁决不服的，可以在职业病诊断、鉴定程序结束之日起十五日内依法向人民法院提起诉讼；诉讼期间，劳动者的治疗费用按照职业病待遇规定的途径支付。

第五十条　用人单位和医疗卫生机构发现职业病病人或者疑似职业病病人时，应当及时向所在地卫生行政部门和安全生产监督管理部门报告。确诊为职业病的，用人单位还应当向所在地劳动保障行政部门报告。接到报告的部门应当依法作出处理。

第五十一条　县级以上地方人民政府卫生行政部门负责本行政区域内的职业病统计报告的管理工作，并按照规定上报。

第五十二条　当事人对职业病诊断有异议的，可以向作出诊断的医疗卫生机构所在地地方人民政府卫生行政部门申请鉴定。

职业病诊断争议由设区的市级以上地方人民政府卫生行政部门根据当事人的申请，组织职业病诊断鉴定委员会进行鉴定。

当事人对设区的市级职业病诊断鉴定委员会的鉴定结论不服的，可以向省、自治区、直辖市人民政府卫生行政部门申请再鉴定。

第五十三条　职业病诊断鉴定委员会由相关专业的专家组成。

省、自治区、直辖市人民政府卫生行政部门应当设立相关的专家库，需要对职业病争议作出诊断鉴定时，由当事人或者当事人委托有关卫生行政部门从专家库中以随机抽取的方式确定参加诊断鉴定委员会的专家。

职业病诊断鉴定委员会应当按照国务院卫生行政部门颁布的职业病诊断标准和职业病诊断、鉴定办法进行职业病诊断鉴定，向当事人出具职业病诊断鉴定书。职业病诊断、鉴定费用由用人单位承担。

第五十四条　职业病诊断鉴定委员会组成人员应当遵守职业道德，客观、公正地进行诊断鉴定，并承担相应的责任。职业病诊断鉴定委员会组成人员不得私下接触当事人，不得收受当事人的财物或者其他好处，与当事人有利害关系的，应当回避。

人民法院受理有关案件需要进行职业病鉴定时，应当从省、自治区、直辖市人民政府卫生行政部门依法设立的相关的专家库中选取参加鉴定的专家。

第五十五条　医疗卫生机构发现疑似职业病病人时，应当告知劳动者本人并及时通知用人单位。

用人单位应当及时安排对疑似职业病病人进行诊断；在疑似职业病病人诊断或者医学观察期间，不得解除或者终止与其订立的劳动合同。

疑似职业病病人在诊断、医学观察期间的费用，由用人单位承担。

第五十六条　用人单位应当保障职业病病人依法享受国家规定的职业病待遇。

用人单位应当按照国家有关规定，安排职业病病人进行治疗、康复和定期检查。

用人单位对不适宜继续从事原工作的职业病病人，应当调离原岗位，并妥善安置。

用人单位对从事接触职业病危害的作业的劳动者，应当给予适当岗位津贴。

第五十七条　职业病病人的诊疗、康复费用，伤残以及丧失劳动能力的职业病病人的社会保障，按照国家有关工伤保险的规定执行。

第五十八条　职业病病人除依法享有工伤保险外，依照有关民事法律，尚有获得赔偿的权利的，有权向用人单位提出赔偿要求。

第五十九条　劳动者被诊断患有职业病，但用人单位没有依法参加工伤保险的，其医疗和生活保障由该用人单位承担。

第六十条　职业病病人变动工作单位，其依法享有的待遇不变。

用人单位在发生分立、合并、解散、破产等情形时，应当对从事接触职业病危害的作业的劳动者进行健康检查，并按照国家有关规定妥善安置职业病病人。

第六十一条　用人单位已经不存在或者无法确认劳动关系的职业病病人，可以向地方人民政府民政部门申请医疗救助和生活等方面的救助。

地方各级人民政府应当根据本地区的实际情况，采取其他措施，使前款规定的职业病病人获得医疗救治。

第五章　监督检查

第六十二条　县级以上人民政府职业卫生监督管理部门依照职业病防治法律、法规、国家职业卫生标准和卫生要求，依据职责划分，对职业病防治工作进行监督检查。

第六十三条　安全生产监督管理部门履行监督检查职责时，有权采取下列措施：

(一)进入被检查单位和职业病危害现场，了解情况，调查取证；

(二)查阅或者复制与违反职业病防治法律、法规的行为有关的资料和采集样品；

(三)责令违反职业病防治法律、法规的单位和个人停止违法行为。

第六十四条　发生职业病危害事故或者有证据证明危害状态可能导致职业病危害事故发生时，安全生产监督管理部门可以采取下列临时控制措施：

（一）责令暂停导致职业病危害事故的作业；

（二）封存造成职业病危害事故或者可能导致职业病危害事故发生的材料和设备；

（三）组织控制职业病危害事故现场。

在职业病危害事故或者危害状态得到有效控制后，安全生产监督管理部门应当及时解除控制措施。

第六十五条　职业卫生监督执法人员依法执行职务时，应当出示监督执法证件。

职业卫生监督执法人员应当忠于职守，秉公执法，严格遵守执法规范；涉及用人单位的秘密的，应当为其保密。

第六十六条　职业卫生监督执法人员依法执行职务时，被检查单位应当接受检查并予以支持配合，不得拒绝和阻碍。

第六十七条　卫生行政部门、安全生产监督管理部门及其职业卫生监督执法人员履行职责时，不得有下列行为：

（一）对不符合法定条件的，发给建设项目有关证明文件、资质证明文件或者予以批准；

（二）对已经取得有关证明文件的，不履行监督检查职责；

（三）发现用人单位存在职业病危害的，可能造成职业病危害事故，不及时依法采取控制措施；

（四）其他违反本法的行为。

第六十八条　职业卫生监督执法人员应当依法经过资格认定。

职业卫生监督管理部门应当加强队伍建设，提高职业卫生监督执法人员的政治、业务素质，依照本法和其他有关法律、法规的规定，建立、健全内部监督制度，对其工作人员执行法律、法规和遵守纪律的情况，进行监督检查。

第六章　法律责任

第六十九条　建设单位违反本法规定，有下列行为之一的，由安全生产监督管理部门和卫生行政部门依据职责分工给予警告，责令限期改正；逾期不改正的，处十万元以上五十万元以下的罚款；情节严重的，责令停止产生职业病危害的作业，或者提请有关人民政府按照国务院规定的权限责令停建、关闭：

（一）未按照规定进行职业病危害预评价的；

（二）医疗机构可能产生放射性职业病危害的建设项目未按照规定提交放

射性职业病危害预评价报告，或者放射性职业病危害预评价报告未经卫生行政部门审核同意，开工建设的；

（三）建设项目的职业病防护设施未按照规定与主体工程同时设计、同时施工、同时投入生产和使用的；

（四）建设项目的职业病防护设施设计不符合国家职业卫生标准和卫生要求，或者医疗机构放射性职业病危害严重的建设项目的防护设施设计未经卫生行政部门审查同意擅自施工的；

（五）未按照规定对职业病防护设施进行职业病危害控制效果评价的；

（六）建设项目竣工投入生产和使用前，职业病防护设施未按照规定验收合格的。

第七十条　违反本法规定，有下列行为之一的，由安全生产监督管理部门给予警告，责令限期改正；逾期不改正的，处十万元以下的罚款：

（一）工作场所职业病危害因素检测、评价结果没有存档、上报、公布的；

（二）未采取本法第二十条规定的职业病防治管理措施的；

（三）未按照规定公布有关职业病防治的规章制度、操作规程、职业病危害事故应急救援措施的；

（四）未按照规定组织劳动者进行职业卫生培训，或者未对劳动者个人职业病防护采取指导、督促措施的；

（五）国内首次使用或者首次进口与职业病危害有关的化学材料，未按照规定报送毒性鉴定资料以及经有关部门登记注册或者批准进口的文件的。

第七十一条　用人单位违反本法规定，有下列行为之一的，由安全生产监督管理部门责令限期改正，给予警告，可以并处五万元以上十万元以下的罚款：

（一）未按照规定及时、如实向安全生产监督管理部门申报产生职业病危害的项目的；

（二）未实施由专人负责的职业病危害因素日常监测，或者监测系统不能正常监测的；

（三）订立或者变更劳动合同时，未告知劳动者职业病危害真实情况的；

（四）未按照规定组织职业健康检查、建立职业健康监护档案或者未将检查结果书面告知劳动者的；

（五）未依照本法规定在劳动者离开用人单位时提供职业健康监护档案复印件的。

第七十二条　用人单位违反本法规定，有下列行为之一的，由安全生产监督管理部门给予警告，责令限期改正，逾期不改正的，处五万元以上二十万元以下的罚款；情节严重的，责令停止产生职业病危害的作业，或者提请有关人民政府按照国务院规定的权限责令关闭：

（一）工作场所职业病危害因素的强度或者浓度超过国家职业卫生标准的；

（二）未提供职业病防护设施和个人使用的职业病防护用品，或者提供的职业病防护设施和个人使用的职业病防护用品不符合国家职业卫生标准和卫生要求的；

（三）对职业病防护设备、应急救援设施和个人使用的职业病防护用品未按照规定进行维护、检修、检测，或者不能保持正常运行、使用状态的；

（四）未按照规定对工作场所职业病危害因素进行检测、评价的；

（五）工作场所职业病危害因素经治理仍然达不到国家职业卫生标准和卫生要求时，未停止存在职业病危害因素的作业的；

（六）未按照规定安排职业病病人、疑似职业病病人进行诊治的；

（七）发生或者可能发生急性职业病危害事故时，未立即采取应急救援和控制措施或者未按照规定及时报告的；

（八）未按照规定在产生严重职业病危害的作业岗位醒目位置设置警示标识和中文警示说明的；

（九）拒绝职业卫生监督管理部门监督检查的；

（十）隐瞒、伪造、篡改、毁损职业健康监护档案、工作场所职业病危害因素检测评价结果等相关资料，或者拒不提供职业病诊断、鉴定所需资料的；

（十一）未按照规定承担职业病诊断、鉴定费用和职业病病人的医疗、生活保障费用的。

第七十三条　向用人单位提供可能产生职业病危害的设备、材料，未按照规定提供中文说明书或者设置警示标识和中文警示说明的，由安全生产监督管理部门责令限期改正，给予警告，并处五万元以上二十万元以下的罚款。

第七十四条　用人单位和医疗卫生机构未按照规定报告职业病、疑似职业病的，由有关主管部门依据职责分工责令限期改正，给予警告，可以并处一万元以下的罚款；弄虚作假的，并处二万元以上五万元以下的罚款；对直接负责的主管人员和其他直接责任人员，可以依法给予降级或者撤职的处分。

第七十五条　违反本法规定，有下列情形之一的，由安全生产监督管理部门责令限期治理，并处五万元以上三十万元以下的罚款；情节严重的，责令停止产生职业病危害的作业，或者提请有关人民政府按照国务院规定的权限责令关闭：

（一）隐瞒技术、工艺、设备、材料所产生的职业病危害而采用的；

（二）隐瞒本单位职业卫生真实情况的；

（三）可能发生急性职业损伤的有毒、有害工作场所、放射工作场所或者放射性同位素的运输、贮存不符合本法第二十五条规定的；

（四）使用国家明令禁止使用的可能产生职业病危害的设备或者材料的；

（五）将产生职业病危害的作业转移给没有职业病防护条件的单位和个人，或者没有职业病防护条件的单位和个人接受产生职业病危害的作业的；

（六）擅自拆除、停止使用职业病防护设备或者应急救援设施的；

（七）安排未经职业健康检查的劳动者、有职业禁忌的劳动者、未成年工或者孕期、哺乳期女职工从事接触职业病危害的作业或者禁忌作业的；

（八）违章指挥和强令劳动者进行没有职业病防护措施的作业的。

第七十六条　生产、经营或者进口国家明令禁止使用的可能产生职业病危害的设备或者材料的，依照有关法律、行政法规的规定给予处罚。

第七十七条　用人单位违反本法规定，已经对劳动者生命健康造成严重损害的，由安全生产监督管理部门责令停止产生职业病危害的作业，或者提请有关人民政府按照国务院规定的权限责令关闭，并处十万元以上五十万元以下的罚款。

第七十八条　用人单位违反本法规定，造成重大职业病危害事故或者其他严重后果，构成犯罪的，对直接负责的主管人员和其他直接责任人员，依法追究刑事责任。

第七十九条　未取得职业卫生技术服务资质认可擅自从事职业卫生技术服务的，或者医疗卫生机构未经批准擅自从事职业健康检查、职业病诊断的，由安全生产监督管理部门和卫生行政部门依据职责分工责令立即停止违法行为，没收违法所得；违法所得五千元以上的，并处违法所得二倍以上十倍以下的罚款；没有违法所得或者违法所得不足五千元的，并处五千元以上五万元以下的罚款；情节严重的，对直接负责的主管人员和其他直接责任人员，依法给予降级、撤职或者开除的处分。

第八十条　从事职业卫生技术服务的机构和承担职业健康检查、职业病诊断的医疗卫生机构违反本法规定，有下列行为之一的，由安全生产监督管理部门和卫生行政部门依据职责分工责令立即停止违法行为，给予警告，没收违法所得；违法所得五千元以上的，并处违法所得二倍以上五倍以下的罚款；没有违法所得或者违法所得不足五千元的，并处五千元以上二万元以下的罚款；情节严重的，由原认可或者批准机关取消其相应的资格；对直接负责的主管人员和其他直接责任人员，依法给予降级、撤职或者开除的处分；构成犯罪的，依法追究刑事责任：

（一）超出资质认可或者批准范围从事职业卫生技术服务或者职业健康检查、职业病诊断的；

（二）不按照本法规定履行法定职责的；

（三）出具虚假证明文件的。

第八十一条　职业病诊断鉴定委员会组成人员收受职业病诊断争议当事

人的财物或者其他好处的，给予警告，没收收受的财物，可以并处三千元以上五万元以下的罚款，取消其担任职业病诊断鉴定委员会组成人员的资格，并从省、自治区、直辖市人民政府卫生行政部门设立的专家库中予以除名。

第八十二条　卫生行政部门、安全生产监督管理部门不按照规定报告职业病和职业病危害事故的，由上一级行政部门责令改正，通报批评，给予警告；虚报、瞒报的，对单位负责人、直接负责的主管人员和其他直接责任人员依法给予降级、撤职或者开除的处分。

第八十三条　县级以上地方人民政府在职业病防治工作中未依照本法履行职责，本行政区域出现重大职业病危害事故、造成严重社会影响的，依法对直接负责的主管人员和其他直接责任人员给予记大过直至开除的处分。

县级以上人民政府职业卫生监督管理部门不履行本法规定的职责，滥用职权、玩忽职守、徇私舞弊，依法对直接负责的主管人员和其他直接责任人员给予记大过或者降级的处分；造成职业病危害事故或者其他严重后果的，依法给予撤职或者开除的处分。

第八十四条　违反本法规定，构成犯罪的，依法追究刑事责任。

第七章　附　则

第八十五条　本法下列用语的含义：

职业病危害，是指对从事职业活动的劳动者可能导致职业病的各种危害。职业病危害因素包括：职业活动中存在的各种有害的化学、物理、生物因素以及在作业过程中产生的其他职业有害因素。

职业禁忌，是指劳动者从事特定职业或者接触特定职业病危害因素时，比一般职业人群更易于遭受职业病危害和罹患职业病或者可能导致原有自身疾病病情加重，或者在从事作业过程中诱发可能导致对他人生命健康构成危险的疾病的个人特殊生理或者病理状态。

第八十六条　本法第二条规定的用人单位以外的单位，产生职业病危害的，其职业病防治活动可以参照本法执行。

劳务派遣用工单位应当履行本法规定的用人单位的义务。

中国人民解放军参照执行本法的办法，由国务院、中央军事委员会制定。

第八十七条　对医疗机构放射性职业病危害控制的监督管理，由卫生行政部门依照本法的规定实施。

第八十八条　本法自 2002 年 5 月 1 日起施行。

附录七 国家职业病防治规划（2016～2020年征求意见稿）

为最大限度预防、控制和消除职业病危害，切实保护劳动者职业健康，根据《职业病防治法》，制定本规划。

一、规划背景

职业病防治工作关系广大劳动者的身体健康，关系劳动力资源可持续供给和经济绿色发展，事关全面建成小康社会的宏伟目标，是重大的社会和民生问题。党中央、国务院高度重视职业病防治工作，《国家职业病防治规划（2009～2015年）》实施以来，职业病防治法律法规标准不断完善，职业病防治工作体系及机制逐步健全，监督执法力度不断加强，源头治理和专项整治力度加大，危害劳动者健康的违法行为有所减少，大中型企业作业场所职业卫生条件进一步改善，职业病防治和技术服务体系日益完善，职业健康检查、职业病诊断、鉴定、救治水平不断提升，化学中毒和核辐射医疗救治的能力建设得到加强，重大急性职业病危害事故得到基本控制。职业病防治宣传更加普及，全社会职业病防治意识、维权意识不断提高，职业病防治力度明显加强，基本实现了《国家职业病防治规划（2009～2015年）》的总体目标。

"十三五"时期，是我国推进现代化、工业化、城镇化建设进程的关键时期，职业病防治工作面临严峻挑战，防治任务依然艰巨。近年来，每年新报告职业病病例近3万例，尘肺病和职业性化学中毒占全部职业病的90%以上；传统职业病危害依然严重，新的职业病危害因素不断出现；劳动用工制度发生深刻变革，农民工、劳动派遣人员等工人流动性强，职业病危害较为严重。当前，我国职业病防治工作仍存在一些突出问题。职业病防治工作总体发展和资源配置不平衡；部分地区和部门对职业病防治工作重视程度不够，用人单位职业病危害相关信息掌握不全面，中小微型企业生产工艺相对落后，作业条件简陋，职业病危害较为严重，基层职业病综合防治和监管能力依然薄弱；一些用人单位职业病防治主体责任落实不到位，职业健康检查率低，职业卫生服务水平参差不齐；对新的职业危害因素研究和识别不足，重点职业病及职业相关危害因素监测覆盖面有待扩大；职业病患者保障待遇难以落实，救助水平低。

二、指导思想、基本原则和规划目标

（一）指导思想

全面贯彻落实党的十八大和十八届三中、四中、五中全会精神，以邓小平理论、“三个代表”重要思想、科学发展观为指导，深入贯彻习近平总书记系列重要讲话精神，深刻把握“四个全面”战略布局和“健康中国”建设要求，坚持以人为本、绿色发展的理念，以保护劳动者健康及其相关权益为根本目的。加强政府领导，落实用人单位责任，强化科技创新，加强职业病防治能力和服务体系建设，全面提升职业病防治水平，有效预防、控制和消除职业病危害，保护劳动者职业健康权益，促进经济社会可持续发展。

（二）基本原则

1. 科学防治，综合治理。坚持预防为主、标本兼治，推动企业工艺改造和转型升级，改善作业场所工作条件，从源头预防控制职业病危害。加强职业健康监护和个体防护，识别、预防、控制职业危害因素，了解职业危害对职业人群健康的影响，推进职业病诊断、救治、康复规范化服务，为劳动者提供高效、优质、方便的职业卫生服务。

2. 统筹规划，落实责任。适应国家经济社会发展新常态，围绕产业结构调整和优化，总体统筹职业病防治工作。按照各自职责分工，实现部门和区域联动一体化，加强协调配合，全面落实职业病防治责任，积极形成职业病防治工作信息互通、齐抓共管的良好局面。

3. 健全制度，强化监管。不断完善《职业病防治法》相关法律、法规、标准和规范，针对重点行业、重点职业病危害和重点人群，健全职业病预防控制、保障救助制度，加大国家职业卫生监管力度，严厉查处违法行为，全面落实用人单位职业健康管理措施。

4. 完善体系，提升能力。健全职业病防治和技术服务体系，加强专业人才培养和队伍建设，强化职业卫生服务机构能力建设和用人单位诚信体系建设，充分发挥行业、企业所属职业病防治机构的作用。加强职业病防治科学研究，提升职业病危害识别、检测、评价、控制能力及职业病诊治水平。

（三）规划目标

1. 总目标。到 2020 年，形成用人单位负责、行政机关监管、行业自律、职工全面参与和社会广泛监督的职业病防治格局；形成较为完善的职业病防治法律法规标准体系、职业卫生服务体系和监督管理体系；掌握职业病防治情况，加强重点职业病和新发职业病的监测和评估能力;遏制接尘工龄在5年内的新发尘肺病病例的上升势头,有效控制职业性化学中毒和急性放射性职业病,劳动者职业健康权益保障水平进一步提高。

2.具体目标

——到2020年,各地要全面掌握产生职业病危害用人单位的基本信息、存在的职业病危害因素、接触职业病危害的人员总数及开展职业健康检查情况、享受职业病工伤保障待遇和救助等相关信息。

——到2020年,用人单位职业病危害项目申报率达到85%以上;用人单位工作场所职业病危害检测评价率达到65%以上;用人单位主要负责人和职业卫生管理人员的职业卫生培训率分别达到95%以上;用人单位劳动者的职业健康监护率达到75%以上。

——建立完善与职责任务相适应、功能全面的职业病防治网络。到2020年,根据职业病防治工作实际需要,每个地级市至少有1家承担当地主要职业病诊断工作的医疗卫生机构,每个区县至少有1家能够承担当地职业健康检查工作需要的医疗卫生机构。

——到2020年,建立适合我国特点、功能完善的重点职业病监测、医疗卫生机构医用辐射防护监测与职业健康风险评估工作体系,科学、及时地反映我国职业病危害因素变化趋势和职业病发病特点。用人单位放射工作人员个人剂量计佩戴率达到90%。

——到2020年,工伤保险覆盖率达到90%以上;符合救助标准的职业病病人救助覆盖率达到90%以上;职业病患者得到及时救助,各项权益得到有效保障。

——建立完善与职责任务相适应、专业高效的职业卫生专业队伍,每10万名劳动力人口配备职业卫生监管人员20～30人;每10名劳动力人口配备职业病医师2～3人(以地级市为单位统计),职业健康检查人员4～6人(以县区为单位统计)。接触职业病危害因素劳动者多、危害程度重的用人单位应配备专职(或兼职)职业卫生专业医师或有执业医师资格的人员。

三、主要任务

(一)健全监测评估体系

开展辖区内职业卫生基本情况摸底调查,推进部门和系统内现有信息系统的交流与共享,全面掌握产生职业病危害用人单位的基本信息、行业类型、职工总数及接触各类职业病危害人数、有毒有害作业工人健康监护、开展职业健康检查情况、享受职业病工伤保障待遇和救助等相关信息。根据需要逐步扩大重点职业病监测覆盖范围,掌握辖区内重点职业病危害因素、职业病发病规律和趋势，开展职业健康风险评估，为制定职业卫生标准和职业病防治政策提供科学依据。加强对职业危害因素的识别，了解不同行业、产业所接触的职业危害以及对职业人群健康的影响，做到早期发现、早期预防和控制。建立定期职业病危害状况调查制度，推动职业病危害治理专项规划的落实并定期评估。

（二）强化职业病源头治理

加强职业病源头治理和前期预防，建立职业病危害防治落后技术、工艺、设备和材料的淘汰、限制名录管理制度，引导职业病危害较严重的企业主动进行工艺改造和转型升级，淘汰落后产能，推广应用新技术、工艺、设备和材料，实施矿山、有色、冶金、建材等职业病危害严重用人单位的技术和工艺改造、设备更新和材料替代以及关闭退出等治理活动。开展中小微型用人单位职业病危害治理帮扶行动，努力解决中小微型用人单位职业病危害，设立小微型用人单位职业病防治的公益性指导与援助平台，建立小微型用人单位职业病危害治理活动专项资金制度。在做好传统职业病源头治理的同时，还要按照职业健康实际需求，加强新的职业病危害的识别、评价与控制，切实保护劳动者的职业健康。

（三）落实强化用人单位职业病防治主体责任

建立用人单位自主开展职业病危害防治活动的工作机制，推动实施全国统一的职业病危害严重用人单位的职业卫生管理人员培训考核管理制度。强化用人单位法律意识和社会责任感，落实职业卫生管理责任制，开展工作场所职业病危害因素定期检测，按规定申报职业病危害项目，规范职业病危害告知、设置警示标识、配备个体防护用品。依法组织开展职业健康检查，为劳动者建立职业健康监护档案。接触职业病危害因素劳动者多、危害程度重的用人单位应设置职业卫生管理部门，配备职业卫生专业医师或有执业医师资格的人员。

（四）加强职业病诊断、职业健康检查机构能力和体系建设

各地要根据当地职业人群规模和职业病危害特点，充分利用现有资源，合理确定辖区内职业健康检查、职业病诊断机构的布局、规模、功能、数量；鼓励具备条件的行业、企业医疗卫生机构开展职业病诊断、职业健康检查工作。进一步加强职业健康检查、职业病诊断和鉴定工作，按规定及时报告职业病和疑似职业病，简化程序、优化流程，加强质量控制，为用人单位和劳动者提供方便高效的服务。加大医务人员技能培训力度，制定尘肺病诊疗临床途径，规范诊疗行为，提高治疗技术水平。

（五）完善保障救助措施

各地要大力推进《劳动合同法》和《工伤保险条例》的贯彻落实，规范用人单位劳动用工管理，依法签订劳动合同，按时足额缴纳工伤保险费。在高危行业推行平等协商和劳动安全卫生专项集体合同制度，以非公有制企业为重点，依法推动企业与职工开展职业病防治工作平等协商，订立专项集体合同，督促劳

动关系双方认真履行职业病防治责任义务。完善大病保险和医疗救助制度,及时将符合条件的职业病患者纳入大病保险和城乡医疗救助体系,加大救助力度。研究建立尘肺病防治基金,逐步形成政府救助与社会关爱相结合的工作格局。

(六)强化职业卫生技术服务支撑作用

进一步加强职业卫生技术服务机构能力建设,支持社会性技术服务机构发展,推进职业卫生技术服务机构诚信体系建设。合理设置职业卫生技术服务机构的服务区域,在优先完成覆盖区域内的职业卫生技术服务工作的基础上,逐渐扩展服务范围。加强基层职业卫生技术服务机构质量控制、职业卫生专家队伍的建设与管理。推动在大专院校设置职业卫生、职业医学、放射卫生和职业卫生工程专业。

(七)推进信息化建设

逐步完善信息系统建设,以职业病危害项目申报、职业卫生专项调查和职业病报告为基础,及时收集用人单位职业病危害治理、职业卫生技术服务机构服务、职业卫生监督执法、职业健康检查、职业病诊断鉴定、职业病患者工伤保险待遇和救助落实情况等相关动态信息。建立各部门职业病防治信息互通共享机制,统一数据规范与管理,逐步实现系统间各有关部门职业病防治信息的定时交换。探索建立居民健康卡与职业病防治信息结合,充分发挥大数据在职业病风险监测中的作用,建立健全基于职业病防治信息监测的统计制度,为职业病防治决策提供科学依据。

(八)加大职业健康促进和宣传教育力度

加强对用人单位主要负责人、职业卫生管理人员、从事职业病危害作业劳动者、职业病防治专业技术人员的培训,推进网络培训和远程教育系统建设。充分发挥主流媒体和新媒体的作用,广泛深入宣传职业病防治法律法规,普及职业病危害防治基本知识,创新职业健康促进方式方法,提高宣传教育的针对性和效果,增强广大劳动者职业病防范能力和自我防护意识。结合"健康城市"建设工作,开展职业健康教育与健康促进,创造有益于职业健康的工作环境。

四、保障措施

(一)加强政府领导

县级以上地方人民政府要制定辖区职业病防治规划和实施办法,将职业病防治重要指标、主要任务纳入国民经济和社会发展计划,统一负责、领导、组织、协调本行政区域的职业病防治工作。要完善、落实职业病防治工作责任制,建立"党政同责、一岗双责、齐抓共管"的责任体系,构建政府、部门、用人单位、社会之间紧密配合的长效机制,健全各级职业病防治联席会议制度,实现职业病防治工作的常态化、规范化、制度化。

（二）落实部门责任

卫生计生、安全监管、人力资源社会保障、宣传、发展改革、科技、工业和信息化、民政、财政、国资等部门和工会组织，要按照《职业病防治法》要求，切实履行责任，定期召开会议，研究职业病防控策略，联合开展调研、督导检查，密切配合，加大监督检查力度，确保职业病防治工作落实到位。

（三）加大经费投入

各级政府要按照《职业病防治法》有关规定，逐年增加职业病防治经费，加大对政府主办的公益性职业病防治机构投入力度，使其与当地经济社会发展水平相适应。在地区、单位预算中列出专项资金，按照工作计划，分年度、有步骤地用于职业病防治规划中的各项主要任务。人力资源社会保障部门和民政部门要加大工伤保险和救助经费投入力度。用人单位要根据实际情况，保证生产工艺技术改造、职业病危害预防和控制、工作场所检测评价、健康监护和职业卫生培训等费用。各级政府要加强对专项资金使用情况的监督检查，专款专用，严禁滥用、挪用专项资金。建立多渠道的职业病防治筹资机制，鼓励和引导社会资本参与职业病防治工作。

（四）完善法律法规和标准

进一步完善《职业病防治法》的配套法规，出台并完善高危粉尘作业、高毒作业、放射性作业等行政法规，加快制修订职业病危害治理工作急需的部门规章及政策性文件，加快制定职业病防治地方性法规和标准。进一步加大对国家职业卫生标准工作的支持力度，建立比较完善的职业卫生标准体系，进一步健全管理体制和工作机制，加强标准的宣传、贯彻、跟踪、评价、清理、研究。

（五）加强科学研究

各地、各部门、大专院校及研究机构要围绕职业病防治工作发展需求，围绕严重危害劳动者健康的重点职业病及其发病机理进行深入研究，将尘肺病防治技术和产品的研发列入有关科研计划，推进医学研究成果的转化应用，探索和推广有效防治技术。开展职业卫生前瞻性研究，及早应对产业转型、技术进步可能产生的新发职业健康问题。加强职业病流行病学调查，研究新信息技术在职业病监测、预防控制和风险评估中的作用。加强重点职业病早期职业健康损害监测技术和新发职业病危害因素研究，开展放射工作人员超量照射、职业高氡暴露、近源同室操作人员健康损害监测技术研究。加强国际间交流与合作，寻求全球性、区域性、多边和双边职业病防治研究工作，学习和借鉴发达国家先进经验，提高我国职业病防治工作水平。

（六）加大职业卫生监管力度

加强职业卫生监管机构与队伍建设，建立完善、高效的职业卫生监管执法队伍，建立职业病防治目标和责任考核体系。建立管行业、管业务、管生产经营必须管职业卫生的责任体系，大力发展基础监管力量，发挥行业组织在职业病防治中的作用。职业病监督管理部门要依法认真履行监管职责，加强对农民工、劳务派遣工人等高职业病风险人群的职业健康管理，加大对重点行业、重点企业、职业卫生技术服务机构的监督检查力度，对违法违规行为进行严肃查处。建立用人单位职业病危害治理“黑名单”制度，定期向社会公布并向有关部门通报。加强对职业病报告工作和职业病诊断机构、职业健康检查机构的监督检查。探索引入金融、保险、税收、信用等手段进行职业病防治工作管理。

五、督导与评价

国务院有关部门要适时开展规划实施的督查和评价工作。各地区要制定阶段性目标，明确分工，确保各项任务落实到位，加大督导检查力度，发现问题及时解决，确保各项目标和任务圆满完成。2018 年底，有关部门对本规划实施情况进行中期考核，督促规划的顺利实施；2020 年，组织开展规划实施和终期效果评估。

参考文献

一、英文文献

[1]Astaneda M, Kolenko TA, Aldag RJ. Self-management perceptions and practices: A structural equations analysis. *Journal of Organizational Behavior*, 1999,20(1):101-120.

[2]Bandura A. Self-efficacy theory: Towards a unifying theory of behavior change. *Psychol Rev*, 1977, 84:191-215.

[3]Bandura A. Social cognitive theory: An agentive perspective. *Annu Rev Psychol*, 2001, 52:1-26.

[4]Bandura A. *Social Foundations of Thought and Action: a Social Cognitive Theory*. Englewood Cliffs, NJ: Prentice-Hall, 1986, 617.

[5]Barbara Starfield. Health services research: A working model. *The New England Journal of Medicine*, 1973,7:132-135.

[6]Bartholomew LK, Sockrider MM, Abramson SL, et al. Partners in school asthma management: Evaluation of a self-management program for children with asthma. *Journal of School Health*, 2006, 76(6):283-290.

[7]Baumeister RF, Heatherton TF, Tice DM. Losing control-how and Why people fail at self-regulation. *Academic Press*, 1994, 1(61):80.

[8]Beck A, Scott J, Williams P, et al. A randomized trial of group ontpatient visits for chronically ill older HMO members: The cooperative health care clinic. *J Am Geriatr Soc*, 1997,45(5):543-549.

[9]Bilsker D, Goldner EM, Jones W. Health service patterns indicate potential benefit of supported self-management for depression in primary care. *Canadian Journal of Psychiatry*, 2007, 52(2):86-95.

[10]Blumenfeld A, Tischio M. Center of excellence for headache care:

Group model at kaiser permanente. *Headache*, 2003,43:431-440.

[11]Bock BC, Pinto BM. Maintenance of physical activity following an individualized motivationally tailored intervention. *Ann Behav Med*, 2001, 23:79-87.

[12]Brandon JE, Oescher J, Loftin JM. The Self-Control questionnaire: An assessment. *Health Values: Health Behavior, Education&Promotion*, 1990, 14(3):3-9.

[13]Castaneda M, Kolenko TA, Aldag RJ. Self-management perceptions and practices: A structural equations analysis. *Journal of Organizational Behavior*, 1999, 20(1):101-120

[14]Chan CC, Siu AM, Poon PK, et al. Chronic disease self-management program for Chinese patients: A preliminary mufti-baseline study. *Int J Rehabil Res*, 2005, 28(4):351-354.

[15]Chan SC, Chan CC, Siu AM, et a1. Stage of change in self-management of chronic diseases: Psychometric properties of the Chinese version of the University of Rhode Island Change Assessment(C-URICA), Scale. *Rehabilitation Psychology*, 2007, 52(1):103-112.

[16]Clancy DE, Brown SB, Magruder KM, et al. Group visits in medically and economically disadvantaged patients with type 2 diabetes and their relationships to clinical outcomes. *Top Health Inf Manage*, 2003, 24(1): 8-14.

[17]Coleman E, Grothaus L, Sandhu N, et al. Chronic care clinics: A randomized controlled trial of a new model of primary care for frail older adults. *J Am Geriatr Soc*, 1999,47(7):775-783.

[18]Deci EL. On the nature and functions of motivation theories. *Psychol Sci*, 1992, 3(2):167-171.

[19]Febbraro&C1um. The limits of bibliotherapy: A study of the differential effectiveness of self administered interventions in individuals with panic attacks. *Behavior Therapy*, 1999,30(2):209-222.

[20]Fitzgerald JT, Davis WK, Connell CM, et al. Development and validation of the diabetes care profile. *Evaluation and the Health Professions*, 1996, 19:209-231.

[21]Frayne CA, Geringer JM. Self-management training for improving job performance: A field experiment involving salespeople. *Journal of Applied Psychology*, 2000, 85(3):361-372.

[22]Frayne CA, *Reducing Employee Absenteeism Through Self-management Training: A Research-based Analysis and Guide*. New York, NY, England: Quorum Books, 1991.

[23]Gist ME, Stevens CK, Bavetta AG. Effects of self-efficacy and post-training intervention on the acquisition and maintenance of complex interpersonal skills. *Personnel Psychology*, 1991, 44(4):837-861.

[24]Gregg JA, Callaghan GM, Hayes SC, et al. Improving diabetes self-management through acceptance, mindfulness, and values: A randomized controlled trial. *Journal of Consulting and Clinical Psychology*, 2007, 75(2): 336-343.

[25]Hosakaa T, Sugiyamaa Y, Hiraib K, et al. Effects of a modified group intervention with early-stage breast cancer patients. *General Hospital Psychiatry*, 2001,23:145-151.

[26]Jain AK, Sinha AK. Self-management and job performance: In-role behavior and organizational citizenship behavior. *Psychological Studies*, 2006, 51(1):19-29.

[27]Joseph P Martino. A review of selected recent advances in technological forecasting. *Technological Forecasting and Social Change*, 2003(70): 719-733.

[28]Kenneth A Holroyd, Thomas L Creer. *Self-management of Chronic Disease: Hand-book of Clinical Interventions and Research*. Orlando: Academic Press Inc, 1986.

[29]King Z. Career self-management: Its nature, causes and consequences. *Journal of Vocational Behavior*, 2004, 65(1): 112.

[30]Koerkel J. Behavioral self-management with problem drinkers: One-year follow-up of a controlled drinking group treatment approach. *Addiction Research& Theory*, 2006, 14(1):35-49.

[31]Kroon FP, van der Burg LR, Buchbinder R, et al. Self-management education programs for osteoarthritis. *The Cochrane Database of Systematic Reviews*, 2014, 1(3): 89-92.

[32]Le H, Casillas A, Robbins SB, et al. Motivational and skills, social, and self-management predictors of college outcomes: Constructing the student readiness inventory. *Educational& Psychological Measurement*, 2005, 65(3):482-508.

[33]Linton SJ, Ryberg M. A cognitive-behavioral group intervention as

prevention for persistent neck and back pain in a non-patient population: A randomized controlled trial. *Pain*, 2001,90:83-90.

[34]Long JD, Gaynor P, Erwin A, et al. The relationship of self-management to academic motivation, study efficiency, academic satisfaction, and grade point average among prospective education majors. *Psychology: A Journal of Human Behavior*, 1994, 31(1):22-30.

[35]Lorig KR, Holman HR. Self-management education: History, definition, outcomes, and mechanisms. *Annual of Behavioral Medicine*, 2003, 26(1):1-7.

[36]Lorig K, Sobel D, Stewart A, et al. Evidence suggesting that a chronic disease self-management program can improve health status while reducing hospitalization: A randomized trial. *Medical Care*, 1999, 37(1):5-14.

[37]Lorig K, Stewar A, Ritter P, et al. *Outcome Measures for Health Education and Other Health Care Interventions*. Thousand Oaks: SAGE Publications Inc, 1996: 41-44.

[38]Maizels M, Saenz V, Wirjo J. Impact of a group-based model of disease management for headache. *Headache*, 2003, 43:621-627.

[39]Manz CC,Keating DE, Donnellon A. Preparing for an organizational change to employee self-management: The managerial transition. *Organizational Dynamics*, 1990, 19(2): 15-26.

[40]Marcus BH, Forsyth LH. Physical activity interventions using mass media, print media, and information technology. *Am J Prev Med*, 1998, 16: 362-378.

[41]Masley S, Phillips S, Copeland JR. Group office visits change dietary habits of patients with coronary artery disease. *J Fam Pract*, 2001,50: 235-239.

[42]Miller D, Zantop V, Hammer H, Faust S, et al. Group medical visits for low income women with chronic disease: A feasibility study. *J Womens Health*, 2004,13: 217-225.

[43]Mortberg E, Kadsson A, Fyring C, et al. Intensive cognitive-behavioral group treatment (CBGT) of social phobia: A randomized controlled study. *Anxiety Disorders*, 2006,20:646-660.

[44]Robinson-whelen S, Hughes RB, Taylor HB, et al. Depression self-management program for rural women with physical disabilities. *Rehabilitation Psychology*, 2007, 52(3):254-262.

[45]Rosenbaum M. A schedule for assessing self-control behaviors: Preliminary findings. *Behavior Therapy*, 1980, 11(1):109-121.

[46]Rude SS. Relative benefits of assertion or cognitive self-control treatment for depression as a function of proficiency in each domain. *Journal of Consulting and Clinical sychology*, 1986, 54(3): 390-394.

[47]Sadur CN, Moline N, Costa M, et al. Diabetes management in a health maintenance organization: Efficacy of care management using cluster visits. *Diabetes Care*, 1999,22(12):2011-2017.

[48]Schunk DH, Zimmerman BJ. Influencing children's self-efficacy and self-regulation of reading and writing through modeling. *Reading & Writing Quarter*1*y*, 2007, 23 (1):725.

[49]Schuurmans H, Steverink N, Frieswijk N, et al. How to measure self-management abilities in older people by self-report. The development of the SMAS-30. *Quality of Life Research*, 2005,14(10): 2215-2228.

[50]Scott JC, Conner DA, Venohr I, et al. Effectiveness of a group outpatient visit model for chronically ill older health maintenance organization members: A 2-year randomized trial of the cooperative health care clinic. *J Am Geriatr Soc*, 2004,52:1463-1470.

[51]Shi Q, Ostwald SK, Wang S. Improving glycaemic control self-efficacy and glycaemic control behavior in Chinese patients with type 2 diabetes mellitus: Randomised controled trial. *J Clin Nurs*, 2010,19(3-4):398-404.

[52]Siu AM, Chan CC, Poon PK, et al. Evaluation of the chronic disease self-management program in a Chinese population. *Patient Educ Couns*, 2007, 65(1) :42-50.

[53]Skinner CH, Smith ES. Issues surrounding the use of self-management interventions for increasing academic performance. *School Psychology Review*, 1992, 21(2):202.

[54]Suk-Hyang L, Simpson RL, Shogren KA. Effects and implications of self-management for students with autism: A meta-analysis. *Focus on Autism & Other Developmental Disabilities*, 2007, 22(1):2-13.

[55]Swerissen H, Belfrage J, Weeks A, et al. A randomized trial of a self-management program for people with a chronic illness from Vietnamese, Chinese, Italian and Greek backgrounds. *Patient Educ Couns*, 2006, 64(3): 360-368.

[56]Trento M, Passera P, Bajardi M, et al. Lifestyle intervention by

group care prevents deterioration of type Ⅱ diabetes: A 4-year randomized controlled clinical trial. *Diabetologia*, 2002, 45:1231-1239.

[57]Trento M, Passera P, Borgo E, et al. A 3-year prospective randomized controlled clinical trial of group care in type 1 diabetes. *Nutrition, Metabolism& Cardiovascular Diseases*, 2005,15:293-301.

[58]Trento M, Passera P, Borgo E, et al. A 5-year randomized controlled study of Learning, problem solving ability, and quality of life modifications in people with type 2 diabetes managed by group care. *Diabetes Care*, 2004, 27: 670-675.

[59]Weber M, Wyne K. A cognitive/behavioral group intervention for weight loss in patients treated with atypical antipsychotics. *Schizophr Res*, 2006, 83:95-101.

[60]Williams RL, Moore CA, Pettibone TJ, et al. Construction and validation of a brief self-report scale of self-management practices. *Journal of Research in Personality*, 1992, 26(3): 216-234.

[61]Xu Y, Toobert D, Savage C, et al. Factors influencing diabetes selfmanagement in Chinese people with type 2 diabetes. *Res Nurs Health*, 2008, 31(6):613-625.

[62]Zimmerman BJ. Self-regulating academic learning and achievement: The emergence of a social cognitive perspective. *Educational Psychology Review*, 1990, 2(2):173-201.

二、中文文献

[1]包昌琳,白丽琼,唐益.不同电话督导与传统督导方式对肺结核患者治疗管理效果的探讨[J].实用预防医学,2012,19(12):1083-1086.

[2]包昌琳.不同督导方式对肺结核患者治疗的影响研究[D].中南大学,2010.

[3]陈玲.社区高血压群组干预对患者治疗依从性的影响研究[J].齐齐哈尔医学院学报,2013,34(1):109-110.

[4]陈能栋.运用以群组管理为主的社区糖尿病综合干预模式的效果[J].中国民康医学,2012,24(21):2647-2648.

[5]陈沛根.社区高血压群组干预模式的评价研究[J].中国保健营养,2014(1):489-490.

[6]陈史蓉,罗惠平,顾亚琴.上海市塘桥社区居民高血压自我管理效果评价[J].中国初级卫生保健,2008,22(11):70-72.

[7]陈叶纪,王根生,张贵富.黄山地区农民吸烟行为干预及其效果评价[J].中国健康教育,2002,18(3):142-144.

[8]陈永进,陈和平,魏昌武.青少年自我管理问卷的初步编制[J].中国临床心理学杂志,2008, 16(3): 272-273.

[9]陈占锋,陈纪瑛,张斌.电子废弃物回收行为的影响因素分析——以北京市居民为调研对象[J].生态经济,2013,(2):178-183.

[10]陈志远,张志浩,车审言.规范的大容量肺灌洗术治疗尘肺病[J].中华医学杂志,2005,85(40): 54-56.

[11]陈忠伟,王强,赵锦.社区干血压病人干预措施的效果评价[J].现代预防医学,2003,30(6):793-795.

[12]陈子慧,黄宝明,黄善盛.江门市女性性服务工作者性病艾滋病干预效果评价[J].华南预防医学,2007,33(4):29-33.

[13]成建萍.运用群组管理社区糖尿病患者的效果[J].江苏卫生保健,2009,11(2):23-24.

[14]戴伟荣.硅肺肺灌洗治疗对肺功能的影响分析[J].实用预防医学,2011, 18(6): 1099-1100.

[15]窦海川.自我管理教育对维持性血液透析患者自我管理行为的影响[D].吉林大学硕士,2010.

[16]傅东波,丁永明,傅华.上海慢性病自我管理项目实施效果的评价[J].中国公共卫生, 2003,19(2):223-225.

[17]高俊岭.社区高血压群组干预模式的评价研究[D].复旦大学,2009.

[18]郭婷.社区老年慢性疼痛患者社会支持、自我效能与生活质量的关系研究[D].天津医科大学,2014.

[19]何琴.我国职业安全规制问题研究[D].吉林大学,2007.

[20]何夏婷.高校学生乙型肝炎知识-态度-行为问卷的编制、评价以及应用[D].暨南大学,2010.

[21]贺小格.大学生自我管理量表编制[D].湖南师范大学,2004.

[22]侯杰泰.结构方程模型及其应用[M].北京:科学教育出版社,2005.

[23]胡浩.结构方程模型在艾滋病高危行为分析中的应用[D].山东大学,2008.

[24]胡志,马颖,秦侠.成本效用分析在艾滋病行为干预效果评价中的应用[J].中国卫生经济,2004,23(6):31-33.

[25]黄坚芳,林锦芬.住院尘肺病人的心理分析与护理对策[J].医学文选,2006, 2s(3):482-483.

[26]黄坚芳.健康教育在尘肺住院病人中的应用与体会[J].职业与健康,

2005，21(7)：1001-1002.

[27]黄建华.暗娼人群预防艾滋病工作效果评价[D].浙江大学，2011.

[28]黄进，陈凤琼，张华东.煤工尘肺伴并发症患者生命质量的影响因素研究[[J].中国工业医学杂志，2011，24(2)：127-129.

[29]黄俊，孙彦文，刘奕男.农村糖尿病团队群组管理模式的定性效果评价[J].上海预防医学，2007，19(6)：315-316.

[30]黄永清，刘隽，陈俊辉.中西药联合治疗尘肺患者的疗效观察[J].中国实用医药，2013，8(1)：160-162.

[31]惠亚茹，张晶晶，盖若琰.督导管理对居家治疗传染性肺结核病人痰液处理的影响研究[J].中国卫生统计，2014，(4)：602-605.

[32]贾芸，龚婷，桑末心.2型糖尿病患者自我效能与自护行为的相关性研究[J].现代护理，2005，11(19)：1586-1588.

[33]姜杨，刘雪珍，徐瑾.群组干预对精神障碍患者康复的效果[J].中华现代护理杂志，2014，20(24)：3064-3066.

[34]焦艳会.服药自我效能干预对社区原发性高血压患者血压影响的研究[D].吉林大学，2011.

[35]解垩.新型农村合作医疗的福利效应分析：微观数据的证据[J].人口与发展，2008，14(5)：84-91.

[36]金泰廙.职业卫生与职业医学[M].北京：人民卫生出版社，2008.

[37]李衡，刘玉华.娱乐场所女性就业人员艾滋病知识及行为干预[J].中国公共卫生，2007，23(7)：866-868.

[38]李洪美.尘肺的护理研究[J].中国医学创新，2010，7(2)：121-122.

[39]李欢龙，刘丹丹，陈昌可.艾滋病高危行为三结合干预模式效果评价[J].浙江预防医学，2014，26(5)：477-480.

[40]李金华，李洪莹.尘肺并发肺心病患者的家庭护理[J].工业卫生与职业病，2004，30(4)：244-245.

[41]李俊民，张秋莲，陈志利.家庭干预模式在肺结核患者防治中的应用[J].医学动物防制，2011，27(6)：572-574.

[42]梁玉民.糖尿病患者自我管理能力调查分析[J].现代预防医学，2007，34(8)：1556-1557.

[43]林田，关向东，袁文华.以IMB模型为理念的行为干预在2型糖尿病中的应用[J].现代预防医学，2012，39(22)：5803-5805.

[44]刘海滨，梁振东.基于SEM的不安全行为与与其意向关系的研究[J].中国安全科学学报，2012，22(2)：23-29.

[45]刘鹏飞，王宜芝，孙玉梅.腹膜透析患者自我管理行为与自我效能的相

关性分析[J]. 中华护理杂志，2006,41(7)：615.

[46]刘萍，张晓旭，陈谦. 高血压患者自我管理状况调查分析[J]. 实用医院临床杂志，2008,5(2)：90.

[47]刘跃. 中学生结核病防治健康教育的效果评价[J]. 安徽预防医学教育，2014,20(1):58-60.

[48]刘志浩. IMB 模型在大学生生殖健康中的应用研究[D]. 东南大学，2009.

[49]卢雪梅，叶绍色. 无创正压通气康复治疗尘肺患者的观察及护理[J]. 职业与健康，2011，27(2):238-240.

[50]陆璐，王烈. 应对方式和自我效能对糖尿病患者治疗依从性的影响[J]. 中国初级卫生保健，2008,22(3):75-77.

[51]罗世香. 护理干预对维持性血液透析患者自我管理行为影响的研究[D]. 中国医科大学，2007.

[52]马婕，常峰. 影响居民选择社区医院就医的行为因素研究[J]. 科技文汇(下月版)，2012(4):129-131.

[53]农丽宁. 糖尿病患者自我管理教育的研究进展[J]. 内科，2012，7(5)：560-563.

[54]彭佳林. 艾滋病健康教育与行为干预效果评价指标体系构建及行为干预模式研究[D]. 华中科技大学，2008.

[55]戚桂平，周霞，张原. 娱乐场所性病艾滋病高危行为干预效果评价[J]. 中国初级卫生保健，2007,21(9):73-74.

[56]钱雪冰，金燕芳，陈明朗. 南通市城乡居民恶性肿瘤健康教育效果评价[J]. 中国健康教育，2006,22(1):17-19.

[57]曲波，郭海强，任继萍. 结构方程模型及其应用[J]. 中国卫生统计，2005,6(22):405-407.

[58]闰秋丽，刘璐，章一华. 尘肺病人康复护理[J]. 职业与健康，2010，26(16)：1824-1825.

[59]佘燕朝. 血透患者自我管理水平对其健康状况影响的研究[D]. 天津医科大学，2007.

[60]石长胜. 泰安市农村居民健康教育与行为干预效果评价[J]. 中国健康教育，2007,23(4):289-291.

[61]唐倩如. 社区干预模式对糖调节受损人群的管理效果分析[J]. 中国临床保健杂志，2011,14(3):296-299.

[62]唐万琴，彭维斌，杨开玺. IMB 模型在苏北农村初中生结核病预防行为干预中的应用[J]. 中国卫生统计，2012,29(4):535-537.

[63]万莹.运用计划行为理论分析高血压患者遵医服药行为的影响因素[D].华中科技大学,2013.

[64]汪海光,孟军华,黄文姬.唐山市居民高血脂相关知识、态度、行为干预效果评价[J].医学与哲学(人文社会医学版),2011,32(8):35-37.

[65]王爱平,冯茂玲.血液透析患者自我管理行为问卷的开发[J].中国卫生统计,2005,22(6):368-372.

[66]王翠玲,曹殿凤,李金华.综合肺康复护理对尘肺患者的影响[J].中国工业医学杂志,2010,23(5): 394-399.

[67]王瑾,严胜,王英.基于 IMB 模型的上海市女性流动人口生殖健康干预效果评价[J].上海交通大学学报(医学版),2013,33(3):335-338.

[68]王娟,浪森阳,冯杰.癫痫患者的自我效能与生活质量[J].中国临床康复,2006,10(10):142-145.

[69]王君俏,刘明.成人非胰岛素依赖型糖尿病患者自我效能与自护行为的相关性研究[J].中华护理杂志,2003,38(6):429-431.

[70]王磊.中国职业安全规制改革研究[D].辽宁大学,2009.

[71]王亮,王燕,赵瑾珠.基于计划行为理论的女性性工作者安全套使用行为影响因素的分析[J].中国健康教育,2012,28(6):445-447.

[72]王燕,张胜林,王亮.结构方程模型在健康行为改变理论中的应用[J].中国健康教育,2010,26(9):673-675.

[73]王奕.自我管理教育对高血压患者的影响[J].医学理论与实践,2011,24(4): 409-410.

[74]王益明,金瑜.自我管理研究述评[J].心理科学,2002,25(4):453-464.

[75]王益明.自我管理心理品质的结构及测量研究[D].华东师范大学,2001.

[76]王英,马进,王瑾.上海市流动人口未婚女性 IMB 生殖健康量表的信度和效度分析[J].上海交通大学学报(医学版),2013,33(2):209-213.

[77]魏洁.农村老年糖尿病患者知识、自我效能感与自我管理行为相关性研究[D].杭州师范大学,2013.

[78]吴克明,朱兰,王剑波.高血压患者群组干预管理的社区实施与评价[J].中华全科医师杂志,2014,13(2):102-106.

[79]夏文,牟少华,王斌.小学生水域安全教育知信行模型研究[J].中国安全科学学报,2014,24(4):136-141.

[80]徐桂花,陆云,朱勤芬.信息动机行为技巧模型健康教育在结肠造口患者中的实施观察[J].2015,22(8):67-69.

[81]杨华林,包昌琳,白丽琼.电话督导与传统督导对湖南农村肺结核患者

干预效果的比较[J]. 中国防痨杂志,2011,33(10):646-650.

[82]杨一偲,周琪,车明杰. IMB模型与农民工艾滋病预防行为影响因素分析[J]. 实用预防医学,2014,21(10):1187-1190.

[83]殷佩君,陈旦敏. 尘肺患者的康复护理观察[J]. 上海预防医学杂志,2007,19(11): 567.

[84]余东远,冯献湘,黎明强. 群组干预对社区高血压患者治疗依从性的影响[J]. 中国健康教育,2012,28(12):1000-1014.

[85]翟颖莉. 自我效能干预对社区老年高血压患者自我管理行为的影响[D]. 延边大学,2011.

[86]张广平,闫书梅. 大容量全肺灌洗术治疗尘肺病护理工作培训总结[J]. 中国疗养医学,2008,17(7): 448.

[87]张华,庄霞,刁玉涛. 基于信息—动机—行为技巧模型的女性性工作者艾滋病高危行为研究[J]. 山东大学学报(医学版),2013,51(5):108-112.

[88]张建华,李俊林,黄远霞. 武汉建筑业农民工健康教育效果评价[J]. 中国健康教育,2007,23(5):365-367.

[89]张建明,李景和,苏庆英. 医生及家属联合督导在落实肺结核病人全程督导化疗中的作用[J]. 中国防痨杂志,2008,30(1):32-33.

[90]张利峰. 肾移植受者出院后的自我管理行为及其相关因素的研究. [D]. 中山大学,2007.

[91]张柠,张春燕. 新型农村合作医疗对农民健康影响的分析[J]. 中国初级卫生保健,2011,25(11):6-7.

[92]张柠. 新型农村合作医疗对农民门诊医疗服务利用影响的研究[J]. 中国卫生经济,2011,30(10):51-52.

[93]张胜林. 健康行为改变理论统计模型研究-结构方程模型的应用[D]. 华中科技大学,2009.

[94]张晓艳,楚平华,魏贵明. 癫痫患者自我效能与自我管理行为的相关性研究[J]. 2008,8(1):5.

[95]赵晓霜,李春玉,李彩福. 社区糖尿病患者健康素养和自我效能对健康状况影 响的路径分析[J]. 中华护理杂志,2013,48(1):63-65.

[96]赵学军,高俊岭,傅华. 社区高血压群组干预对患者依从性的影响研究[J]. 中国全科医学,2011,14(11):1181-1184.

[97]赵媛,王燕,廉军孝. 信息—动机—行为技巧模型在老年全髋关节置换术患者早期康复护理中的应用研究[J]. 中华护理杂志,2014,49(8):952-956.

[98]郑卫军. 农村糖尿病患者自我管理行为研究[D]. 浙江大学,2011.

[99]周榕榕,康晓平,田本淳. 多组结构方程在学生结核病防治 KAP 模型

比较研究中的应用[J]. 中国卫生统计,2014,31(1):41-44.

[100]周艳红. 社区高血压群组干预对患者治疗依从性的影响研究[J]. 中国医药导刊,2014,16(4):631-632.

[101]朱建林. 上海市关节炎自我管理项目的实施与评估[D]. 复旦大学,2006.

[102]朱兰,吴克明,顾丹. 群组干预管理对社区高血压患者的生命质量影响评价[J]. 中国卫生资源,2014,17(2):131-134.

[103]朱莉珍,吴克明,岑洲. 社区糖尿病自我管理项目干预效果评价[J]. 上海预防医学杂志,2005,17(10):506-508.

[104]朱伟. 溧阳市农村地区不同督导方式下肺结核患者治疗管理效果探讨[D]. 苏州大学,2013.

[105]庄桂敏. 肾移植出院受者自我管理现状及影响因素的研究[D]. 福建医科大学,2007.

[106]邹阿罗,陈永法. 老年人自我药疗中不合理用药行为影响因素分析[J]. 中国处方药,2013,11(3):48-50.